大学生
生理与心理健康研究

门振华　冯秀云　万利娟◎著

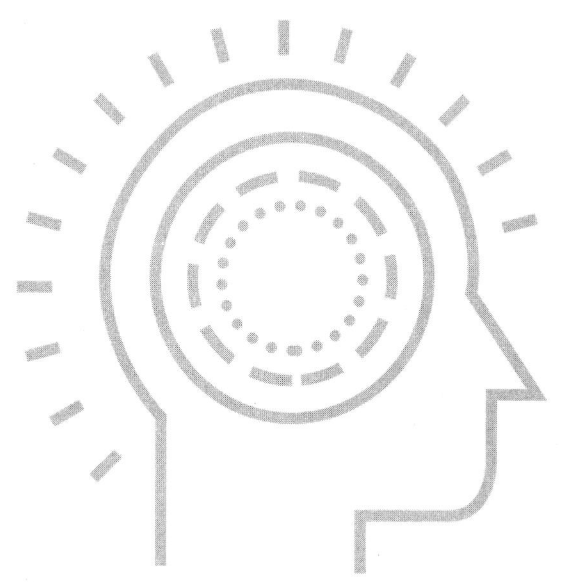

陕西新华出版传媒集团
陕西科学技术出版社
Shaanxi Science and Technology Press
西　安

图书在版编目(CIP)数据

大学生生理与心理健康研究 / 门振华，冯秀云，万利娟著. — 西安 : 陕西科学技术出版社，2021.9

ISBN 978-7-5369-8103-4

Ⅰ. ①大… Ⅱ. ①门… ②冯… ③万… Ⅲ. ①大学生－生理卫生－健康教育－研究②大学生－心理健康－健康教育－研究 Ⅳ. ①R167②G444

中国版本图书馆CIP数据核字(2021)第096595号

大学生生理与心理健康研究

门振华　冯秀云　万利娟　著

责任编辑　潘晓洁　孙雨来

封面设计　曾　珂

出 版 者　陕西新华出版传媒集团　陕西科学技术出版社
西安市曲江新区登高路1388号陕西新华出版传媒产业大厦B座
电话(029)81205187　传真(029)81205155　邮编710061
http://www.snstp.com

发 行 者　陕西新华出版传媒集团　陕西科学技术出版社
电话(029)81205180　81206809

印　　刷　陕西众泽印务有限公司

规　　格　787mm×1092mm　16开本

印　　张　18.25

字　　数　272千字

版　　次　2021年9月第1版
2021年9月第1次印刷

书　　号　ISBN 978-7-5369-8103-4

定　　价　89.00元

♡前 言♡

大学生是国家未来的希望，肩负着国家发展的责任，是潮流文化的创造者。他们思想活跃、充满激情，对生活有着美好的憧憬；他们的专业知识过硬，是新一代年轻人的代表。但是，在加强专业知识的同时，也要注重他们的生理和心理健康。现代大学生的生理和心理健康成为社会一个很大的问题，对于他们在专业知识的学习和社会实践中的发展具有重要意义。

现阶段，健康不仅指生理上的健康，还包括心理上的健康，心理健康是人人必备的基本条件和要求。心理健康对大学生的正常学习、生活都有着很大的影响，而且也影响着我国现代人才的培养质量，影响着中国综合国力的提高。随着社会日新月异的发展、变化及生活节奏的加快，社会对人才的需求也在不断地提高，人们承受的压力也越来越大。由于大学生心理还未完全成熟，所以在面对各种各样压力的时候，表现出很多的心理不适和心理问题，影响了他们的正常生活、学习与成长。对于大学生出现越来越多心理问题的这一现象，我们必须积极采取应对措施，加强大学生心理健康教育势在必行。

目前，大学生健康教育工作已经成为我国高等院校培养高素质合格人才的重要途径，也成为加强和改进大学生思想的重要任务。结合现在大学的实际情况，对于大学生生理和心理健康教育应全方位地进行。从饮食、运动、行为、体质健康等多方面来关注大学生的健康教育，促进他们生理和心理健康发展，培养他们形成良好的生活习惯。也可以从其他与大学生生活息息相关的方面来提高他们对各种危险的认识以及在面对危险时，该怎么进行应急处理，以此来保证他们的生理和心理健康发展。增强对大学生健康教育的关注，提高他们的健康教育意识，对于他们走出校园、进入工作也有很大的帮助，良好的生理和心理健康状态，可以增强他们就业时的信心。通过高校对大学生的多方面教育，相信会有更多的人关注大学生生理和心理健康发展，大学生生理和心理健康水平也会得到提高。

♡目 录♡

第一章 大学生生理与心理健康概述

第一节 生理健康

一、健康新概念

对“健康”一词,许多人认为“没有疾病就是健康”,有人甚至认为能吃能喝能睡就是健康。这些看法有一定的道理,但并不全面,这是从消极的角度来理解健康的,而现代医学却是从全方位来理解健康的。

世界卫生组织1948年在其宪章序言中指出:“健康不仅是没有疾病,而且是个体在身体上、精神上、社会上的完满状态。”1978年9月,国际初级卫生保健大会在《阿拉木图宣言》中又进一步明确提出:“健康不仅是没有疾病及体质强壮,而且是身心健康、社会幸福的完满状态。”

在此基础上,世界卫生组织对健康又做了比较详细地解释,除了众所周知的病理改变和机能障碍以外,对心理状态也提出了要求。如要有充沛的精力,能从容地担负日常工作和生活,并且不会感到疲劳和紧张;要乐观、积极,勇于承担责任,并且能上能下,心胸开阔,不至于因为很小的事耿耿于怀;应是精神饱满,情绪稳定,善于休息,睡眠良好;要有较强的自我控制能力和排除干扰的能力;要有较强的应变能力,反应速度快,并且有较强的适应能力;看上去眼睛炯炯有神,眼球转动灵活,善于观察等。

1989年,世界卫生组织又在其宣言中把健康定义扩充为:躯体健康、心理健康、社会适应良好和道德健康。这说明健康不仅包括身体健康,而且包括心理健康和社会适应良好的状态,不仅是消极的没有疾病,而且是生活良好的积极状态①。

二、生理对心理的影响

生理对心理的影响主要有遗传素质的影响、生理发育的影响和躯

①胡建忠.大学生:运动生理与健康[M].长沙:湖南科学技术出版社,2017.

体疾患的影响等。因为遗传素质中有些不可改变的因素,所以我们着重谈谈生理发育的影响和躯体疾患的影响。

(一)生理发育的影响

青年期是人生发育的第二个高峰期,身体形态的变化特别是第二性征的日益明显,会使青年把注意力集中到身体形态的变化上来,造成对自我形象的过分敏感,影响正常的心理活动。如有的女同学因身体发胖,感到体形不美,从而焦虑不安;某些人因自己的牙齿不整齐,脸上有雀斑,眼睛是单眼皮,或是因为生理上的其他缺陷,总认为别人十分在意他们的缺陷。因为这些生理发育方面的问题,影响其对自我的评价,这样就造成了心理问题。

(二)躯体疾患的影响

躯体疾患也可以影响到个体的正常心理活动。大家常有这样的感受,当生理上生病时(如感冒发烧或腹痛呕吐等),通常会出现情绪低落,烦躁不安,容易发怒等心理反应。如《红楼梦》中的林黛玉生病后,听到外面有个老婆子在骂人,怀疑在骂自己,竟气得昏过去了。林黛玉为什么会有这样的心理反应呢?王太医解释道:“因平日郁结所致。”“这病时常会发晕,减饮食,多梦,每到五更,必醒几次,即使日间听见与自己不相干的事情也必要动气。且多疑、多惧。不知者疑为性情怪诞,其实际是肝阴亏损,心气衰耗。”

三、生理健康是成才的根本

身体健康不仅是接受科学文化知识的基本条件和保证。而且对人的人生观、世界观和生活态度有着极为重要的影响,它直接关系到个人的事业发展和人生幸福,是人成长、成才的根本。现代大学生是跨世纪的一代,肩负着社会主义现代化建设和振兴中华的重任,今后的学习、生活、工作压力非常大,需要有健全的体魄和良好的心理素质。据研究人员对我国20多所大专院校1万多名中高级知识分子的体检调查及对2万多名中高级知识分子近期死亡资料的统计,平均患病率为61.08%,平均死亡年龄为58.52岁,比全国人均寿命短10年。其中31.84%死于40~50岁、25.84%死于50~60岁,也就是说,中高级知识分子一半以上死于风华正茂的中年。因此,健康问题应引起大学生高度重视。

(一)正确理解健康的基本含义,注意健康问题

健康与疾病是两个相对的概念,也可以把它们看作是一个连续的统一体,在这个统一体的一端是健康的最佳状态,而另一端则是疾病最极端的状态——死亡。每个人都处在两个极端之间的某个位置,但每时每刻又因各种原因使健康状况发生着变化,也就是说,每个人都可以通过各种方法使自己向健康最佳状态发展,同样也会因为各种不良的方式向疾病或死亡转化。

因此,了解健康的有关知识,有助于我们维护健康。世界卫生组织在其宪章中就明确提出:“为了使人类达到最充分的健康状态,就必须向所有的人普及医学的、心理的和其他有关的知识。”只有了解了健康的基本常识,才会更有利地同自己不利于健康及不卫生的生活方式做斗争,同各种危害健康的因素做斗争,从而保持和增进身心健康。

(二)坚持体育锻炼,促进身体健康

体育锻炼不仅可以强身,而且对个人的意志品质、心理素质乃至精神状态都是一种磨炼。现代奥运之父顾拜旦在他的成名之作《体育颂》中满腔热情地歌颂道:体育是“勇气”,是“乐趣”,它能使人“内心充满欢喜”“思路开阔”“条理更加清晰”“可使忧伤的人散心解闷,可使快乐的人生活更加甜蜜!”。毛泽东同志在《体育之研究》一文中说:“体育之效,至于强筋骨,因而增知识,因而调情感,因而强意志。筋骨者,吾人之身,知识、感情、意志者,吾人之心。身心皆适,是谓俱泰。”体育锻炼贵在持之以恒,讲求科学、卫生的锻炼方式。

现实生活中,大学生的体育锻炼情况并不令人乐观。据调查,大学生特别是高年级大学生中睡懒觉的现象比较突出,经常参加体育锻炼的仅少数,而经常参加剧烈体育运动的就更少,且集中在低年级,女生参加体育活动的更少。从学生全面发展的要求和身心健康发展的需要来看,坚持体育锻炼不仅是一种要求,而且对大学生来说更是一种义务和责任。

(三)养成良好习惯,培养高雅的生活情趣

现代医学已经证明,人们的生活方式与生理健康有着密切的关系,许多疾病的产生主要与长期不良的生活方式有关,如抽烟、过度饮酒等

对人的健康的影响已逐渐为人们所认识。但在大学生中，不良的生活习惯比比皆是：不吃早餐是大学生特别是高年级学生的一种常见现象；大学生中每天吃含丰富营养的复合性食物的只占学生人数的55.4%，有时吃的占24.8%，很少吃和不吃的占19.8%；经常吃快餐类食品的大学生占5%，而有时吃快餐的达71.8%；在女生中吃零食的比例较大。大学生正处在身体的迅速成长和发育时期，学习和生活压力较大，负担很重，因此需要大量的营养，而有相当一部分大学生营养摄取明显不足。

又如大学生中抽烟者占30.3%，其中长期抽烟者达13.2%，过去抽过的占10.7%，偶尔抽烟的占6.4%。在长期抽烟的大学生中，一年级占的比例最低，四年级最高。大学生中经常喝酒的只占1.1%，但偶尔喝酒的达64.9%，特别是在节假日、同学聚会、毕业分配时的聚餐中醉酒的现象经常发生，屡见不鲜。这些都是影响大学生生理健康的最大障碍。大学生的生活状况直接影响着他们的健康。

同时，积极良好的生活方式也是心理健康的一部分，按照心理卫生的三级预防理论：初级功能——防治心理疾病；中级功能——完善心理调节；高级功能——发展、健全个体和社会。即把心理卫生的重点从防治心理疾病发展到增进心理健康，从服务少数人到服务全体人。我们把大学生健康地发展也分为3个层次，即从消极的防治疾病到积极的个体发展，挖掘个人潜力，发挥个人潜能，直至达到自我实现。同时，这也符合我们培养德、智、体、美、劳全面发展的社会主义建设者和接班人的教育方针。

四、运动对生理机能的改善作用

大量研究表明，体育运动可通过一系列的物理和生化反应对机体产生有益影响，如维持肌肉、骨骼，提高新陈代谢，改善呼吸和心血管功能，调节内分泌系统，增强记忆力等。尤其是运动可改善血液循环和内分泌功能，提高免疫力，并对高血糖、高血压、肥胖等代谢综合征具有较好的防治作用。

近年研究表明，运动改善生理机能的机制包括以下方面：①长期有氧运动可改善心肌血液供应，提高冠状动脉功能和心脏舒张功能。②有氧运动可减少脂肪沉积，延缓血管硬化，从而有效地降低血压。也可以改善血管内皮功能,干预代谢综合征的发生与发展。③有氧运动能够控制白色脂肪细胞的数量与体积,同时提高棕色脂肪细胞的功能,增强体内热量平衡的调节能力,预防和控制肥胖的发生。④对高血糖具有防治作用。系统的有氧运动可使调节糖原合成与分解的能力增强,促进葡萄糖进入肌肉等其他组织,降低糖尿病发生率。⑤有氧运动可使血中儿茶酚胺水平升高,降低血胰岛素水平,抑制脂肪合成,促进脂肪分解。近年人体科学实验研究结果证实,不同内容的健身运动处方实施后,对身体形态、功能的多项指标均产生影响。

另有研究表明长期参加有氧运动可提高静息状态下心交感神经的递质合成与储备能力及心迷走神经的递质释放能力,同时可以提高血清乙酰胆碱酯酶对运动应激的敏感性。运动训练改善心衰时减弱的动脉压力反射功能,并降低血浆 AngⅡ和下调至旁核内 At1R 蛋白表达。对运动与改善内皮功能的研究结果表明,长期有氧运动可以提高非病理情况下的内皮功能,有人结合力量训练与有氧运动观察其对心血管功能的改善作用,发现持续10周的每天有氧训练和无氧训练使平均年龄20岁的正常男性的肱动脉血管内皮功能明显增高,有氧训练和力量训练相结合进行8周训练后,无论是慢性心衰还是Ⅱ型糖尿病病人的内皮依赖性血管功能都得到改善。

第二节 心理健康

一、大学生心理健康的标准

(一)心理健康标准概述

心理健康的标准在理论界还没有统一的认识。北京师范大学郑日昌教授概括的心理健康的标准是:①认知活动正常。②情绪生活健康。③意志品质健全。④自我意识正确。⑤个性结构完整。⑥人际关系协调。⑦社会适应良好。

马斯洛认为人类心理健康有8项特征:①优良的现实知觉。②更能接受自我、他人和自然。③内在的自发性和自主性。④一种超脱的气质和心态。⑤丰富的情感和高尚的情操。⑥民主性的人格结构、同情和宽容。⑦内在创造力的不断发展。⑧不断的高峰体验和自我的不断完善。

事实上,要判断一个人心理是否健康,判断一种行为是不是健康心理的表现,不能离开具体的个人所处的时代、文化背景,以及年龄、情境等方面的因素。例如,一位老人只要听到小孩大声喊叫和哭泣就会格外关注,甚至上前质问抱小孩的人,反复核实小孩与对方的关系。这种行为在周围人看来是一种"多余的关心",但是了解内情的才明白老人遭受了自己的孩子被拐卖之后内心的煎熬。几十年来寻找孩子的路太难,当初孩子被拐卖时的哭声一直缠绕着老人。这样的遭遇和情景就是形成路人和老人心理差异的关键。

我们必须了解,无论是从外在的行为表现,还是从内在的情感体验上讲,轻微的心理障碍患者与心理正常人之间并没有质的不同。心理健康者与心理障碍者之间只是程度上的差别,而不是根本的类的不同,因为正常人有时也会表现出一些看起来与心理障碍患者类似的行为和情绪体验。因此,心理健康与心理障碍之间仅仅是心理健康水平的不同,大部分人都处于心理健康的平均水平,高于一般心理健康水平的人是少数,心理极端不健康的人就更少。像马斯洛描述的心理健康的标准仅仅是他所认为的"自我实现",这样的人在现实生活中不多,是人们努力追求的目标。低于一般心理健康水平的人也是少数,而心理障碍严重、需要住院治疗者则更少。由于心理健康与略微低于一般水平乃至轻微的心理病态之间并没有鲜明的分界,所以想要十分科学地描述什么是心理健康的标准就不是一件容易的事情。

要理解心理健康水平是一个连续体,是一个理想的目标。心理健康与心理病态、心理异常之间没有明确界限的概念。一方面它可以提醒我们,如果不注意保护自己的心理健康,心理健康水平将会不断下降,甚至出现心理病态,变成心理障碍患者。另一方面,它可以使我们意识到,我们目前的心理状况尽管是正常的,但并不是心理健康的最佳水平,我们可以通过自觉的努力来不断提高心理健康水平,使个性不断得到发展[①]。

①顾世辉,高婕.大学生生理心理健康[M].西安:西北工业大学出版,2017.

（二）大学生心理健康的标准

笔者认为，衡量一名大学生心理是否健康有3种标准。即体验标准、社会适应标准和发展标准。

1.体验标准

这是以个人的主观体验和内心世界作为衡量心理健康的标准。这里有3项指标：良好的情绪状态、正确的自我观念和恰当的自我评价。

良好的情绪状态，指情绪稳定、心理平衡和心情愉快3个方面。情绪稳定意味着人的中枢神经系统的活动处于相对平衡状态，机体的功能处于协调状态。心理平衡是指人处在心理上的一种和谐、安宁、相对稳定的状态。因为人不是生活在真空里，外部的客观环境的变化和刺激，经常会使心理平衡被打破，随之出现许多不良的情绪反应。

心理平衡与情绪稳定互相联系，心情愉快表示人的身心活动处在和谐与满足的状态。愉快是幸福生活不可缺少的一个重要方面，它对身体健康有着不可代替的促进作用，也对提高人的智力活动有着不可估量的促进作用。愉快还有道德的含义，它能给周围的人们带来愉悦的气氛，愉快不仅仅是我们个人追求的目的，同时也是为别人服务的手段。我们愿意与一位笑口常开的人做伴，不愿与一个整天愁眉苦脸、怒气冲天的人为伍。另外，愉快的心情还能使人有效地应付日常复杂的情况。经常心情不愉快的人，学业上难以有实质性进展，事业上难免无所作为，行为上难免过分或看问题偏激。

良好的心情还包括适度的紧张，并且紧张和松弛两者可主动互换，在需要紧张时能紧张起来，在需要休息时能使自己放松。心情不愉快的人特别容易疲劳，累了却轻松不下来。良好的心情还蕴含着一种跃跃欲试的动机作用，它意味着主动、积极与好奇，欢迎新事物，善于迎接来自各方面的挑战。

正确的“自我观念”与恰当的“自我评价”，是指心理健康的人对自己的认识比较接近实际，有“自知之明”，能把“理想的我”与“现实的我”有机地统一起来，能比较恰当地评价自己，既不妄自尊大，又不妄自菲薄；既不过分悲观或乐观，又不会因陷入困境而不能自拔。这种人能接纳自己不可改变的短处，也能发挥自己的长处。对自己的长处感到自豪但不狂妄，对自己的弱点不回避也不自暴自弃。他不会听不得批评，也不会因为别人的批评悲从中来，经受不了失败的打击；他不会因为别人的赞扬和奖励而过分沾沾自喜，忘乎所以。这样的人对自己不提出苛刻的、非分的期望与要求，而是给自己确定切合实际的生活目标和理想，他们对自己充满信心，努力发展自身的潜能，对自己无法补救的缺陷安然处之。

2.社会适应标准

这是从社会适应的角度对一个人的心理活动的过程和效应进行考察，看一个人的行为是否符合社会要求和道德规范，着重看一个人的个性结构是否完整，人际关系是否和谐。

个性结构的完整，指一个人的需要、思想、目标、行动是统一的、协调的；他的思维清晰，语言有条理，而不是思维混乱、语言支离破碎。这种人行为有条不紊，做起事来章法清楚，前后一贯，思想与行为一致，心理活动与行为方式经常处于统一和谐的状态之中，而不是欲望与良心相冲突，思想与行为相矛盾，心理活动与行为方式不协调。

人际关系和谐，是指对人有爱心，与父母、兄弟、同事、同学能友好相处。当别人处于痛苦之中时能给予怜悯与同情；当别人需要帮助时能伸出热情之手；当自己遇到困难和麻烦时，也会主动向别人求助并争取别人的谅解；当复杂的原因造成人际关系出现紧张时就会引起不安和焦虑，并会设法消除这种紧张的关系。

心理健康的大学生不仅有许多普通的朋友，还会有一两个知心朋友。在交友中他会感受到人生特有的幸福体验，他为能帮助和促进朋友的进步而由衷地高兴，又会为从朋友那里获得鼓励、信任、支持和抚慰而感到欣喜与慰藉。在日常与周围人相处时，心理健康的学生肯定的态度（尊敬、信赖、友爱等）总是多于否定的态度（憎恶、猜疑、恐惧等）；对自己置身的集体有一种休戚相关的一体感，这种人不仅人际关系好，而且工作和学习效率高。良好的人际关系不仅是心理健康的标志，而且对心理健康也是一种强有力的促进，很多有心理障碍的人表现出人际关系问题严重，也正说明了这两者之间的互动性。

由此可见，以社会适应作为衡量标准来看待一个人的心理健康水平，主要不是看他的聪明才智的高低，而是看他的聪明才智是否得到了充分的利用和发挥。一个个性心理结构不完整、人际关系不正常的人，他的聪明才智是得不到正常发挥的，这样的人难以创造较大的社会价值。

3.发展标准

这是把一个人的心理成熟状况、心理病症存在与否放在时间坐标上加以考察和分析，着重考察一个人过去的心理健康水平怎样，目前的心理状态有可能是向较高水平发展还是向较低水平发展的趋向。如果不仅是向较高水平发展，而且还有可能变成切实可行的行动措施，这就是心理健康的标志。

对于一名大学生来说，是否成熟是衡量心理健康的一把尺子。能否分清幻想与现实的关系，能否有效地控制自己的情绪，是否具有较强的耐挫折能力，是否对自己的未来有一个明晰而长远的计划，是否具有积极的心境，是否具有内在的自发性和自主性，是否具有内在的创造愿望等，这些都是衡量一个人心理是否健康的重要标志。这里的尺度主要不在于判断是否存在心理障碍而是衡量心理健康所达到的程度。

心理健康不是一种固定的状态。一位病人痊愈了叫恢复健康，而没有病的人，若努力锻炼，可以更加健康；健康的人不是一点病也没有，生病的人也不是处处是病。对一个人心理是否健康的分析也是如此，即应当用辩证唯物主义的观点进行衡量，尤其要用发展的眼光判断与分析。

二、大学生的心理障碍及其调适

（一）学习障碍

学习是大学生的首要任务和主要活动方式，大学生的心理健康状况和心理发展水平对大学生的学习过程和学习效果产生直接的作用。越来越多的研究表明，在影响大学生正常学习的各种因素中，学习心理的健康状况占重要位置。

有些同学升入大学后，明显地感到学习时注意力不像中学时那样集中，上课经常走神，自学坐不住，脑子里的事很多、很乱，造成学习效率低下。探索大学生注意力不集中的原因，大致有以下几个方面。

第一，没有了高考的约束，加之离大学毕业尚早，出现了“理想间隙期”，致使学习动机减弱，学习目标不明确，因而提不起学习精神，学习的注意力自然难以集中。

第二,一些学生的志愿是家长、老师代填的,或者所报专业未录取,被调配到另一专业,专业思想未确立,思想上有失落感。学习兴趣不大,总是处于被动状态,学习的注意力自然难以集中。

第三,入学后,校方对专业前景、发展方向介绍较少,学生对学习的必要性认识不足,对自己感兴趣的课很热爱,而对一些专业课及专业基础课的认识不够,造成过得去就行的心理状态,学习的注意力自然难以集中。

第四,学习方法的改变,一些不适应大学教育方法的同学,下课之后不知如何组织学习,并在没有督促的情况下,管不住自己,学习的注意力自然难以集中。

根据学习注意力不集中的原因,可从如下几方面进行调适。

第一,要有正确的学习态度。所谓学习态度,是指学生对于学习的看法和情感以及决定自己行动倾向的心理状态。对于学习的看法,是指学生对于学习目的、意义的看法。对于学习的情感,是指在学习活动中的情绪状态和情感体验,如喜欢或讨厌、愉快或不安等。行为倾向即打算如何学习,如何达到学习的目的。

在学习态度的3个因素中,情感因素是核心,起决定性作用。一般情况下,学习态度的三个组成部分是统一的、协调的,如某学生的求知欲很强(看法),喜爱所学的专业(情感),努力进行学习(行为)。但在特殊的场合,学习态度的3个组成部分会发生矛盾,比如某学生求知欲很强(看法),但对自己所学专业缺少感情(情感),因而在专业学习上十分消极(行为)。在后一种情况下,转变该学生对专业的感情是改变学习态度的关键。由此可见,有了正确的学习态度,才能克服在学习过程中出现的各种问题,态度明确,注意力才能专注,学习效率才能提高。

第二,掌握科学的学习规律。学习时间的规划,可以帮助学生形成良好的学习规律,一旦时间确定下来了,就应落到实处。比如,规定晚上7点是晚自习时间,到时候就必须开始学习,这个规定的开始时间就会成为自觉地促使思想高速活动起来的信号。开始可以时间短一点,慢慢地可以根据进展加长一些时间,有利于逐渐克服注意力不集中或难以集中的毛病。

第三,学习地点的选择,也可以帮助学生形成良好的学习规律:学习地点要舒适、安静、光线好、通风好、无干扰。学习贵在坚持,如此反复强化之后,就会建立起良好的条件反射,此学习地点就会成为集中注意力的信号。

第四,学会运用思维阻断法。注意力不集中的学生在学习时常会胡思乱想,及时阻抑这种纷乱的思绪对提高学习效率大有必要。当纷乱思想出现时,一种方法是可以听一些轻柔音乐,使大脑放松下来,有助于重新集中注意力;另一种方法是可以把眼睛闭上,反复握拳、松开,使肌肉收缩,同时对自己说:“停止!”如此反复数次,有助于注意力的集中。

(二)情绪障碍

一个人长期处于消极情绪或处于激烈的情绪状态下,就会造成情绪障碍。在这种情况下,正常的心理和生理活动会受到影响,出现很多异常的心理和行为,若不及时采取各种调适措施,就可能引发严重的后果。

1.烦恼

烦闷苦恼的事人人都有,失恋、考试不及格、同学关系不和、经济拮据等都可能成为大学生烦恼的内容。烦恼都是有明确的对象和具体的现实内容的。例如,一男生因同宿舍同学睡觉时打呼噜,经常彻夜不眠,上课时昏昏沉沉,学习成绩下降,为此非常烦恼。

对于烦恼,重要的不是烦恼本身,而是能否从烦恼中解脱出来。情绪健康的人并不是没有烦恼的人,他们能够把“我不要烦恼”的愿望转变为“我要快乐”的有效行动,从烦恼中摆脱出来。烦恼使他们永不满足现状,不断进取。情绪不健康的人则相反,整日情绪低落、萎靡不振,通常不明白自己应当怎么办,缺少行动目标,陷入烦恼的陷阱而不能自拔。

2.焦虑

焦虑是一个人预料将会有某种不良后果产生或模糊的威胁出现时的一种不愉快情绪,其特点是紧张不安、忧虑、烦恼、害怕和恐惧。焦虑是应激下的人的一种最常见的情绪反应。威胁机体健康的任何情境都可引起焦虑。例如,对身体有害的威胁,对个人自尊的威胁,做超过个人能力限度的工作压力以及各种冲突和挫折情境，都可以引起焦虑。

焦虑的严重程度，可以从轻微的忧虑一直到惊慌失措或惊恐。一般而言，轻度的焦虑不仅对人无害，而且可以激发人的斗志，唤起警觉，促进功效。然而，强烈的焦虑反应是有害的，严重影响人的身心健康。焦虑者常表现出精神运动性不安，来回走动，不由自主地震颤或发抖，还伴有出汗、口干、呼吸困难、心悸、尿急、尿频、全身无力等不适感。

3.抑郁

主要表现为情绪低落、表情苦闷、行动迟缓，经常感到力不从心、思维迟钝、联想缓慢，因而言语减少、语流缓慢、语音低沉或整日沉默不语。引起抑郁状态产生的原因可能是具体的。但抑郁状态产生之后具有很强的弥散性，使人感到生活和生命本身都没有意义，具有强烈的无助感。

4.暴躁

指容易发火、发怒、过分急躁，与他人发生矛盾，因一点小事就表现出粗野蛮横。暴躁的人对外界的容纳性相当低，许多人还有很重的“哥们义气”。例如，一名男生，有一次一个好朋友告诉他晚间自习因占座位与别人发生了口角，这个男生为给朋友出气，立刻赶到教室，不分青红皂白用木棒将对方打伤。

5.冷漠

表现为对外界的任何刺激都无动于衷，无论是悲、欢、离、合、爱、憎都漠然视之。冷漠者初期主要是认为生活没有意义，心情平淡，出现抑郁状态，随后逐渐发展到强烈的空虚感，内心体验日益贫乏，不愿进行抉择和竞争，缺乏责任感和成就感。例如，一名女生曾说：自我一出生，父母就教我与人竞争，别人会弹琴我也得会弹，别人会跳舞我也得会，别人考试第二我得第一，比来比去，虽然上了大学，但我觉得很没意思，父母真不该把我带到这个世界上来。平时这个女生表情平淡呆板，行动无生气，懒散，对他人的奋斗进取精神不理解。

大学生处于各种生活压力之中，产生上述消极情绪是难免的，问题在于如何面对这些情绪反应。有的人采取抑制的办法，遇到情境刺激时，强压情感，所谓“泪往肚里流”，表面上看好像若无其事，其实内心波澜不止，内部的由情绪反应引起的生理变化也在进行，消极情绪的副作用照样发生。所以日常生活中对那些压抑和掩饰个人情绪反应的人仍能一眼看穿:故作轻松,强装镇定。

有的人采取逃避的办法,所谓“眼不见,心不烦”,逃离、回避有关刺激事物或情境。如有的大学生害怕因同学之间关系处理不好从而产生烦恼,采取“躲进小楼成一统”的消极方法,尽量少与同学交往。采取逃避的办法,同样不利于情绪的成熟与健康,因为你“躲得了初一,躲不了十五”,问题并没有解决,原有的情绪障碍依然存在。因此,对待情绪的正确态度,应当是有适度的反应,也就是说,反应的程度与刺激情绪的情境之间,在程度上是相称的,在性质上是一致的。对待消极情绪,一方面要加以适当的控制;另一方面,要加以疏导和宣泄。心理学家认为,以下几种调适方法是行之有效的。

第一,美国临床心理学家艾里斯在20世纪50年代创立的被称为“理绪—情绪疗法”RET理论认为,情绪困扰并不一定是由诱发性事件直接引起的,通常是由经历者对事件的非理性的解释和评价所引起的。如果改变了非理性观念,调整了对诱发事件的认识和评价,领悟到理性观念,也就消除了实际生活中的许多情绪困扰。的确如此,从非理性的角度去认识某事物,使我们愤恨不已,换个角度,理性一些去认识,我们便会豁然开朗。

第二,雾里看花。所谓“雾里看花”,是说对一些无关大局的非原则性的外部刺激,在认识上要模糊一些,在心理感受上要淡化一些,对待失败、挫折,要坦然处之,不要斤斤计较、耿耿于怀。这种忽略不愉快事情发生的做法,能够使自己在心理上建立起有效的防御系统,使自己不在鸡毛蒜皮之类的纠纷中耗费精力,而在大的目标上取得成功。大事化小、小事化了这种超然处世的态度,显示出一个人的气度、自信和修养,需要有意识地经常加以培养。

第三,合理宣泄。人的情绪处于压抑状态时,应该加以合理地宣泄,这样才能调节机体的平衡,缓解不良情绪的困扰和压排,恢复正常的情绪情感状态。例如,遇到失败和挫折,内心苦闷难忍时,畅快地哭一场,或者找人诉说一通,都是缓解情绪压抑的好办法。有的同学产生压抑情绪后,不愿讲出来,不做合理地宣泄,压抑时间持续久了,通常会形成潜意识的变态心理,造成严重的后果。因为长久处于压抑状态的人，其思辨能力和理智下降，不能灵活地处理问题，如果得到他人开导，可能会茅塞顿开、心情豁然开朗。因此，选择自己信任的老师、同学、老乡、恋人或心理咨询人员作为倾吐对象，会逐渐感到精神愉悦，消极情绪压力减小。

第四，情绪转移。当出现不良情绪反应时，头脑中有一个更强的“兴奋灶”，此时如能在头脑中建立起另一个“兴奋灶”。可使原先的“兴奋灶”冲淡或抵消，这就是情绪转移的机理。例如：苦闷烦恼时，听听音乐、看看电视，会使人心情缓和一些；愤怒悲伤时，强迫自己做一些别的事情，分散注意力，从而稳定情绪。

第五，升华。将不为社会所认可的情绪反应方式或欲望需求导向崇高的方向，使其成为具有建设性和创造性的行为，这种行为称为“升华”。升华是一种宣泄，也是一种转移，是对不良情绪的一种高水平的积极的转移和宣泄，是将情绪的能量导向对人类社会有益的方面的转移和宣泄。例如，歌德在“狂飙突进”运动的影响下，将爱的激情逐渐升华提高写出的书信体长篇小说《少年维特之烦恼》，达到很高艺术境界。

（三）自我认知障碍

自我认知是自我意识的主要内容。大学生在自我意识完善的过程中，有时不能客观地认识和评价自我，出现自我认知偏离，甚至造成自我认知障碍。

1. 自我认知障碍的种类

（1）自傲

自傲是过高估计自己的一种自我认知。自傲者以自我为中心，具有很强的优越感，处处表现自己，对自身的长处无限夸大并炫耀，对他人横挑鼻子竖挑眼，盛气凌人。好像自己全是优点没有缺点，别人全是缺点没有优点。例如，一位男生，从小学到大学学习成绩一直很好，又是干部子弟，所以很自得、自傲，但在追求女生时却被拒绝，这使他遭到沉痛的打击，终日深思不得其解，造成精神分裂。

（2）自卑

自卑是由过多的自我否定而产生的自惭形秽的体验。有自卑感的人轻视自己，过分看重自身短处，否定自己的长处或对长处没有足够的认识，因而常表现出胆怯、畏惧、怀疑，担心被人嫌弃和拒绝，行为中采取逃避的方式。

形成这种软弱无力的心理品质的原因很多，如生理缺陷、成绩不好、能力差、失恋、社会地位低下等，但是，引起自卑感的直接原因是受到别人的嘲笑、讥讽、打击。例如，一位女生因个子矮小，常被同学取笑，从而产生了严重的自卑心理，别人小声说话，她就认为是在议论她矮。长时期的心理压力，使她丧失了生活信心，萌生出当尼姑的想法，后经老师、同学的劝导，没能出家，但又想自杀。

(3)虚荣

是指追求虚假荣誉的一种心理状态。这种人把引起人们的羡慕、赞赏作为一种生活目标来追求，因而经常不择手段地去猎取荣誉。这种人很在意别人对自己的评价，又嫉妒任何比自己强的人，把别人取得的荣誉视为对自己的竞争。因此总是处于较强的自制力和更强的情感波动之间的矛盾之中，一旦目标、愿望不能达到，就会背上沉重的包袱，压得喘不过气来，造成精神过度紧张。例如：一位女生平时学习成绩很好，自我感觉比其他女同学都好，可过于争强好胜，造成了与同学关系的紧张，每次选班干部都落选，因而精神刺激很大，夜里经常又哭又笑，并喃喃自语，出现异常行为。

2.改善自我认知障碍的措施

自我认知在人的心理健康中起着很重要的作用，它制约着人格的形成、发展，在人格的实现中有着强大的动力功能。因而自我认知的全面、深刻是促进大学生心理健康的有效途径。大学生全面、深刻的自我认知的培养应从以下几方面入手。

(1)客观全面地认识自我

这是消除自我认知障碍的基础。如果一个人对自己的智力、人格以及社会地位、经济地位有一个较全面、客观地认识和评价，就能取长补短，扬长避短，发展自己，完善自己。

第一，要正确认识自己的优缺点。人无完人，人各有所长，也各有所短。在自我认识过程中，不能只看到自身的优点，忽视或故意掩饰自身的缺点；也不能只看到自身的弱点，回避或拒绝发现自身的长处。只有正确地认识自己，经常把自己作为观察和思考的对象，严于剖析，经常反省，敢于批评，也敢于肯定，这样才不至于自以为是或自暴自弃，才能以人之长补己之短。

第二,要正确运用比较。比较是自我认知的一种方法,有的人经常将自己的长处与别人的短处相比较,或是与各方面都劣于自己的人相比较,结果越比越自傲;而有的人经常以自己的短处与别人的长处相比较,或是与各方面都优于自己的人相比较,结果越比越自卑。正确的比较应是双向比较,既与比自己优秀的人比,也与比自己差或相似的人比。比较时不能就事论事,不能以偏概全,不能以某一时、某一事作为唯一的衡量标准,而应进行全方位的比较。

(2)正确对待自我

一个人恰当的自我态势是正确对待自我的基础。自傲的人经常自我炫耀,以居人之上而压倒别人,这很容易使人反感,成为“众矢之的”。自卑的人经常怀疑自我,不敢积极主动地面向别人,容易使人感到懦弱,成为“被遗忘的角落”,恰当的自我态势应是谦虚。谦虚是一种良好的道德品质和性格特征,谦虚者在评价自身时,虽不炫耀自己,但因有较强的自信心支持,也不怀疑自己。有了自信心,大学生才不至于一时“天生我材必有用”“天将降大任于斯人”,一时又“我是一只小小鸟,想要飞怎么也飞不高”。

(3)有效地控制自我

自我控制是消除自我认知障碍的主要手段。屠格涅夫曾说过:“劝那些刚愎自用的人,说话前要多想,在舌头上多绕几圈。”自傲、虚荣的人如果总是以位高自居、以貌美自赏、以才多自炫,对别人尖酸刻薄、出言不逊,自然会失去别人的尊重和信任。这种人应当有意识地控制自己,说话前在舌头上多绕几圈。

自卑的人应经常进行积极的自我暗示、自我鼓励,相信事在人为。当面临某种情况感到信心不足时,不妨自己给自己壮胆:“你一定会成功!一定会的。”或者不妨自问:“人人都能干,你为什么不能干?你不也是人吗?”如果你怀着豁出去了的心理去从事活动,事先不过多地体验失败后的情绪,就会产生信心。例如,一位有严重自卑心理的大学毕业生,在同学的劝导之下报考研究生,临考的前一天,自卑感达到了极点,躺在床上苦苦地想象着第二天自己从考场走出来那幅灰溜溜的样子,体验着落榜后灰暗绝望的心情,消极的心理几乎使他放弃第二天的考试。但进了考场以后，他想，现在再悲观也无济于事，豁出去了。这样一来倒使自己增加了自信心和勇气，紧张感也消失了，能力得到了充分的发挥。竟然在数十名竞争者中夺得第二名，用行动证明了自己并不比别人差。自卑感也大大减轻了。

（四）人际障碍

人际交往对大学生完成学业、发展人格具有重要作用。随着自我意识的增强，大学生们不愿意再依赖家长、老师，希望用自己的眼光去观察社会，用自己喜欢的方式去结交朋友，但由于心理的成熟度有限，适应能力不强，因此在人际交往中出现一些异常心理，造成人际交往障碍。

1.人际障碍的分类

（1）以自我为中心

人际交往是双方的，在交往过程中只有双方都获得一定的满足，才有可能继续维持和发展交往。如果只想自己从交往中获得好处，而不顾及对方的意愿和利益，这种交往必定失败。

以自我为中心的交往主要表现为强调评价标准的自我性，即我认为是什么就是什么；注重自己目的的实现，即我想获得什么利益就应获得什么利益。例如，一位身材矮小的男生，为了保护自己，与一位体育系的同学成了好朋友，可当一次与外系同学发生冲突，这位运动员朋友并没有为他出气时，一怒之下，他再也不与这位运动员朋友来往了。

（2）心理不相容

即在人际交往中因他人不能与自己观点一致，自己不能引起他人的认同而苦恼焦虑。在心理上有不相容障碍的人，总是将自我束缚在一个狭小的交往范围之内，对他人的一些个性特点经常“看不惯”，因而懒得交往。在与人交往的过程中，也经常会为一些在旁人看来微不足道的小事挑起争端，自伤和气。更严重者，当意见发生冲突的时候，容易意气用事，情绪激动，甚至会导致矛盾激化，将事情引向极端，做出对人对己都十分不利的傻事。所以，心理不相容是大学生交往中一种极为有害的心理障碍。

（3）羞怯

大学生普遍重视交往，具有一种强烈的交往意识，但在实际交往过程中有的大学生又没有勇气。没有勇气来源于两方面原因，一是害羞，一是胆怯。羞怯心理主要表现为：①自卑性羞怯。这种人对自己的现状悲观，觉得自己不得志，不如别人，因而害怕与人交往，尤其害怕与有所成就的人进行交往，怕他人瞧不起自己。②敏感性羞怯。有的同学一到人群中就觉得不自在，紧张不安，总感到别人在注意自己、挑剔自己、轻视或敌视自己。以致无法安下心来做事，他们常担心自己被别人否定，总把别人当作是自己的法官。③挫折性羞怯。有3种表现。一种是反射性羞怯，如在大庭广众下受到冷遇，以后遇到类似情况就有种羞怯感；另一种是演化性羞怯，如在和陌生人交往中曾碰到过冷遇，而后与所有陌生人打交道时就会出现紧张；还有一种是习惯性羞怯，一般是由孩提时代的羞怯形成的习惯。

(4)角色困惑

所谓角色，是指某个人在特定的社会和团体中占有适当的位置，被社会和团体规定了的行为模式。有些大学生在交往中没有正确认识自我角色以及没有根据不同的角色去学习相应的与人交往的行为方式，因此在与人交往中经常碰壁，以致失败。大学生的角色困惑主要表现为：与同龄朋友、同学交往时"一视同仁"。有的同学自认为这是坦诚，不耍滑头。殊不知，不顾对象的特点与心理，不顾关系的亲疏，不掌握交往的分寸，或者交浅言深，交往肯定会遭受挫折。与老师或长辈交往时"平等互利"。有的同学以与同龄朋友间交往的态度来对待师长，使对方难以接受或造成反感，导致交往失败。

2.改善人际障碍的措施

对于人际交往中的障碍，只要努力寻找克服这类现象的调控措施，不断增强自己在交往方面的心理素质，就能有效地改善自己的社会交往能力，更好地处理人际关系，使自己得到更全面地发展。

(1)遵守交往原则

这里特别要提出在人际交往中应注意的几个问题：人际交往过程中必须遵守一定的原则，这样才能达到和谐、友爱、互助的积极效果。这些原则是平等原则、互利原则、信用原则、相容原则。

平等原则，指的是交往的双方要平等待人，把每个人看成和自己相同的人，像尊重自己一样地尊重他人，而不能把他人看成自己的"工具”,把别人当作自己需求的事物。

互利原则,指的是交往的双方应相互获得满足。当各自的需求与对方所具备的条件正好成为互补关系时,就会产生强烈地吸引。因而在交往中应适当评价他人、赞美他人,这样使对方获得精神上的满足。如果对别人挑三拣四、无端指责,对方不但不能获得精神上的满足,而且要时刻处于防卫状态,自然会阻断人际交往。

信用原则,指的是交往的双方必须信守诺言,即所谓的“言必信,行必果”。以自我为中心的人只要求对方遵守诺言,自己却经常食言,这样的人际交往势必会陷入困境。

相容原则,指的是交往的双方必须相互悦纳。一个人的言谈举止总是首先引起另一个人或一些人的认可、共鸣、赞同、满意等,这样彼此之间才会达到心理相容。相容是一个有自信心,有坚定意志,有远大目标和理想、开朗、豁达的人对他人的谦让,并非怕人,不是没有力量反击他人,而是为了团结,为了减少不必要的冲突和心理障碍,主动地容忍他人。

(2)增加自信

一位研究人际关系的专家曾说:人际关系不好的人大多缺乏自信心,想保持良好的人际关系,必须先找回个人的自信心。自信心是克服羞怯心理的关键,在人际交往中相信自己的实力,肯定自己的优势,才能认定交往的成功。

日本富士山下有所特殊的学校,专门训练人的自信,这个学校上课的全部内容就是让学员在课堂或大街上重复高喊“我能取胜”。希腊著名的演说家狄摩西尼斯,小时候是个性格懦弱、十分害羞的孩子,在众人面前说话口吃,为了改变这个坏习惯,他经常独自跑到海边,站在岩石上面对大海,把击岸的巨浪当作听众,练习讲演。经过他刻苦努力地练习,最终能在大庭广众之下脸不变色、心不慌,成了胆量大、口才出众的人。

(3)恰当的角色扮演

在人际交往过程中,角色变换频繁,如果不能对和他人的关系有明确的认识,就容易产生角色的困惑心理。例如,亲属关系中的言行不适用于师生的交往;一般朋友关系中的言行不适用于恋人关系的交往等。

我们在交往中不必一定要把这些关系做机械的、刻板的分类，但是也应当在和某人交往时，明确地认识自己和对方的关系，因为这样才能使自己确知本身所在。

第三节 大学生生理与心理健康的评估

一、生理健康的标准

生理健康主要指生长发育正常，身材匀称，体重适当，体魄健壮，动作协调，反应灵敏，体内代谢稳定，适应外界环境变化，对一般疾病有抵抗力，没有躯体疾病等。

世界卫生组织提出的健康标准如下：①有充沛的精力，能从容不迫地应对日常生活和工作而不感到过多精神压力。②处事乐观，态度积极，勇于承担责任。③善于休息，睡眠良好。④应变能力强，能适应外界的各种变化。⑤能抵抗普通感冒和传染病。⑥体重合适，身材匀称而挺拔。⑦眼睛明亮，反应敏锐。⑧头发具有光泽而少头屑。⑨牙齿清洁无龋，牙龈无出血且颜色正常。⑩肌肤富有弹性。

随着医学向更深层次的发展和医学模式的转变，WHO 根据当前世界人口健康状态，于 1999 年制定了新的健康新标准，即“五快三良好”。其中，衡量躯体健康的“五快”是：①快食。进餐时有良好的胃口，不挑剔食物，能够快速吃完一餐饭，说明内脏功能正常。②快行。行动自如、反应灵敏，说明精力充沛，身体状态良好。③快语。语言表达正确，说话流利，表明头脑敏捷，心肺功能正常。④快眠。有睡意，上床后能很快入睡，且无病理信息干扰。⑤快便。一旦有便意，能很快排泄完大便，且感觉良好，说明胃肠功能良好。“三良好”是指良好的个性、良好的处事能力和良好的人际关系。

二、心理健康的标准

心理健康是指人在知、情、意、行方面的健康状态，主要包括发育正常的智力、稳定而快乐的情绪、高尚的情感、坚强的意志、良好的性格及和谐的人际关系等。心理健康的人充满生命的活力，能充分发挥其心身的潜能。人的心理怎样才算是健康的？以什么作为心理健康的标准？这是非常复杂的问题。因为心理健康与否不像躯体的生理活动，如脉搏、血压等有明显的界线。事实上，心理健康与否，其界限是相对的，想要找到绝对标准是非常困难的。根据我国大学生这一特殊群体的年龄特征、心理特征和社会角色特征，其心理健康的基本标准可归纳为以下几个方面①。

（一）智力正常

智力正常是大学生学习、生活、工作最基本的心理条件，是大学生胜任学习任务、适应周围环境变化所最需要的心理保证，因而也是衡量大学生心理健康的首要标准。一般来说，经过高考的选拔，足以表明大学生的智商是正常的，且总体水平会高于同龄人。衡量大学生的智力，关键在于看大学生的智力是否正常地、充分地发挥了效能。大学生智力正常且充分发挥的标准是：有强烈的求知欲和浓厚的探索兴趣；智力结构中各要素在其认识活动和实践活动中都能积极协调地参与，并能正常地发挥作用；乐于学习。

（二）认识自我，接纳自我

它是指要有正确的自我概念，并对自己采取现实主义态度，客观地评价自我，这是大学生心理健康的重要条件。大学生是在与现实环境、与他人的相互关系中，在自己的实践活动中认识自己的。一个心理健康的学生对自己的认识，应比较接近现实，有“自知之明”。对自己的优点感到欣慰，但又不狂妄自大；对自己的弱点既不回避，也不自暴自弃，而是善于接纳自我。

（三）接受现实，适应环境

在新的环境中，每个人都会产生不同程度的理想与现实之间的落差，心理健康的人能较快地接受现实，并对现实进行合乎常理的认识与反应。所谓合乎常理地认识客观现实，是指对一些人人皆知的东西，不要有悖于常理。较强的适应能力是心理健康的重要特征。不能有效处理与周围现实环境的关系是导致心理障碍的重要原因。心理健康的大学生，应能与社会保持良好的接触，对社会现状和未来有较为清晰、正

①徐凯．大学生健康与安全教育[M]．西安：西安电子科技大学出版社，2016.

确的认识，思想和行动都能跟上时代的发展步伐，与社会的要求相符合。

（四）有较强的情绪调节能力

每个人都会有各种各样的需要，但通常大部分的需要都是不能得到满足或不能完全满足的。个体在活动过程中遇到障碍或干扰，使其需要得不到满足，心理学上称为挫折。心理健康的人遇到挫折时，会自觉或不自觉地运用一些合理的自我防御的方法，将得不到满足而产生的内心紧张情绪消除掉，从而表现出对挫折有较好的耐受力；相反，因一点小问题或小挫折而焦虑不安或烦躁异常，则表明此人心理处于不健康状态。

（五）行为与社会角色相一致

社会对各种角色有相应的要求和规范。个体的行为与其充当角色的规范基本一致，则是其心理处于健康状态的表现。社会角色，换成通俗的话来说就是“身份”。在现实生活中，每个人在不同的场合或从不同的角度来看，都充当着不同的角色，即有不同的身份，社会对各种角色有相应的要求或规范。个体的行为与其充当的角色规范基本一致，则表明其心理处于健康状态。

（六）有和谐的人际关系

人总是处于一定的社会关系之中，大学生也同样离不开与人打交道。和谐的人际关系，既是大学生心理健康不可缺少的条件，也是大学生获得心理健康的重要途径。具体表现为，交往动机端正，乐于与人交往，在交往中既有稳定而广泛的人际关系，又有知心朋友。在与同学的交往中还能保持独立的人格，有自知之明，不卑不亢。同时，能客观地评价他人和自己，善于取他人之长补己之短，并且宽以待人，乐于助人。

（七）心理行为符合大学生的年龄特征

在人的生命发展的不同年龄阶段，都有相应的心理行为表现。心理健康的人的认识、情感、言行、举止都符合他所处的年龄段。心理健康的大学生应该是精力充沛、勤学好问、反应敏捷、喜欢探索。过于老成、过于幼稚、过于依赖都是心理不健康的表现。大学生是处于特定年龄阶段的特殊群体，应具有与年龄和角色相对应的心理行为特征。

（八）具有健全人格

健全的人格指个人的所想、所说、所做都是协调一致的。大学生人格完整的主要标准是：人格结构的各要素完整统一，具有正确的自我意识，不产生自我同一性的混乱，能以积极进取的人生观作为人格的核心，并以此为中心把自己的需要、愿望、目标和行为统一起来。因此，心理健康的人其人格是健全统一的，其行为表现出一贯性或统一性。

总之，个体的健康状态是一个动态变化的过程。随着个体的成长，经验的积累以及环境、生活方式的改变，个体健康状况也会随之改变。因此，我们可将健康的标准理解为一种理想的尺度，它不仅提供了衡量一个人是否健康的标准，还指明了为提高身心健康水平的努力方向。每个人在自己现有的基础上都可以为之做出不同程度的努力，都可以追求自己身心发展的更高层次。

第二章 大学生饮食、运动与生理健康

第一节 大学生的营养需要

根据自然界哺乳动物的生物学规律，寿命是生长成熟期的5～6倍。人的成熟期是以最后一颗牙长出的年龄为标志，即20～25岁。所以大学生还处于生长期，身体仍在持续不断地进行着自身结构的更新和生长，每天都会造出一些新的肌肉、骨骼、皮肤和血液，用以替代旧的组织，使身体日趋成熟。

在此期间，如果摄入的能量过多，身体脂肪就会增加，反之脂肪则会被消耗。所以，最好的食物应该能制造并维持强健的肌肉、完好的骨骼、健康的皮肤和充足的血液，也就是说食物不仅要提供能量，还要包含充足的营养素（nutrient），即足够的水、糖类、脂肪、蛋白质、维生素和矿物质等。如果食物中某种营养素过多或者不足，就会对人的健康造成一些不良影响。如果人能活到70岁或更长，一生要吃7万多顿饭，也就是说人神奇的身体将会处理掉50多吨食物。选择吃何种食物将会对人的身体产生累加性的作用，这些作用到人老年时就会显现出来，所以大学生要了解一些基础的营养保健知识，用知识指导自己的饮食和生活，为自己今后健康的生活打下良好的基础。

一、各营养素之间的关系

大学生要学习营养保健，就要了解各营养素及其关系，做到心中有数，方能保健自如。营养素是指食物中可给人体提供能量、机体构成成分和组织修复以及生理调节功能的化学成分。凡是能维持人体健康以及提供生长、发育和劳动所需要的各种物质均称为营养素。

现代医学研究表明，人体所需的营养素不下百种，其中一些可由自身合成、制造，但无法由自身合成、制造必须由外界摄取的约有40余种。精细分类后，可概括为七大营养素，分别为蛋白质、脂肪、糖、无机盐（矿物质）、维生素、水和纤维素等。那么，各营养素之间存在着怎样的关系？正常条件下，各种营养素在体内，既相互配合，又相互制约。一种营养素在体内的吸收利用，与其他各种营养素都有密切关系。各种维生素都有各自特殊的生理功能，但某些维生素在体内有协同作用和拮抗作用，一种维生素的不足，可能影响另一种维生素的需要。人在新陈代谢过程中，各种营养素之间存在着不同的相互作用关系。

（一）三大产热营养素之间的关系

蛋白质、脂肪和碳水化合物三大营养素除了各自有其独特的生理功能外，都是产生能量的营养素，在能量代谢中既互相配合又互相制约，处于动态平衡之中。通常它们之间要保持适当的比例，才有利于代谢的正常进行。这个比例一般认为是：重量比——蛋白质：脂肪：碳水化合物=1：（0.7～1）：5。例如，脂肪必须有碳水化合物的存在才能彻底氧化而不致因产生酮体而导致酸中毒。当能量摄入超过消耗，不论这些多余的能量来自脂肪还是来自蛋白质或碳水化合物，都会一律转化为脂肪积存在体内，从而导致肥胖。又如，碳水化合物和脂肪在体内可以互相转化、互相替代，而蛋白质是不能由脂肪或碳水化合物替代的。但充裕的脂肪和碳水化合物供给可避免蛋白质被当作能量的来源，减少蛋白质的消耗。由此可见，三大产热营养素之间是相互促进又相互制约的，所以我们在日常膳食中必须合理搭配这3种营养素，保持三者平衡，才能使能量供给处于最佳状态[①]。

（二）产热营养素与维生素之间的关系

产热营养素与维生素之间也存在着复杂的关系。比如蛋白质、脂肪、碳水化合物这三大营养素的能量代谢过程需要维生素B_1、B_2和B_3的参与，因而这3种维生素的需要量随能量代谢的增加而增大：膳食中不饱和脂肪酸越多，体内越容易产生过氧化物，这时便需要增加维生素E的摄入量以对抗氧化损伤；膳食中如果蛋白质过少则维生素B_2不能在体内存留而经尿排出。另外，机体中含有成千上万的酶，维生素主要是作为辅酶来影响产热营养素的代谢，如维生素B_1以辅酶的形式参与糖代谢，如果机体内维生素B_1供应不足，则辅酶的活性下降，使碳水化合物的代谢发生障碍，影响整个机体的代谢过程。再如维生素B_2（泛酸）

①陈博雅，付朝旭，代霖，等．探讨影响大学生膳食营养状况的因素[J]．养生保健指南，2019(12)：349.

是辅酶A的组成成分，辅酶A的主要功能是可作为羧酸的载体，把羧酸转移到其他基团上。总之，这些维生素在机体代谢过程中，与三大营养物质有着不可分割的协同关系，正是这种协同关系，才保证了机体代谢的顺利进行。

（三）产热营养素与矿物质之间的相互关系

有些酶仅仅由蛋白质组成，如核糖核酸酶。有些酶的组成，除了蛋白质外，还有一些金属离子或小分子的参与，如磷、硫、铁、锌、铜、硼、锰、碘、钼等矿物质元素。这些金属离子或小分子是酶活性所必需的，称为辅酶或辅助因子。微量元素还可以与机体中的一些蛋白质结合形成功能蛋白，如转铁蛋白、金属硫蛋白等。除酶以外，微量元素也可以作为其他物质的辅助因子来发挥作用。蛋白质与磷的摄入量，影响体内钙平衡及对钙元素的需要量，当膳食中钙、磷处于相对恒定状态时，蛋白质摄入增加可使钙随尿排出增加；当钙与蛋白质摄入相对恒定时，磷摄入增加可使钙随尿排出减少。

（四）维生素与矿物质之间的相互关系

很多维生素在机体的代谢过程与矿物质离子之间都存在着不可分割的关系。如在造血过程中，维生素A的代谢作用影响着铁离子的体内转运和贮存以及增加非血红素铁的生物利用度。视网膜和肝的维生素A还原酶是一种含锌的醇脱氢酶，参与维生素的合成，缺锌时此酶活性降低，肝中的维生素A不能动员，而导致维生素转运蛋白质合成障碍。如维生素D的大多生理功能都与维持机体内的钙、磷稳态有关。除此之外，我们还知道维生素B、钙、磷等的含量会影响到镁的吸收，维生素C和B族维生素均可促进铁的吸收，维生素B和维生素C能促进铜的吸收，维生素D可以促进钙与磷的吸收及运转，维生素K可以促进钙的吸收等。

（五）水与其他营养素之间的相互关系

水是生物体中含量最多的成分，没有水就没有生命。水在细胞中作为溶剂存在。细胞的各种代谢活动都需要在水中进行，进入机体中的各种营养素也都需要在水中发挥生物学作用。没有水的存在，任何两种或几种营养素间的相互作用的发生就无从谈起。所以，水不但是生命活动的基础,也是机体中各种营养素发挥作用的基础和场所。

（六）氨基酸之间的相互关系

必需氨基酸和非必需氨基酸都是合成蛋白质所必不可少的。为使蛋白质合成能够正常进行,必须充足地供给这两类氨基酸。有些非必需氨基酸可部分地替代必需氨基酸。例如,胱氨酸可部分地替代蛋氨酸,酪氨酸可部分地替代苯丙氨酸。食物中缺乏某一种或几种氨基酸时,可在食物中添加化学合成的氨基酸,强化所缺的氨基酸,以提高其蛋白质的营养价值。这是食品工业中常用的方法,但是必须严格掌握剂量,如果过量加入某一种氨基酸,造成氨基酸不平衡,反而会降低蛋白质的利用率,这种不良影响以蛋氨酸过量时最为严重。

（七）各维生素之间的相互关系

维生素和维生素之间也有着千丝万缕的关系,它们在体内有协同作用或是拮抗作用。如维生素A对维生素A和维生素C有保护作用,能减少它们被氧化破坏,并促进维生素A在肝内的储存;维生素B_{12}有维持维生素C在血浆中的正常水平,增加叶酸在肝中含量等作用;叶酸的缺乏,可使小肠对维生素B_1的吸收受到影响;大量维生素C可减弱维生素B_{12}的作用;过量维生素E会影响维生素K的作用等。一种维生素不足,可影响另一种维生素的需要,如缺乏生物素,会引起泛酸缺乏;缺乏维生素B_1,则会影响维生素B_2在体内的利用;缺乏维生素B_6,可引起烟酸的缺乏;某些维生素缺乏症的出现,通常是多种维生素B族共同缺乏的结果。

由此可见,体内各被营养素之间都存在着联系,每一种营养素都不是孤立存在的,它们通过相互作用相互拮抗,以维持细胞的新陈代谢,使分化正常进行,维持生命的健康发展。如果长期偏食导致某些营养素缺乏,必将导致细胞功能不稳定,就会导致机体出现各种病变。比如出现细胞内营养成分供应不足、细胞营养成分比例失衡、细胞营养成分消耗过多、细胞结构破坏（如肝炎病毒破坏肝细胞、皮肤感染化脓及手术外伤造成的组织结构破坏）等。这些都会增加对营养素的需求,基础营养素参与构成细胞的成分,并在细胞功能发挥和修复中有重要作用。因此,这些必需性营养素短期缺乏,人体会各种病变;长期缺乏,机体的生命会受到威胁,甚至死亡。因此,大学生在膳食中必须合理搭配食物,普遍摄入各种营养素,保持营养素之间摄入平衡,才能使能量供给处于最佳状态,使自己的健康处于最佳状态。

二、三大能源物质综述

(一)碳水化合物

碳水化合物,也称为糖。提起糖,人们首先想到的是白糖和葡萄糖,给人的印象是“爱吃甜食”是一种坏的饮食习惯,容易使人导致疾病。其实,并非如此。糖是由碳、氢、氧3种元素组成的一大类化合物的总称,即糖类物质。由于其结构中的氢、氧之比大部分与水(H_2O)相同,故而被称为碳水化合物。什么是碳水化合物?可能很多人都知道,但是它在你身体里究竟起到什么样的作用?每单位的碳水化合物能产生多少热量?高纤维和低纤维的糖类物质有什么不同?这些问题我们下边将依次解答。

1.碳水化合物的分类

根据世界粮食组织(FAO)和世界卫生组织(WHO)的最新报告,综合化学、生理和营养学的考虑,糖类物质根据其所含葡萄糖分子的多少,可以分为三大类。碳水化合物的分类见下表2-1。

表2-1　碳水化合物的分类

数量	类型	成分
糖(1～2分子)	单糖	葡萄糖、半乳糖、果糖
	双糖	蔗糖、乳糖、麦芽糖
	糖醇	山梨醇、甘露醇
寡糖(3～9分子)	异麦芽低聚寡糖	麦芽糊精
	其他寡糖	水苏糖、低聚果糖、低聚木糖等
多糖(≥10分子)	淀粉	直链淀粉、支链淀粉、变性淀粉
	非淀粉多糖	纤维素、半纤维素、果胶等

2.糖的来源

膳食中糖的主要来源是谷类和根茎类食物,例如各种谷类(大米、小米、面粉、玉米等)、干豆类(黄豆、蚕豆等)、硬果类(栗子、花生等)和根茎类(土豆、红薯等)含糖比较丰富,其次还可来自各种纯糖(红糖、白糖、蜜糖、麦芽糖等)。蔬菜、水果除含少量单糖外,还是纤维素和果胶的主要来源。

3.糖类的主要生理功能

(1)供给能量

糖是机体最主要的供能物质。人的一切生命活动都离不开能量,而碳水化合物是三大产能营养素中最主要、最经济的能量来源。人体摄入的碳水化合物在体内经消化后主要变成葡萄糖,为机体提供能量。它在人体内消化后,主要以葡萄糖的形式被吸收,葡萄糖能迅速氧化给机体供能。每克葡萄糖完全氧化可释放能量4kcal(16.8kJ),即使在缺氧的条件下也能通过酵解作用为机体供能。它不但是肌肉活动时最有效的燃料,而且是心肌收缩时的应急能源,脑组织和红细胞也要靠血液中的葡萄糖供给能量。如果人们从食物中摄取的糖类物质不足,机体则会动用蛋白质来满足机体活动所需的能量,这将影响机体用蛋白质进行合成新的蛋白质和组织更新。当糖类物质严重摄入不足时,机体甚至会动用肌肉、肝脏、肾脏等机体中的蛋白质,从而对人体造成严重危害。

(2)构成机体成分和参与细胞多种活动

碳水化合物是构成机体组织的重要物质,每个细胞里都有碳水化合物,其含量为2%~10%。由糖参与构成的糖蛋白、黏蛋白、膜糖蛋白、糖脂和核酸等参与构成细胞核、细胞膜、细胞间质和结缔组织、神经鞘等。某些糖类还是构成一些具有重要生理功能的物质,如抗体、酶、血型物质和激素的组成成分。总之,糖蛋白和脂糖蛋白的研究进展必将向我们揭示更多细胞营养传输过程和生命的奥秘。

(3)调节脂肪酸代谢

脂肪代谢过程中必须有碳水化合物的存在才能完全氧化,即脂肪在体内的分解代谢,需要葡萄糖的协同作用。三段酸循环是糖、脂肪、糖白质分解代谢中彻底氧化释放能量的一个共同途径。若缺乏糖,脂肪分解不能经三羧酸循环而完全氧化,因而形成丙酮、β—羟丁酸和乙酰乙酸(即所谓的酮体)。当酮体在血液中达到一定浓度时即发生酮病,引起酸中毒。体内糖代谢正常进行,将会减少酮体的生成。所以,碳水化合物具有“抗生酮作用”,可以保证脂肪代谢的顺利进行。

(4)节省蛋白质

当蛋白质与糖一起被摄入时,氮在体内的储存量比单独摄入蛋白质时要多。主要因为糖的氧化增加了ATP的形成,这有利于蛋白质合成。当能量不足时,增加糖的供给量,可见氨基酸在血液中的含量降低,且对其他组织的供应和尿素氮的排出减少,保留的氮重新被利用。这种糖节省蛋白质消耗的特异作用称为糖对蛋白质的保护作用。

(5)保肝解毒作用

当肝糖原储备较充足时,肝脏对某些化学毒物如四氯化碳、酒精、砷等有较强的解毒能力,对各种细菌毒素的抵抗力也增强了。

(6)维持脑细胞的正常功能

大脑工作时所需能量的唯一直接来源,即"葡萄糖",这是其他营养素无法替代的。葡萄糖是维持大脑正常功能的必需营养素。当血糖浓度下降时,脑组织会因缺乏能源而使脑细胞功能受损,造成功能障碍,并出现头晕、心悸、出冷汗甚至昏迷。所以,葡萄糖被营养学称为"首要燃料",可被机体组织直接利用,尤其是大脑神经系统。

(7)增加饱腹感

摄取富含碳水化合物的物质,容易增加胃和腹部的充盈感,特别是缓慢吸收和抗消化的糖类物质(例如:膳食纤维),使充盈感的时间更长。

4.运动过程中糖的补充

在长时间耐力运动和比赛中体内要消耗大量肌糖原和肝糖原,所以运动前和运动后补充适量的糖是有好处的,可以防止低血糖的发生,使血糖维持在较高水平,推迟疲劳的产生,保持良好的耐力和最后冲刺的能力。关于补糖的类型、量和方法目前已有不少研究。

(1)补糖的类型

补充淀粉或葡萄糖有利于肌糖原的合成;补充果糖有利于肝糖原的合成,补给果糖时肝糖原合成的速度比以同样的方式补充葡萄糖快3.7倍。

(2)补糖的方法

第一,运动前补糖。在赛前补充糖时,每千克体重约补充1g糖为宜,一次补糖的总量应控制在60g之内,补糖量不超过2g/kg体重。在大运动量前数日内增加膳食中糖类至总能量的60%～70%；在赛前1～4h补糖1～5g/kg体重(宜采用液态糖)；不宜在赛前30～90min内吃糖，以免血糖下降；在赛前15min或赛前2h补糖，血糖升高快速，补糖效果较佳，有利于提高运动员的运动能力。

第二，运动中补糖。每隔30～60min补充含糖饮料或容易吸收的含糖食物，补糖量一般不大于6g/kg体重，多数采取饮用含糖饮料的方法，少量多次，也可补充易消化的含糖食物。

第三，运动后补糖。运动后补糖时间越早越好。理想的是在运动后即刻、头2h以及每隔1～2h连续补糖，运动后6h以内，肌肉中糖原合成酶活性高，可使肌糖原的恢复达到最大，补糖效果最佳。

5.糖营养与健康

很多人都认为，吃糖对人体有害无益，但不少学者就这一问题分别从食品营养与卫生、人体生物学、基础及临床医学、运动生理学等不同学科，对食糖与健康的关系进行了科学的论证，做出了“适量吃糖，有利于人体健康”这一论断。其理由是：糖是人体最经济、最安全的能源物质，糖是人体重要的结构物质，其生理功能具有不可替代性；糖是经绿色植物光合作用合成的有机物，糖在人体的代谢过程中，经过“燃烧”释放能量，供人体运动及生长需要，人的脑组织仅依靠葡萄糖供能，这是其他任何能量无法替代的；糖还参与人体多种重要的生命活动，它与体内的其他物质结合构成酶、抗体、激素等，对调节人体的生理功能具有十分重要的意义。

如果碳水化合物长期摄入不足，则会导致机体全身无力、疲乏、血糖含量降低，产生头晕、心悸、脑功能障碍等，并导致体重减轻、生长发育迟缓，严重者会导致低血糖昏迷。如果碳水化合物摄入过量，过多的糖类物质就会转化成脂肪贮存于体内，使人过于肥胖而导致各类疾病，如高血脂、糖尿病等，还容易造成龋齿、精神障碍甚至癌症等疾病。

近年来关于糖尿病人能否吃糖的争议较多，这里给同学们介绍一下升糖指数的概念，生活中用它来衡量某种食物是否适合糖尿病人食用，比较科学。普通食物的升糖指数：标准是把葡萄糖的升糖指数值定为100，其余食物与其相比较。升糖指数的概念仅适用于高糖类食物，高脂类和高蛋白类食物不会大幅度地升高血糖，或对血糖根本没有影响。如果你在吃完一顿高蛋白的饭后吃一些葡萄(升糖指数是45)作为饭后甜点,葡萄中的果糖会较慢地进入身体的系统中,因而同样较慢地升高血糖。为了不使我们的血糖升高太多,我们在饮食中应选择升糖指数值较低的食物,并合理摄入混合膳食,以避免血糖大起大落。表2-2列出了部分食物的升糖指数。

表2-2　常见食物的血糖生成指数(GI)平均值

食物	GI指数	食物	GI指数
麦芽糖	110	面条	50
葡萄糖	100	燕麦	49
烤土豆	98	葡萄	45
胡萝卜	92	柑橘	40
蜂蜜	87	苹果	39
玉米片	80	西红柿	38
全麦面包	72	青豆	36

(二)脂类

1.脂类的概念和分类

脂类包括中性脂肪和类脂质。脂肪仅指中性脂肪,是甘油和三分子脂肪酸组成的酯。脂肪在常温下有固态脂肪和液态脂肪的区别。动物脂肪为固态称为脂,植物脂肪为液态称为油,植物脂肪的营养价值高于动物脂肪。通常说的膳食脂类主要包括甘油三酯、磷脂和胆固醇。

磷脂主要有卵磷脂和脑磷脂,它们是神经细胞的"营养因子",有人称卵磷脂和脑磷脂为脑黄金,在坚果中含量丰富。胆固醇是人体内又一类脂类化合物。关于胆固醇的利弊争论颇多,如胆固醇可引起心脑血管疾病,危害人体健康。但胆固醇也有其重要的生理功能,如胆固醇可转化为雄激素、雌激素、维生素D、胆汁酸、胆盐等生理生化活性物质。

2.脂类的生理功能

脂肪是组成人体组织细胞的重要组成成分。细胞膜具有由磷脂、糖脂和胆固醇组成的类脂层,脑和外周神经组织都含有鞘磷脂。磷脂对动物的生长发育非常重要,固醇是体内合成固醇类激素的重要物质,中性脂肪构成机体的储备脂肪。促进脂溶性维生素的吸收。维生素A、

D、E、K都溶于脂肪，称为脂溶性维生素。脂肪中通常含有一定数量的脂溶性维生素，膳食中含有一定数量的脂肪可以促进脂溶性维生素的吸收。

每克脂肪在体内完全氧化可供给9kcal(37.62kJ)能量。一般膳食中所含的总能量有17%～30%来自脂肪。脂肪富含能量，所以是一种浓缩的食物，可缩小食物的体积，减轻胃肠的负担。脂肪在胃中停留时间较长，因此富含脂肪的食物具有较高的饱腹感。食物中的脂肪可向人体供应必需脂肪酸。人体如果缺乏必需脂肪酸（主要是亚油酸）将引起皮肤病、生育异常和代谢紊乱，甚至危及生命。

3.运动对血脂、脂蛋白的调节

运动是改善体内的脂肪代谢、降低血脂含量、减轻体重和减少体脂的一种有效措施。运动还可增加血液中高密度脂蛋白的含量，高密度脂蛋白能加速血中胆固醇的运输与排出，对于防止动脉硬化起着重要作用。运动时机体的能量消耗增加，骨骼肌、心肌摄取游离脂肪酸增多，从而进入肝脏的脂肪酸减少，使体内甘油三酯合成降低。运动能提高脂蛋白脂肪酶活性，使清除甘油三酯的功能加强，因而使血脂含量下降。另外，摄取过多的脂肪会引起肥胖，体重增加，影响呼吸和循环系统的机能，导致运动耐力下降。

4.膳食中脂肪供给量与健康

膳食中脂肪供给量易受饮食习惯、季节和气候的影响，变动范围较大，不似蛋白质供给量明确，主要原因是脂肪在体内供给的能量，亦可由糖类物质来供给。至于为了供给脂溶性维生素、必需脂肪酸以及保证脂溶性维生素的吸收等作用，所需的脂肪并不多。

一般认为每日膳食中有50g脂肪即能满足此项需要，即脂肪供给量应占每日需要能量的17%～20%，摄入过多的脂肪，对机体不利。因此，应该适当控制膳食中脂肪含量，特别是动物性脂肪。尽量选择熔点低、消化吸收率高和含脂溶性维生素与必需脂肪。一般情况下，植物性油脂比动物性油脂好。

如果过多摄入脂肪（超过人体消耗所需的量时），易增加脂肪细胞数量或增大脂肪细胞体积而引起肥胖，而肥胖是高血压、糖尿病以及癌症等现代文明疾病的重要危险因素。摄入过多富含饱和脂肪酸的油脂,会增加血液中胆固醇、中性脂肪含量,引发动脉硬化,还会引发癌症、衰老、过敏、心脏病等,降低人体免疫力。

对于以植物油作为食用油的人,一般不会出现脂肪缺乏症。但有些人为了保持体型,有意地控制脂肪的摄入。如果脂肪摄入不足,对人体也会造成一定的危害。脂肪摄入不足容易引发脑出血、身体供能不足、血管和细胞膜衰弱,引发神经组织障碍,还会对生殖产生影响,造成妊娠不易维持。体内脂肪过少影响内分泌,会造成女性月经紊乱(一般认为,为维持女性正常的月经、受孕、哺乳等功能,体内脂肪含量应保持在体重的22%以上)。必需脂肪酸如果摄入不足,将造成皮肤中的水分大量流失,从而产生皮肤干燥、脱皮、粗糙等症状。

5. 反式脂肪酸

反式脂肪酸,亦称氢化植物油,包括人造黄油、人造奶油等,属于脂类物质,它影响人体健康。主要包括以下几个方面。

(1)扰乱我们所吃的食品

脂肪酸的结构发生改变,其性质也随之发生了变化,含多不饱和脂肪酸的红花油、玉米油、棉籽油可以降低人体血液中的胆固醇水平,但是当它们被氢化为反式脂肪酸后,作用却恰恰相反。

(2)改变身体正常代谢途径

第一,反式脂肪酸能升高LDL-c(即低密度脂蛋白胆固醇),其水平升高可增加患冠心病的危险;降低HDL-c(即高密度脂蛋白胆固醇),其水平降低可增加患冠心病的危险。

第二,反式脂肪酸对生长发育有抑制作用。反式脂肪酸能干扰必需脂肪酸的代谢,抑制必需脂肪酸的功能,使机体对必需脂肪酸的需要量增加。

第三,反式脂肪酸能结合于机体组织的脂类物质中。当结合于脑脂质中时,将会对婴幼儿的大脑发育和神经系统发育产生不利影响。

第四,反式脂肪酸易导致心脑血管疾病的发生。反式脂肪酸对血小板聚集的抑制作用低于顺式脂肪酸,使机体血栓形成增加,使栓塞性心脑血管疾病发生率提高。反式脂肪酸在自然食品中含量很少,人们平时食用的含有反式脂肪酸的食品,基本上来自含有氢化植物油的食品。最常见于油炸速食(炸薯条、炸鸡块、洋葱圈等快餐食品)、咖啡伴侣、人造奶油等。只不过反式脂肪酸的名称不一，一般都在商品包装上标注为“氢化植物油”“植物起酥油”“人造黄油”“人造奶油”“植物奶油”“麦淇淋”“起酥油”或“植脂末”等，其中都可能含有反式脂肪酸。

目前，反式脂肪酸没有列在现行的食品营养标签中，但有其他方法确定产品中是否含反式脂肪酸。最好的方法是看食品成分，如果一种食品标示使用氢化或部分氢化油，那么这种产品则含反式脂肪酸。当看到人造黄油时，使用最软的一种，通常这种人造黄油含有最少量的反式脂肪酸。最后，记住多吃水果、蔬菜和全谷物，这些食物中含少量或不含反式脂肪酸和饱和脂肪。所以，为了我们的健康，让我们的饮食远离反式脂肪酸。

6. 胆固醇

固醇类分为动物性固醇和植物性固醇。动物性固醇主要是胆固醇及其与脂肪酸结合的胆固醇脂类。植物性固醇中的豆固醇和β-谷固醇等主要存在于豆类和谷类中。胆固醇（cholesterol，CHOL）既是细胞各种膜相结构及神经髓鞘的重要组成成分，又是体内合成类固醇激素及胆汁酸、维生素D的主要原料，胆固醇主要在肝脏和小肠内合成，合成的数量取决于食物中的含量和人体的需要量。

在动物机体中具有重要的生理功能。动物体可以不需从外界摄取，以乙酸为原料由肝脏等器官合成自身所需要的胆固醇。机体从外界摄入大量的胆固醇会导致其在血液中的含量明显升高，而这正是引发脑血栓、冠状动脉硬化等心血管疾病的重要因素之一。为安全起见，应尽可能减少胆固醇的摄入。

美国食物经济协会有报道称，每日摄食胆固醇的量应在300mg以下，这样可以减少因血浆中胆固醇含量过高而造成的危害。鸡蛋是深受人们欢迎的主要副食品，营养丰富且价格便宜。然而高含量的胆固醇（200～300mg/枚）给长期摄食者的健康带来威胁，更是让保健意识强的人们惴惴不安。

美国心脏病学会说应当每天只吃300mg的食物胆固醇。一个鸡蛋就含有大约215mg胆固醇。在1994年的一项调查中，24个成年人连续6个月每天在饮食中添加2个鸡蛋，结果他们的总胆固醇水平增加了4%，但是其中有重要作用的HDL水平也非常理想地增加了10%。1999年，国家卫生研究所资助了一项重要调查，该调查显示，每天吃一个鸡蛋对健康成年人来说并不增加得心脏病或中风的风险。

脂类包括脂肪、类脂和脂肪酸。类脂包括固醇类、磷脂和糖脂，其作用是维持生物膜的结构和功能，也是机体各器官组织，尤其是神经组织的基本成分。磷脂的主要形式有卵磷脂、甘油磷脂、神经鞘磷脂等。磷脂对脂肪的吸收、转运和储存起到了主要作用。

鸡蛋中的胆固醇含量较高，大量食用可引起高脂血症，是动脉粥样硬化、冠心病等疾病的危险因素。但蛋黄中还含有大量的卵磷脂，对心血管疾病具有治疗作用。因此，吃鸡蛋要适量。

据研究，每人每天吃1～2个鸡蛋，即对血清胆固醇水平无明显影响，又可发挥鸡蛋其他营养成分的作用。所以我们要根据自己身体的实际情况，辩证地看待鸡蛋中的胆固醇，合理选择是否食用鸡蛋。临床研究证明，长期高胆固醇食物摄入，会升高血清胆固醇水平，进而发展为动脉粥样硬化和冠心病。这是因为人体胆固醇的反馈机制是有限度的，长期过量摄入会破坏体内的平衡而发展为动脉粥样硬化，因此应该限制高胆固醇食物的摄入。

饱和脂肪酸的摄入量对低密度脂蛋白影响很大，能升高低密度脂蛋白。世卫组织与美国心脏病学协会建议，一般饱和脂肪酸摄入量应小于总能量的10%，对低密度脂蛋白高的患者，可进一步控制在7%以下。饱和脂肪酸的主要来源：肉类、动物油脂、黄油、奶油、椰子油、棕榈油等。

（三）蛋白质

1.蛋白质的概念

蛋白质是以氨基酸为组成单位、由肽键相连的具有稳定空间结构的生物大分子，由碳（C）、氢（H）、氧（O）和氮（N）4种基本元素组成。某些复杂的蛋白质还含有硫，有的含有铜、铁、锌等金属元素，组成蛋白的基本单位是氨基酸。目前发现组成蛋白质的氨基酸有20种，其中有8种在人体内不能被合成，全部通过食物来满足机体对它们的需要，这8种氨基酸（赖氨酸、色氨酸、苯丙氨酸、苏氨酸、甲硫氨酸、亮氨酸、异亮氨酸及缬氨酸）称为必需氨基酸。食物中含必需氨基酸越多，其营养价值就越高。

2. 蛋白质的主要生理功能

构成和修补机体组织。蛋白质是细胞的主要组成成分，占细胞内固体成分的80%以上。肌肉、血液中血红蛋白、腱、骨、软骨等都由蛋白质组成。体内代谢与破损的组织，也必须由蛋白质修复，因此，蛋白质维持组织的生长、更新和修复。比如构成肌肉的肌球蛋白具有调节肌肉收缩的功能，我们的手能够提起一桶水，我们能够奔跑，靠的就是它的帮助。有人说，我这块肌肉年轻时就这么强壮，其实这块肌肉早已不是年轻时的那块肌肉了。人体的组织器官及肌肉都在不断地被更新，你的那块肌肉已经被更新多次了。如果缺乏优质的蛋白质，我们的肌肉就会没有力量甚至萎缩。

维持机体的渗透压和酸碱平衡。蛋白质是体内缓冲体系的组成成分，有利于维持酸碱平衡，而血浆蛋白质在维持机体的渗透压方面具有一定的作用。

催化功能。生物体内的反应几乎都是在酶的催化下进行的，而目前发现的100余种酶的化学本质都是蛋白质。

防御和保护功能。在生物体内存在可以防御异体侵入功能的蛋白质，如各种免疫球蛋白等，这样可以防御各种疾病的发生。血纤蛋白原是另外一类具有保护功能的物质，它在动物皮肤破伤时，可以迅速转变成血纤蛋白，封堵伤口，防止液体大量流失和异体物质侵入。

激素功能。蛋白质类激素是动物体内一类重要的激素，它们对生物体的生理活动起着调节控制作用，如胰岛素可以降低血糖等。

传递信息功能。不少蛋白质具有接受和传递信息的功用。如可接受外界刺激的蛋白质——感觉蛋白。如视网膜上的视色素，味蕾上的味觉蛋白等。这些感觉蛋白接受刺激后，可将神经冲动传导到中枢神经，就可产生视觉或味觉反应。

供给能量。食物中未被利用的蛋白质及体内更新的蛋白质分解后可释放能量。

3. 人体对蛋白质的需要量

食物中蛋白质的主要作用是用来建造人体自身组织，人体对蛋白质的需要量随年龄、性别、不同运动项目、运动量和身体状况的不同而不同。一般成人蛋白质需要量每日为1.2 ~ 1.5g/kg体重，每日蛋白质供给量应占总能量的12%～14%，儿童少年正处在生长发育时期，应多供给一些蛋白质，蛋白质供给量每天约为2.5g/kg体重。

4.优质蛋白及其食物来源

（1）蛋白质的主要食物来源

蛋白质的主要食物来源包括：①谷类：一般含蛋白质6%～10%，但缺乏赖氨酸。②豆类：蛋白质含量较高，大豆含蛋白质35%～40%，其他豆类蛋白质含量为20%～30%，豆类蛋白富含赖氨酸，但其不足之处是蛋氨酸略显缺乏。③坚果类：如花生、核桃、葵花籽、莲子等，蛋白质含量为15%～25%。④肉类：蛋白质含量为10%～20%，所含必需氨基酸齐全，含量充足属优质蛋白。⑤禽类：蛋白质含量为15%～20%，其氨基酸构成与人体肌肉蛋白质相似，利用率较高。⑥鱼类：蛋白质含量为15%～20%，鱼类肌组织肌纤维较短，加之含水量丰富，容易被消化吸收。⑦蛋类：蛋白质含量为10%～15%。⑧奶类：蛋白质含量为3.3%。

（2）大豆蛋白与人体健康

大豆蛋白的营养价值高，首先大豆及其产品蛋白质含量高，整粒大豆、大豆粉、浓缩大豆蛋白、大豆分离蛋白分别含大豆蛋白42%、50%、70%、90%～95%，相当于稻米的5倍，小麦的3.3倍，鸡蛋的3倍，瘦猪肉、牛肉、鱼、虾、鸡的2～3倍。此外，大豆蛋白含有8种人体必需氨基酸，不但种类齐全，而且各种必需氨基酸含量、构成比例比较接近人体的需要。除了蛋氨酸偏低，赖氨酸偏高，其他接近WHO推荐的“理想蛋白质”标准。值得提出的是，粮谷类蛋白质中蛋氨酸含量丰富，赖氨酸含量偏低，因此豆类蛋白与粮谷类蛋白质是非常理想的互补蛋白。

大量的流行病学调查表明，乳腺癌、前列腺癌、结肠癌的发病率，中国和日本低于西欧和北美，而膳食结构中大豆蛋白摄入量，中国和日本远高于西欧和北美。有关专家证明，大豆中至少有5种物质具有防癌功效，即异黄酮、蛋白酶抑制剂、皂苷、肌醇磷酸酯、植物固醇等，并指出，大豆蛋白防癌作用与其配比有关。此外，大豆蛋白中的异黄酮，具有弱雌激素活性，称植物性雌激素，可用于防治骨质疏松和改善更年期综合征。

5.蛋白质缺乏的表现

总的来说，长期的蛋白质缺乏，造成能量营养不良有以下4种表现类型。

第一,水肿型营养不良。主要表现为水肿、腹泻,常伴有突发感染、生长缓慢、头发改变、表情冷漠或情绪不好、虚弱无力等。

第二,干瘦型营养不良。主要表现为体重、体温低于正常,如果病程较长,身高也会低于相应的标准。其主要表现为生长发育缓慢、消瘦无力、贫血、无水肿、抵抗力下降,容易感染其他疾病而死亡。病人肌肉萎缩无力、皮肤黏膜干燥萎缩、皮下脂肪减少、四肢如"皮包骨"、神情冷漠或烦躁易怒、病人有饥饿感,也有一些病人食欲不好、腹泻等。

第三,混合型营养不良。临床表现介于前两型之间并伴有水肿。

第四,营养性侏儒。一些儿童对长期蛋白质和能量缺乏已经习以为常,其结果表现为生长滞后。

当然,长期缺乏蛋白质,生活中还可表现出反复感冒,长期疲倦,精神不佳,伤口愈合困难,皮肤干燥、无弹性、多皱褶,肌肉萎缩,指甲脆,头发易断、脱落等症状,所以我们饮食要注意蛋白质的足量摄取。

6.蛋白质营养缺乏的原因

首先是膳食低蛋白质、低能量饮食的摄入造成的,其次可能是由某些疾病造成的。比如胃肠道疾病通常使人们对食物的消化吸收能力差,加上疼痛、恶心、腹泻等胃肠症状,使病人长期处于饥饿状态,因而出现营养不良:慢性消耗性疾病,如糖尿病、心血管疾病、慢性肺病、肝病、肾病、风湿等,高代谢状态、高热、大面积烧伤、败血症、外科大手术、骨折及恶性肿瘤等使蛋白质,能量代谢大大加强,营养素丢失增加,如肠瘘、开放性创伤、慢性失血、溃疡渗出、腹泻及呕吐等。体重严重丧失,由于各种原因使体重低于理想体重10%以上,或6个月内体重降低超过10%;使用某些药物,如放疗、化疗的肿瘤病人都容易造成蛋白质的缺乏。

因此,大学生们在日常生活中要了解造成蛋白质缺乏的原因,出现这些状况,要积极应对,避免造成对身体的进一步伤害。

第二节 大学生的饮食与卫生

一、大学生的合理膳食

(一)合理膳食的原则

首先,应进行营养调查,了解大学生的营养状况。然后,根据营养需要量安排膳食,一般说来,合理膳食有如下几条原则。

第一,膳食应供给必需的各种营养素和足够的食物量。膳食中各种营养的含量要适宜,个别营养素不可过多或过少,以期达到平衡膳食的要求,而且要易于消化和吸收。

第二,膳食中的食物必须多样化。主食和副食都应经常换花样,这样既不致厌倦且因有新的口味而增进食欲,同时还可以从各种主副食中得到更全面的营养素。

第三,膳食必须有一定的饱腹感。食物的重量和容积应当适中,过多会使消化道负担过重,引起消化不良,过少又不能饱足。

第四,膳食要符合习惯要求。根据食物的色、香、味,也可触发条件反射,引起消化腺分泌消化液。此外,膳食还要注意民族特点。如壮族、黎族学生都有其本民族的特点,对外国留学生也应考虑。

(二)合理膳食的配制

合理膳食应包括:①主食,如米饭。②新鲜蔬菜。③动物性蛋白食物,如肉、鱼、蛋等。④植物性蛋白食物,如黄豆及豆制品。⑤烹调用油。⑥食盐。⑦调味品,如酱油、味精、醋、辣椒粉、五香粉等。

大学生三餐分餐分量的分配大致如下:①早餐:全日热量的25%~30%。②中餐:全日热量的40%~45%。③晚餐:全日热量的25%~30%。

二、大学生的饮食与卫生

有关大学生的饮食卫生,包括内容很多,涉及范围很广,这里就日常存在且较普遍的问题做一个简述。

(一)进食不宜太快

大学生的食量较大,消化力强,进食很快,饥饿时狼吞虎咽。使食物在口中停留时间短，咀嚼不充分，牙齿未将食物充分研磨，唾液和食物也不能充分搅拌，起不到在口中消化一部分食物的作用，这必将影响消化，增加胃的负担。同样，有的大学生喜欢加开水、加汤下饭，也是不符合饮食要求的。

（二）不能暴饮暴食

暴饮暴食，就是一次吃喝太多，超过正常饮食量的一倍或几倍。如果暴饮暴食，进食量很大，胃液（胃液中含有促进蛋白质消化的蛋白酶和帮助消化和杀灭细菌的盐酸）不够用，胃里食物过多，将胃撑大，特别是油脂食物使胃的蠕动力降低，使不消化食物停滞不下，就可能引起急性胃炎，出现上腹饱胀、腹痛、厌食、恶心和呕吐。倘若胃内食物量过大，胃壁绷得过紧，使胃完全丧失蠕动能力，则成为“急性胃扩张”。如救治不及时，可能引起胃穿孔，危及生命[①]。

暴饮暴食还能引起胰腺分泌大量胰液，在短时间内消化酶骤增，引起胰腺自身消化，发生急性胰腺炎，死亡率很高。俗话说得好，少吃多得味，多吃活受罪，狂饮伤身，暴食伤胃。

（三）不要挑食和偏食

挑食就是对食物挑三拣四，凭自己的主观爱好，认为好吃的就吃得很多，不好吃的就不吃或少吃，如有个别大学生专吃荤菜不吃蔬菜、豆制品等。偏食就是偏爱某些食物，或者说是习惯吃某些食物，拒绝吃另一些食物。

偏食和挑食有所不同，偏食不一定挑好的吃，如个别大学生不吃肉、不吃鸡，有的不吃鱼、不吃蛋，也有的不吃面食。挑食和偏食都不好，它与营养原则相违背。

需要的营养应从品种众多的食物中摄取，吃的食物越杂，摄取的营养就越丰富，适应生活环境的能力就越强。例如，豆腐等豆制品所含的蛋白质营养价值很高，可与肉类相媲美，而且豆制品含钙量也很高，对人的骨骼很有益。另外，豆制品含有卵磷脂，它是构成神经组织和维持正常代谢的重要物质。又如，有的学生不吃芹菜，其实芹菜含有丰富的蛋白质、矿物质和芳香油，其中芳香油可提高食欲，促进血液循环。还

①王金金．学生膳食营养与卫生的现状分析[J]．饮食保健，2020，7(29)：266.

可起到降低血压和健脑的作用。

(四)吃饭时不要看书

有些大学生好像“惜时如金”,一边吃饭一边看书报或杂志。众所周知“一心不可两用”,这里的心就是人的大脑,吃饭和学习不能在同一时间内进行,否则两者都做不好,而且有损健康。因为,吃饭时看书,大脑就要进行思考、判断、联想、记忆等脑力活动,分散了吃饭的注意力,无暇顾及食物滋味的品尝,感觉不到吃东西的香甜,口里唾液和胃里消化液分泌减少,胃肠蠕动减弱,食欲也随之减弱,久而久之,则会引起消化不良和肠胃病。而且,当看书、学习时,需要较大量的血液供应大脑,若一边吃饭一边看书,胃肠为了消化食物,也要将较多的血液供给胃肠,这样会把供给大脑的血液夺走一部分,造成供脑的血液不充足,稍久会感到头晕眼花,对学习也无益处。

(五)避免进食过多的冷饮冷食

有些学生外出归来或体育活动后,为了解渴,一次喝很多冷饮或吃很多冷食,虽然好像满足了口渴的要求,但是却伤害了肠胃。这是因为运动后或身体很热时,肠胃道的血管处于收缩状态,大部分血液集中到参加运动的四肢肌肉中,或是到体表扩张的血管里,以利散热。加上胃受到冷饮冷食的刺激,易引起胃幽门痉挛,结果水分容易积存在胃内,引起腹部闷胀不适。同时,胃肠突然受到冷的刺激,引起胃肠血管痉挛以及胃肠壁的平滑肌强直收缩,发生阵发性腹痛或伴有腹泻和面色苍白,这就是人们所说的胃肠痉挛。

(六)遵从膳食制度

一日三餐,是身体摄取营养的“制度”,这个制度源远流长,是有科学道理的。可是,有的大学生有时不吃早餐或经常不吃早餐,其主要原因是睡懒觉。个别女同学为了减肥,限制热量,这是不符合身体的生理要求的。脑力劳动主要靠葡萄糖供给能量,大脑消耗的葡萄糖来源于血液中的葡萄糖,血液中的葡萄糖是靠三餐饮食供给的。清晨的血糖已经较低(每100mL血液中的葡萄糖80～100mg),如果不进食,不及时补充葡萄糖,血糖会继续下降,表现出头晕、四肢无力、手发抖、出冷汗、心慌等情况。既不能集中精神听讲或学习,也容易使身体抵抗力下降,易患各种疾病。

（七）饮食态度要正确

在选择食物上，大多数同学以“口味”作为选择食物的首选，仅有少量学生以“营养”作为选择食物的出发点。

大学生正处于精力充沛的时期，代谢十分旺盛，活动量大，再加上繁重的脑力劳动、学习负担、睡眠不足等因素，各个时期对于各种营养素的需要远远高于普通成年人。日常膳食营养素搭配合理，会使大学生体质增强、精力旺盛、思维活跃、记忆力提高，否则会引起注意力分散、神经衰弱和记忆力减退等现象。膳食营养均衡合理，能够提高大脑的思维活动能力，增强大学生的计算能力、记忆能力、判断能力和运动能力等。

第一，对碳水化合物的需要。一般人早晨的血糖较低，如果没有早餐进行补充，就只有大量消耗肝糖原和肌糖原来补充，以维持最低的血糖水平，脑细胞经常处于低血糖工作水平状态，必然会受到极大伤害。很多大学生在上第三节课时感到饥饿，没有精神、困倦乏力、注意力不集中、心慌、思维能力下降等就是低血糖引起的症状。

第二，对蛋白质的需要。蛋白质是一类由氨基和羧基共同组成的高分子化合物。大脑在代谢过程中需要一定量的蛋白质来补充更新。增加食物中蛋白质的含量，能够增强大脑的思维功能。大学生的智力水平和逻辑思维能力需要的多种化学物质，如乙酰胆碱、多巴胺等都是由蛋白质分解后生成的氨基酸合成的。大脑神经元与神经胶质细胞的代谢也依赖于氨基酸。

第三，对脂肪的需要。人体摄入脂肪后会分解为脂肪酸。大脑的功能还需要脂肪酸的参与，尤其是亚油酸、亚麻酸等多不饱和脂肪酸，这些脂肪酸人体不能自行合成，必须从食物中摄取。如果缺乏这些脂肪酸，不仅影响人脑的正常发育，还会影响其他各种功能。

第四，对维生素的需要。各种维生素是大脑正常运转的重要保障之一。尤其是硫胺素、核黄素与烟酸可以促进神经系统的发育、神经递质的合成与增强记忆能力。抗坏血酸是一种抗氧化剂，可以保护细胞，增强人体血管的弹性，防止亚硝酸盐向强致癌物亚硝胺转化。

第五，对微量营养素的需要。微量元素也是维持身体健康的重要保证。例如,钙元素对保持大脑的应激能力,合成神经递质乙酰胆碱和凝血酶原具有重要作用。镁元素与钾元素是身体中的重要阳离子,对大脑的健康有益。铁元素是红细胞成熟过程中合成血红蛋白必不可少的原料。缺铁的大学生会虚弱、心悸、健忘、思维混乱、记忆力下降。

第三节 大学生的健康行为体质培养

一、大学生健康行为体质培养

(一)亚健康的概念

世界卫生组织认为:健康是一种身体、精神和交往上的完美状态,而不只是身体无病。根据这一健康的定义,经过严格的统计学统计,真正健康的人仅占5%,患有疾病的人占20%,而70%以上的人群处在健康和患病之间的过渡状态。这3部分人群呈"橄榄球"状分布,"橄榄球"中间的部分,世界卫生组织称其为"第三状态",国内通常称之为"亚健康"状态。

"亚健康"状态是指人的机体虽然无明确的疾病,但呈现出活力降低,适应力呈不同程度减退的一种生理状态。在此状态下,人们感觉身体和精神上有各种各样的不适感,在医院做各种检查和化验,却未发现有任何器质性病变。"亚健康"状态如果处理得当,则身体可向健康转化,反之则患病。亚健康虽然不是疾病,却是现代人身心不健康的表现,被称为21世纪人类健康的"克星"和"世纪之病"。

(二)亚健康的特点

亚健康作为一种偏离健康的生理状态,其主要表现为身体症状、心理症状、社会适应3个方面。具体有以下几方面特点。

生理、心理、躯体均存在活力减低,适应能力呈不同程度减退现象。有自觉症状,但做全面的检查又未发现异常,无临床体征,没有功能性或器质性病变。人群中广泛存在。随着社会节奏的加快,这一群体不断增大,随着时间延长,机体损害可能越来越明显。可逆性。在工作学习时,可以与正常人群一样,只是效率低。时而趋向健康,时而趋向疾病。环境的改变或不良行为习惯纠正后，会逐渐康复转为健康状态[①]。

大学生常见的亚健康状态主要表现为：感觉过敏，焦虑烦躁，萎靡不振，紧张性头痛，假性眩晕，血管抑制性晕厥，精神性尿频，失眠，新生孤僻；假性心绞痛，功能性心律不齐，慢性疲劳综合征，特发性关节痛，纤维肌痛综合征；神经性厌食，胃肠道功能紊乱，单纯性便秘，经前期水肿。还可能出现后天性秃发，电脑综合征，烟瘾，恐癌综合征，假性近视，口腔灼痛，运动过敏以及查不出原因的低烧、乏力等。

（三）亚健康的起因和危害

1.亚健康的起因

（1）过度紧张和压力

研究表明，长时期的紧张和压力对健康有四害：①引发急慢性应激反应，直接损害心血管系统和胃肠系统，造成应激性溃疡和血压升高、心率增快、加速血管硬化进程和心血管事件发生；②引发脑应激疲劳和认知功能下降；③破坏生物钟，影响睡眠质量；④是免疫功能下降，导致恶性肿瘤和感染机会增加。

（2）不良生活方式和习惯

如高盐、高脂和高热量饮食，大量吸烟和饮酒及久坐不运动是造成亚健康的最常见原因。

（3）环境污染的不良影响

水源和空气污染、噪声、微波、电磁波及其他化学、物理因素污染是防不胜防的健康隐形杀手。

（4）不良精神、心理因素刺激

这是心理亚健康和躯体亚健康的重要因素之一。

2.亚健康的危害

虽然亚健康的表现从轻度、中度到重度，似乎哪一种症状都不会对身体造成致命的危害。因此，虽然当自己发觉各种症状都表现为亚健康，我们也只是开玩笑道：我亚健康了。而后一笑了之。更令人担忧的是许多人已处于严重的亚健康状态，却浑然不知。亚健康状态是身体发出的一个信号，亚健康处理得当，身体可向健康转化；无视亚健康，听

①谢红光. 体质健康信念对大学生体育锻炼行为意向及行为习惯的影响[D]. 北京：北京体育大学，2016.

之任之,则损伤会积累而导致患病或导致突发性后果。总的来说亚健康从轻到重有几大危害。

亚健康状态明显影响工作效率、生活及学习质量;多数亚健康状态与生物钟紊乱构成因果关系,直接影响睡眠质量,加重身心疲劳,引发慢性疲劳综合征。驾车、运动等情况下,甚至危及生命安全;身体或心理亚健康极易相互影响,导致恶性循环,引发精神或机体疾患。

亚健康是大多数慢性疾病的病前状态,大多数恶性肿瘤、心脑血管疾病和糖尿病等均是从亚健康人群转入的。统计分析,高脂血症是亚健康人群的头号杀手,脂肪肝列第二,高血压、前列腺疾患、肝功能异常、妇科疾患、冠心病、糖尿病、白内障、胆囊结石、防癌普查异常等都不同程度地威胁着亚健康人群。严重亚健康可明显影响健康寿命,造成早衰,甚至突发急症导致英年早逝(过劳死)。有调查表明:40岁左右人群死因分析,2/3的人死于心脑血管疾病,1/10死于恶性肿瘤,1/5死于肺部疾病、糖尿病等。亚健康状态是自由基引发的过度氧化造成的轻微损伤表现,如不能及时清除自由基致损伤积累,完成由轻度到重度的演化后,将最终导致病变。

(四)亚健康的表现症状

1.躯体性亚健康

疲劳感。大学生的疲劳感主要以“脑力性疲劳”为主,表现为:注意力不集中,记忆力下降,反应迟钝,头痛、头沉、头昏,嗜睡,烦躁,四肢乏力,耳郭发热,恶心呕吐,看书看了一大段却不明白其中的意思等,多为用脑时间较长,体内二氧化碳蓄积过多所致。

失眠或睡眠不良。表现为入睡困难,早醒,醒后难以入睡,多梦,易惊醒,似睡非睡等。其主要由以下几个方面的因素导致:①精神心理因素。学习紧张,精神压力较大,竞争激烈等。②生活不规律,生物钟发生紊乱。③失眠恐惧症。即使睡着了,也认为自己没睡着或睡眠时间不足。

头痛。主要是指除器质性疾病外所致的紧张性头痛、偏头痛。由长期精神紧张、焦虑、疲劳、生活不规律所致。神经衰弱,体质虚弱,经常患有“感冒”,平时畏寒肢冷,腰酸背痛,神疲力乏,少气懒言等。眼皮跳。睡眠不良、疲劳、寒冷、紧张时易发生。超重或过瘦。

衰老。衰老就是机体组织器官的形态结构及其生理功效方面出现了一系列慢性、进行性及其退化性的变化,造成生物体适应能力及其储备能力的日趋下降,这一变化过程接连不断地发展就是衰老。亚健康及其生理性衰老两者之间的状态基本一致,均在生理及其代谢过程中都有功效低下的特点,因而人的生理性衰老也就是亚健康状态。

贫血。所谓贫血就是人短缺血液。人的血液中,被称为血细胞的细胞在接连不断地循环着。而红细胞、白细胞、血小板、淋巴细胞等,以一定的比例在血液中运动,如果血液中红细胞的数量及红细胞所含的血色素数量降低了,那么就会导致贫血。贫血的出现可能是由疾病导致的,也可能是受生活习惯及其工作环境所影响的。

2.心理亚健康

心理亚健康状态多表现为频繁出现的情绪躁动、兴致低落、注意力不易集中、过分敏感或行为能力下降等特征。心理亚健康状态使人们在家庭生活、人际沟通等方面产生困惑、压抑、郁闷等心理感受,从而导致家庭生活失调、工作效率低下、人际交往困难等不良现象。大学生心理亚健康主要有以下表现。

(1)人际交往弱势心理状态

表现为在人际交往中退缩、消极、敏感,通常难于与人沟通。由于不善于与人交往,这部分学生的性格孤僻,在人际交往时担心不被别人理解,怀疑别人对自己有意见,产生危机感。此类学生自我封闭,不愿找人倾诉,表面上看起来很正常,但通常会做出令人意想不到的事。他们在对人处事时通常以自我为中心,不易接受他人意见,不理解其他同学的需要,经常责备别人,缺乏合作精神。人际关系交往弱势心理状态严重影响着个人的社会适应能力和生活健康。

(2)学习焦虑心理状态

主要表现为精神紧张、记忆力减退、注意力难以集中,感到学习困难,担心自己成绩下滑。还表现为放大自己的心理问题,把问题看得很严重。此类学生对外界的反应有极端化倾向:一种是亢奋型,另一种是压抑型。此类学生过去通常取得过较好的学习成绩,对自己的期望值很高。

(3)灰色心理状态

表现为情绪低落、苦闷、懈怠、冷漠,对事物缺乏兴趣,自卑感强烈,对事物有畏难情绪等。部分学生表现出周期性的情绪波动，情绪高涨时充满活力，低落时则异常消极。这与大学生涉世不深，缺乏明确的目标有很大的关系。

(4)感情挫折心理状态

这类问题在大学生中比较普遍。主要是因爱情不顺而产生过分强烈的情绪并走向消极状态，但又不能进行自我调节的心理反应。在不同的情况下，情爱挫折心理的心理反应也不尽相同。在情爱问题上最突出的表现是消极情绪，丧失自信，失去对人生价值的正确追求。

3.社会适应性不足(人际交往性亚健康)

社会适应性不足主要包括：①严于待人，宽以律己型。此类人在人际关系中看对方的缺点洞若观火、明察秋毫，对自己的毛病却浑然不觉、自鸣得意，生活工作中习惯于对别人要求严厉、批评、挑剔、指责多，表扬、鼓励、宽容少。②自私自利型。此类人与人交往时，一事当头，先为己想，凡事不吃亏，难以找到真心朋友。③固执、偏执型。此类人处事容易钻牛角尖，经常与人发生无谓的争执、争吵，“好抬杠”“认死理”，性格中具有“不撞南墙不回头”，甚至“撞了南墙不回头”的特点。④冷漠孤僻型。学习、生活中不愿与人交往，缺乏沟通，独来独往，对于公共事业缺乏热情。

(五)改善亚健康的措施

美国行为学家布蕾斯洛等对6928名加利福尼亚成人，进行了为期5年的7项健康行为干预研究。这7项健康行为包括：①每晚睡7~8h。②每天不忘吃早饭。③一日三餐外不吃零食。④控制体重，保持正常状态。⑤适度运动。⑥不吸烟。⑦适量饮酒。结果发现能做到6~7项者，比只做到3项或不到3项者，平均寿命延长11年。由此，为“走出亚健康，保持健康水平”，我们应该做到以下几个方面。

1.每天睡7~8h

健康体魄来自睡眠，没有足够的睡眠就没有健康。有科学家观察告诉我们：晚上10时至凌晨2时，是人体一天中物质合成最旺盛、分解最少、人体疲劳恢复的最佳时段；也是人体内两支“国防”力量——B淋巴细胞和T淋巴细胞生长最旺盛的时间。B淋巴细胞和T淋巴细胞强大，人体抗病能力就强，就会少生病、不生病。人体错过这一时段，对健康的损害难以估量。

2. 不忘吃早饭

早饭犹如进补。早饭吃得再多也不会胖。早年全世界在美国举办过早餐会议,各国营养权威专家对世界范围早餐进行研究,得出结论:吃早饭有利于增进记忆,提高学习、工作效率和健康水平。什么是符合营养要求的早餐呢?通常认为含有以下4~5种食物的为健康早餐,即粮食100g(最好是杂粮、粗粮),牛奶1瓶,蛋1个(忌食油煎荷包蛋、炒蛋),菜适量,水果1个。

3. 一日三餐外不吃零食

吃能吃出健康来,吃也能吃出疾病来。因此首先一日三餐的营养要均衡、适量,即不要偏食,要样样吃,不要吃得太饱,这样才能满足人体对七大营养素的需求,健康就有保证。这里要指出的是:人的脾胃是人体“气血生化之源”,是消化吸收营养的重要器官。如果一日三餐外还要吃大量的零食,一方面会加重胃肠的负担,使人体过多吸收营养,增加高血脂、糖尿病的风险;另一方面还容易使脾胃造成损伤。当然,以零食代替一日三餐的做法更是违反了均衡营养的原则。

4. 适度运动

适宜的运动是保持脑力和体力协调,预防、消除疲劳,防止亚健康,延年益寿的一个重要因素。这里特别要提醒的是:切忌在疲劳到极点的时候忽然想到“生命在于运动”,疲劳时人体需要的是休息,而不是运动,此时运动对人体有害无益。对待运动的科学态度是“贵在坚持,重在适度”。适度就是在锻炼完毕,冬天自觉全身暖和,夏天微微出汗,但不觉心慌为度。万万不可不锻炼则罢,一锻炼就满头大汗,气喘吁吁、心跳、气急,这样于健康非但无益,反而有害,甚至会发生意外。

5. 不吸烟

吸烟是有百害而无一利的。科学家告诉我们,一口烟雾中含有20兆个氧自由基(氧自由基是百病之源),每吸1支烟,平均减寿5min,终生吸烟平均减寿18年左右。据调查发现:将每天吸20支烟以上的人与不吸烟的人比较,口腔癌增加3~10倍;食管癌增加2~9倍;膀胱癌增加7~10倍;胰腺癌增加2~5倍;肾癌增加1~5倍;其他癌症增加1~4倍;冠心病发病率高2~3倍;气管炎发病率高2~8倍。吸烟、肥胖、不合理膳食是引起高血压的三大危险因素。

6. 少饮酒

酒的主要成分是乙醇，适量饮酒对人体有兴奋作用，使血管扩张、循环加强、精神振奋、疲劳解除；酒对味觉、嗅觉也有刺激作用；在饭前饮用少量开胃酒可以增进食欲，有益健康；在适量饮酒的60min后，可使体内胰岛素增高，也可提高消化功能。少量饮酒是指啤酒半瓶，葡萄酒、黄酒100g，不能超过200g；白酒最好不喝，非喝不可以25g为度，绝对不能超过50g。但是过度饮酒或饮酒成瘾都有害健康，慢性酒精中毒引起肝脏损害、酒精性肝硬化乃至肝癌。过量嗜酒会造成急性酒精中毒，严重的可造成心跳、呼吸停止以致送命。

7. 要喝茶，少喝饮料

茶是国际上公认的三大健康饮料之一，是不可多得的抗癌饮料。茶含有500多种化学成分，茶中还含有丰富的生物活性物质。茶有60多种保健功能和20多种药用功效，如有生津止渴、消食、下气、解腻、解肥、解酒、利水、通便、清热解毒、治痢、防龋齿、明目、祛痰、安神除烦、养生益寿等。现代医学科学的研究也证明了茶叶能防龋齿、治菌痢、解毒、降脂、利尿消肿、抗动脉硬化等功能。此外，茶还具有抗自由基、抗衰老功效和降压、降脂等作用。喝茶有益身体，但不要喝浓茶，饭后不要马上喝茶。

8. 注意居家卫生

居室首先要光照充足。阳光除了具有调节温度、湿度、清洁和净化空气、杀灭病菌等作用外，阳光中的紫外线还能促进人体吸收维生素D，从而促进肠道对钙的吸收。另外，居室要通风换气。一个人每小时需要20～30m^3的新鲜空气，一间15m^2居室或办公室的容积约有40.5m^3，只要有2个人，就需要每隔1h左右换1次气，才能保证室内空气新鲜，氧气充足。

9. 心理健康

古人曰："忧则伤身，乐则长寿"，精神情绪对人体健康和衰老起着关键性作用。现代人在心理上常处于紧张状态，工作担子重，精神压力大，持续的心理紧张和心理冲突会造成精神上的疲劳，使工作效率降低，免疫功能下降，容易发生疾病。值得注意的是，不良心理导致疾病，通常是一些无关紧要的情绪波动日积月累造成的结果。不愉快的心理情绪还影响免疫功能，削弱机体“免疫监视”的能力，易引起癌症或其他疾病。人体大约由60兆个细胞构成，其中每天有20多个细胞发生突变，免疫监视功能强的人，就能依靠自身的力量，将异常分裂的细胞吞噬掉，这样就能消除癌症的祸根；相反，免疫监视能力低下，突变的细胞生存下来，久而久之，癌症就发生了，足见保持心理健康的重要性。怎样才能保持心理健康呢？归纳起来3句话：知足常乐，助人为乐，自得其乐。只有这样才能做到天天好心情，健康生活每一天。

第四节 大学生科学锻炼及常见运动损伤处理

营养和运动都是维持和促进人体健康不可缺少的因素。良好的运动能力，离不开营养的合理供给。同时，运动也可以增强机体的代谢功能，促进血液循环，使营养物质更快地被输送到人体的各个组织。如果只注重运动而不补充合理的营养，则会影响机体的恢复和生长发育，危害健康；如果只重营养而不进行体育运动，摄入的营养不能很好地代谢、转换，会导致各种过多症或肥胖。因此，运动、营养与健康之间存在着相辅相成的关系。

一、体育锻炼的健身原则

体育锻炼是有目的地通过多次重复的身体练习，给人体各器官系统以一定生理负荷的刺激，使其在生理功能和形态结构等方面发生一系列适应性变化。人体这一积极性适应过程的效果和刺激的性质、强度、时间、数量等因素密切相关。因此，在体育锻炼过程中，应遵循锻炼的原则，以增强锻炼的科学性，减少盲目性，以利于获得最佳的锻炼效果。

（一）超负荷原则

超负荷原则是指运动训练的负荷应该超过以往的常量负荷或已适应了的负荷。研究表明：恢复的程度、恢复量的大小和时间等都取决于消耗过程的强度。在一定范围内，肌肉活动量越大，消耗过程越剧烈，随之而来的超量恢复过程越明显。在这个基础上，机体各器官系统的结构和功能的良好适应性也越明显，体质增强的效果也越显著。因此，超负荷原则是运动训练、健身锻炼、增强体质的基本原则之一。

（二）循序渐进原则

循序渐进原则是指体育锻炼必须按人体发展的规律和超量恢复的原理，在已有的锻炼基础上合理地逐渐提高要求，使身体锻炼获得更佳的效果。生理学研究表明，机体对刺激引起的反应到机能的适应是渐进增长的。大学生必须遵循人体机能活动规律，量力而行、循序渐进地参加体育运动，做到由简到繁、由易到难，运动负荷应由小到大，而不能急于求成，以免发生运动损伤和运动性疾病。

（三）持之以恒原则

参加体育运动必须持之以恒，使体育锻炼成为平常生活中的重要内容，而不是三天打鱼两天晒网。参加体育运动要有恒心，坚持下去才能收效。“用进废退”的道理告诉我们，要使机体强壮，就得合理使用。而且，必须经历一个“刺激—适应—再刺激—再适应”的生理过程。这个变化过程的重要条件在于体育锻炼的时间、强度和次数保持对身体内部刺激的衔接性和连续性。假如间隔时间长或中断体育运动过久，原来获得的锻炼效果就会消失。同时，体育锻炼对机体生理功能的影响并不是一朝一夕之事，而是天长日久的锻炼而逐渐获得的积累结果①。

（四）全面发展原则

人体是一个统一的有机整体，身体各部分的组织、器官、系统之间是相互联系、相互影响的。锻炼身体必须促进整个身体的全面发展。人在生命发展过程的各个阶段，对锻炼有不同的需求。在青少年阶段，贯彻全面发展的原则，主要是为他们身体正常发育打下全面发展的基础。每个人的锻炼时间和体力都是有限的，个人的兴趣爱好和身体条件也各不相同。为了全面发展身体，就应当有针对性地选择简单易行、富有实效的锻炼内容和方法，学会控制锻炼的负荷和强度，科学地进行锻炼。

（五）安全性原则

安全性原则是指在锻炼过程中注意保护自己，做到安全第一。其

①桂源海．大学生运动损伤的预防与处理研究[J]．体育时空，2015(4)：151-152.

主要内容包括:①每次锻炼前,做好充分的准备活动,克服内脏器官的生理惰性,预防运动损伤的发生。②锻炼时,运动和休息要适当交替进行,掌握运动密度,使运动负荷适宜,避免过度疲劳。③根据自己的身体状况、年龄及过去的运动史,区别对待选择项目进行锻炼,不要强求一致。④饭后或饥饿、疲劳时暂缓锻炼。生病刚愈不宜进行较大运动负荷的锻炼。⑤不要在雾中锻炼,雾中含有许多有毒物质。⑥对于不熟悉的水域,不要随便入水游泳或潜水,以免发生意外。

二、科学锻炼的构成

(一)运动的类型及其特点

1.有氧运动与无氧运动

运动是建立在能量与氧气消耗之上的。如运动中所耗的氧气,可通过呼吸、循环系统功能加强得到及时补充并达到平衡,这样的运动即称之为“有氧运动”,如中长跑、跳绳等。每周至少3次,每次至少20min,使呼吸心率加快。出汗的有氧锻炼,是近年积极推崇的健身形式。有的运动,如竞技体育中的短跑、短泳,短时间内消耗大量的氧,机体无法以加强呼吸得以解决,只好以无氧酵解途径提供代谢所需能量。而无氧酵解产生乳酸仍需有氧代谢方能分解。这类以快速、剧烈为特征,在体内欠下一笔“氧债”为代价的运动,称为无氧运动。无氧运动,多出现于比赛之中,少出现于健身之中。

2.耐力运动

耐力是指人体进行长时间肌肉工作的能力。中长跑、长距离游泳、自行车等以耐久为主的运动称为耐力运动。这类运动可增强心肺功能和机体有氧代谢,消耗体内多余的热量和脂肪,有利于控制体重和防治心血管疾病。

3.力量运动

力量运动是指肌肉工作时克服阻力的运动,包括投掷、举重、跳跃及健身、体形的训练。

4.速度运动

速度运动是指进行人体快速运动能力训练的项目,如短跑、短泳。它可以锻炼人的反应速度、动作速度和位移速度。

5. 灵敏运动

灵敏运动是指身体迅速变换姿势和动作的运动。它包括人体运动技能、速度、力量、耐力。在球类、击剑中表现尤为突出。

6. 柔韧运动

柔韧运动是指各关节大幅度活动和肌肉、结缔组织的伸展运动，它在体操、武术、技巧项目中尤为突出。

以增强体质为目的的健身运动，一般选择有氧运动、耐力运动，以增强心肺功能，促进新陈代谢。运动项目的选择，应以个人年龄、性别、健康状况、兴趣、场地为参考，选择1～2项并终生为伴，以获取最佳的身心状态。

（二）运动量的合理控制

体育运动，其量若未达到个体的生理负荷，仅以流于形式的“抬腿伸手、大气不喘”的锻炼，难以达到增强体质的目的；而运动量过大，超过身体的负担能力，又会造成过度疲劳，引起不良反应，影响健康。怎样知道运动量大小合适与否呢？体育锻炼中常见的监测运动量的方法有以下几种。

1. 测脉搏

我们常用心率来反映运动强度。心率一般都和身体的生理负担量成正比，负担量越大，脉搏频率越快。心率是反映身体机能状态的灵敏指标。通过测量锻炼前后心率的变化来掌握运动量的大小是比较科学的。体育锻炼时或锻炼结束后，立即测10s的心率和脉搏，一般健身者，心率最好不要超过25次/10s。脉搏次数过快，对提高身体的健康水平意义不大，而且运动量过大会增加心脏负担，可能会出现一些意外。即使是特殊需要，运动时心率也不要超过30次/10s。

2. 按年龄控制运动量

年龄与体育锻炼中的运动量有密切关系，随着年龄的增加，人体的运动能力逐渐下降，体育运动量也应随着减小，体育活动中常用“180－年龄”的值作为体育锻炼者的最高心率数值，即20岁的人在进行体育锻炼时，心率数不要超过160次/min，而60岁的人参加体育锻炼时的最高心率不要超过120次/min。

运动时最合适的心率为：220−年龄×80%。健康程度差或患有慢性病时，适度运动量以最适合心率来衡量：最适合心率＝170－年龄。

3.根据第二天晨脉调节运动量

晨脉是指每天早晨清醒后（不起床）的脉搏数。一般无特殊情况，每个人的晨脉是相对稳定的。如果体育锻炼后，第二天晨脉不变，说明身体状况良好或运动量合适；如果体育锻炼后，第二天的晨脉较以前增加5次/min以上，说明前一天的运动量偏大，应调整运动量；如果长期晨脉增加，或出现脉率不齐，则表示近期运动过度，应该减少运动量或调整运动时间、频度或强度，待晨脉恢复正常后，再进行体育锻炼。

4.主观感觉

体育锻炼与运动员的运动训练不同，其基本原则为锻炼时要轻松自如，并有一种满足感，这也是锻炼者进行运动量监测的一项主观指标。如果锻炼后有一种适宜的疲劳感，情绪饱满，睡眠、食欲良好，则说明运动量适合机体的机能状况；如果运动时气喘吁吁，呼吸困难，运动后极度疲劳，四肢沉重、全身酸痛、食量大减，第二天早晨还感到疲乏不堪，或者感到头晕，则说明运动量过大，需要及时调整。体育锻炼对身体机能是综合刺激，身体机能的反应也是多方面的，锻炼者可根据自身条件对身体机能进行综合评价。在衡量运动量大小是否合适时，把这两种衡量标准结合起来，既看客观标准，又看主观感觉，那就更可靠了。

（三）运动的营养补充

1.能量补充

能量主要由碳水化合物、蛋白质、脂肪供给。适宜的能量供应的分配比例约为碳水化合物:蛋白质:脂肪等于4:1:1。

碳水化合物在运动的营养补充中十分重要，复合型碳水化食物膳食（即60%～80%来自谷类、水果和蔬菜）能够将食物迅速地分解成葡萄糖，维持体内血糖浓度，不至于因大运动量引起血糖的降低而影响大脑和心脏的供氧状况；适量的糖是运动耗能的物质基础。但运动前大量吃糖，则会刺激胰岛素的分泌，引起短时间的低血糖，表现为心慌无力；胃内过多的糖使胃部不适，不仅不能提高耐力，反而影响平时运动水平地发挥。因此，运动前大量食糖是错误的。

因为食物中的脂肪并不能完全经过有氧化供能，它在氧化过程中还会产生酮体。脂肪氧化后的代谢物在体内积聚过多时，也会引起机体酸中毒，影响运动成绩，因此，要适当降低饮食中的脂肪含量。此外，蛋白质供能约占总能量的15%，当食物中蛋白质供应不足时，运动员就会消耗体内的蛋白质，使机体无法保持良好的机能状态，而食物中的蛋白质供应过多时，蛋白质分解产生较多的酸性物质，使血液酸度增加，肌肉容易疲劳，从而影响运动成绩。

2. 水分补充

正常成年人体内的水分占60%左右，并以游离态水和结合态水2种形式存在于细胞的内外。当机体失去体液的1/3时，会导致机体严重脱水，甚至威胁生命。参加体育锻炼时，由于出汗多，需要及时补充水分，不然会引起机体缺水，影响正常的生理机能活动，导致精神不振和疲劳。但是需要补充水分不等于要大量饮水，人体在运动中，随着出汗的增加就会出现缺水，这时应该及时进行补充，而不是等到运动结束后才进行补充。

剧烈运动中或运动后均不宜一次性大量饮水，是因为如果在运动中大量饮水，会使胃部膨胀，妨碍膈肌的活动，影响呼吸。大量饮水或饮料会使血液量增加，增加心脏、肾脏的负担，排出更多的水和盐。正确的做法是休息片刻，少量且多次饮水，每次饮水量在150～200mL，每20～30min补充1次，总饮水量不要超过600mL/h，而且要饮用接近于血浆渗透压的淡盐水或饮料，以保持体内水盐的平衡。

3. 无机盐和维生素补充

因为运动，机体代谢增强，一方面体内酸性产物增加，大量出汗导致无机盐的排出量增加；另一方面体内多种营养物质的消耗也随之增加。因此，在补水的同时，应注意无机盐和维生素的补充。只喝水不补盐并不解渴，这是因为运动时出汗多、丢盐多，血液中盐浓度下降不保水，则喝水多、汗也多，容易乏力。适当补充无机盐和维生素，不但可以调节体内酸碱平衡、电解质平衡，也可以减少酸性物质在体内的堆积。例如食用含钙成分多的蔬菜，补充乳酸钙、泛酸钙，从而中和机体在运动过程中所产生的酸性产物，也能避免机体对氯化钠的过多摄入；食用西瓜、橙子、西红柿等补充适当的钾，可以调节体温，改善运动员对高温的耐受力；适量补充锌、硒、铁；充分摄取维生素B、维生素C、维生素E，满足机体的需要。

（四）运动与疲劳

人体在运动之后，一般会产生疲劳。疲劳是一种生理现象。人体只有通过运动产生疲劳，才能出现身体机能的超量恢复。但是，疲劳的不断积累也可能造成身体的过度疲劳，后者会对机体产生不利影响。

1.疲劳产生的原因

（1）代谢产物堆积

运动过程中能量物质大量消耗的同时，体内的代谢产物也急剧增加，代谢产物的堆积可造成体内的代谢紊乱。在所有的代谢产物中，乳酸是造成身体疲劳的主要物质。乳酸是糖原在缺氧状态的分解产物，乳酸在体内的堆积可引起脑和肌肉工作能力的下降。此外，脂肪代谢产生的酮类，蛋白质代谢产生的氨类物质在体内的堆积都可以使身体疲劳。

（2）水盐代谢紊乱

运动中身体大量出汗而不注意补充水分或补水不科学，都可造成体内的水盐代谢紊乱，使血浆渗透压改变，引起细胞内外水平衡失调，造成身体机能下降。

（3）保护性抑制

人体的各种运动都是由大脑细胞发放神经冲动所支配的，神经细胞长时间兴奋，也会导致神经细胞的工作能力下降。为了避免进一步消耗，神经细胞会产生保护性抑制，因而造成整体工作能力下降。另外，大脑细胞对单调刺激更容易产生疲劳，所以在长跑等运动项目中，两腿周而复始地机械运动对大脑皮层的单条刺激，很容易使神经细胞产生保护性抑制。值得注意的是人感到疲劳时，就已经陷入了过度疲劳，因此，此时应该停止活动，恢复体力。一般而言，神经的疲劳先于肉体的疲劳。

2.疲劳的消除

健康的人，如果轻微的疲劳，休息片刻即可。但是像运动员一样，从事强体力活动的人要恢复体力时，应注意采取如下措施。

整理性活动。在运动后可采用一些整理性活动，例如一些小强度慢跑，伸展性练习、按摩等，对促进身体机能的恢复有明显的作用。足够的睡眠。运动后能源物质的大量消耗，身体机能明显下降，充分的休息是消除疲劳的重要手段。而休息的最佳手段是睡眠。因此，运动后要保证足够的睡眠，要比不运动时睡眠的时间更长。营养补充。运动中能量物质的消耗是疲劳产生的原因之一，因此，消除疲劳的前提是使消耗的能量物质能及时得到补充。不同的运动需要补充的能量不同。一般来讲，力量练习后补充蛋白质，耐力练习后补充淀粉，水果和蔬菜是各种运动之后都应及时补充的物质。

三、常见运动损伤及处理

大学生参加运动十分普遍，运动损伤也相当常见。严重损伤会影响大学生的健康和学习。只要我们掌握运动损伤发生的规律，就能最大限度地减少或避免运动损伤。运动损伤的预防比治疗更为重要。

（一）常见的运动损伤分类

体育运动中所发生的一切外伤，统称为运动损伤。其种类较多，损伤程度对运动能力的影响差异也大，预防的方法也不同。常见的运动损伤有以下分类。

按损伤组织是否有裂口，是否与空气相通，可分为开放性损伤与闭合性损伤。损伤组织有裂口，与空气相通，称为开放性损伤，如擦伤、撕裂伤等。损伤无裂口的称为闭合性损伤，如挫伤、肌肉损伤等。两者的急救处理和进一步治疗是不同的。

按病程可分为急性损伤和慢性损伤。除体育院校外，普通高校的学生都非专业运动员，急性运动损伤较为多见，而慢性运动损伤较少发生。按损伤组织划分，包括擦伤，肌肉、韧带的拉伤及断裂，关节扭伤，关节脱位、挫伤，撕裂伤，骨折等。大学生运动损伤经常发生在上肢和下肢部位的关节部分，尤以下肢部位的关节损伤较多，最为突出的是踝关节损伤。

按伤后影响运动能力的程度划分，分为轻度伤、中度伤、重度伤。伤后仍能进行教学、锻炼计划的称为“轻度伤”；不能进行教学、锻炼计划或需减少运动量的为“中度伤”；伤后完全不能参加运动的为“重度伤”。

（二）运动损伤的处理原则

运动损伤与其他原因致伤有所不同。其特点是轻伤多、重伤少；急性伤多、慢性伤少；闭合性伤多、开放性伤少；四肢损伤多、躯干头部损伤少；软组织损伤多、骨性损伤少。不同运动项目的损伤部位也有所不同。运动损伤的处理要注意“三不宜”。

1. 不宜随便搬弄伤肢

凡从高处摔下，在未弄清伤情之前，不宜随便搬动伤处。尤其头颈部损伤更要慎重。如伤者感到头颈部疼痛，有活动受限或失去知觉，应立即请医生处理。疑有骨折或关节脱位，不宜试图复位搬弄，以防伤处再伤或骨折端刺伤血管、神经及其他重要组织器官。

2. 不宜随便处理伤口

凡开放性伤，不论伤口大小、深浅或干净与否，均不宜自行处理，如用水冲洗、用纸或布片等擦拭伤口，或用红药水、紫药水或消炎粉之类处理伤口，应由医务人员处理。如伤口出血较多者，可立即用布条之类在伤口的近心端，离伤口不远处，捆扎压迫止血。

3. 不宜随便按摩或热敷伤处

一般来说，在受伤后24h内，不宜在伤处热敷或按摩。局部淤血或肿胀较为严重者，要48h后酌情处理。

（三）运动性病症

运动性病症，是指因机体对运动应激因素不适应或运动安排不当，导致机体各器官功能紊乱所出现的一类疾病或机能异常。如低血糖症、重力性休克运动性腹痛、肌肉痉挛等。

1. 低血糖症

（1）病因

正常状态下人体内血糖应维持在每100mL血液中80～120mg。当血糖低于50～60mg时，人体会出现饥饿感、极度疲乏、头晕、面色苍白、出冷汗，重者神志模糊、语言不清、四肢发抖，甚至昏迷。这一系列症状称为低血糖症。此症多发生于长跑、超长跑和长时间剧烈运动中。产生的原因主要是由于长时间剧烈运动，体内血糖大量消耗和减少，大脑皮层糖代谢的机制暂时紊乱。

（2）处理与预防

低血糖发生时，首先要平躺保暖，神志清醒者可给予喝浓糖水或吃少量食品，一般即可恢复。若昏迷，应该先抗休克，即点按人中、百会、涌泉穴,并迅速送医院处理。预防该症应注意患病未愈,空腹饥饿时或体质较差,不宜参加长时间的剧烈运动。在长时间的运动中,可准备一些含糖的饮料。

2.重力性休克

在疾跑后突停,使大脑突然供血不足引起一时知觉丧失,这种现象称为重力性休克。

(1)病因

跑步时,下肢肌肉交替地收缩与舒张挤压血管,有利于血液回流心脏。如果疾跑到了终点立即停下来,则下肢肌肉也停止挤压血管,加上地心引力的作用。血液聚集在下肢,使回心血液减少,导致脑部供血减少,引起面色苍白、口唇发绀、手足发凉、头晕甚至失去知觉等。一般在晕倒片刻后恢复知觉,清醒后精神不佳伴有头晕。

(2)处理和预防

平卧保暖,抗休克,掐点人中、百会穴,足略抬高。自小腿向大腿推摩,使血液回心。预防的最佳方法就是疾跑后继续慢跑并做深呼吸,切忌疾跑后突停。

3.运动性腹痛

运动性腹痛是运动过程中较为常见的一种症状,在中长跑、篮球、马拉松等项目中的发生率较高。其中部分疼痛查不出病因,而仅与运动训练及准备运动有关。一般而言,疼痛程度与运动量大小、运动强度成正比,休息后可缓解。

(1)病因

运动性腹痛常与肝脾淤血、呼吸肌痉挛、胃肠痉挛、腹部慢性病症等因素有关。例如,运动前大量饮水,使胃肠受机械性牵引引起腹痛;空腹锻炼,长时间大强度运动时,由于心脏功能差,心搏力量较弱,静脉血回心慢,使肝脾淤血引起腹痛。

运动性腹痛的部位一般与有关脏器的解剖位置相对应。胃肠痉挛引起的腹痛为钝痛、胀痛,严重时可为阵发性绞痛。胃痉挛时,腹痛多在上腹;肠痉挛时,腹痛多在脐部。呼吸肌痉挛引起的腹痛多在左右季肋部和下胸部。肝脾淤血所致的腹痛多为胀痛或牵引痛,肝痛在右季肋部,脾痛在左季肋部。

(2)处理与预防

一旦在运动中出现腹痛,首先做初步鉴别,如果属于运动性腹痛,应减慢运动速度、降低运动强度、调整呼吸与运动节奏、加深呼吸、用手按压疼痛部位、休息、口服含盐饮料等,一般疼痛即可缓解或减轻。如果疼痛仍不缓解,则需请医生诊治。

预防该症应注意坚持有规律的锻炼,遵循科学道理,循序渐进增加运动量。要合理膳食,饭后需过1h方可进行剧烈运动。运动前不可过饥、过饱、大量饮水。准备运动要充分,运动时注意呼吸与动作的协调,出汗多时,及时喝含盐饮料。对有慢性腹腔疾病者,需求医治疗。

4.肌肉痉挛

肌肉痉挛,俗称“抽筋”,是肌肉发生不自主的强直性收缩。运动中小腿腓肠肌最容易出现痉挛,其次是足底屈拇肌和屈趾肌。痉挛的肌肉僵硬、疼痛难忍,所涉及的关节暂时屈伸功能受限;痉挛缓解后,局部仍有酸痛不适感,且缓解后易再发。

(1)病因

突然的寒冷刺激、运动时大量出汗使体内水盐代谢失调,准备活动不充分使肌肉舒张不全,运动性肌肉微细损伤以及疲劳等因素都容易引起肌肉痉挛。

(2)处理

对于不严重的肌肉痉挛,只要向相反方向牵引痉挛的肌肉均可缓解。牵引时用力要均匀、缓慢,切忌粗暴,以免造成肌肉拉伤,如腓肠肌痉挛时,可伸直膝关节,同时用力将踝关节背伸;屈拇肌和屈趾肌痉挛时,可用力将足背和足趾背伸,同时可配合局部按摩。游泳中发生肌肉痉挛时,千万别惊慌,使自己浮于水面,立即呼救。在水中解除腓肠肌痉挛的方法:先深吸一口气,仰浮于水面,用患肢对侧的手握患肢脚趾,用力向身体方向拉,同时患侧手掌压住抽筋肢膝关节伸侧,帮助将膝关节伸直,待缓解后,上岸休息、保暖、局部按摩,但不可继续游泳。

(3)预防

坚持持久锻炼,提高机体耐寒能力,运动前认真做好准备活动。冬季锻炼时,注意保暖;夏季运动时,注意电解质的补充,如适量饮服含盐饮料。疲劳和饥饿时,不宜进行剧烈运动;游泳下水前,应先用冷水冲淋全身,使身体对寒冷有所适应;水温低时,游泳时间不宜过长。

四、运动损伤及处理

(一)闭合性软组织损伤的处理

闭合性软组织损伤包括关节、韧带的扭伤和肌肉的拉伤等。多在外力作用下,使关节发生超常范围的活动,造成关节内外侧副韧带损伤。关节出现疼痛、肿胀、皮下淤血、关节功能障碍等症状,其程度随损伤程度而加重。轻者发生韧带部分纤维断裂,重者则韧带纤维完全断裂,并引起关节脱位或半脱位,同时合并关节内滑膜和软骨损伤。在运动中较为常见。闭合性损伤急救可采用以下几项措施。

第一,停止运动。发生损伤之后应立即停止运动,坐下或躺下休息,将扭伤部位的衣物或鞋带松开。检查有无合并伤,在确定无严重的合并伤后,再进行下一步处理。

第二,固定。为避免受伤肢体受到更多损伤,要停止伤部活动,可以使用夹板、拐杖等工具固定受伤部位,或者用布条、绷带包裹、固定伤处。

第三,冷敷。伤后24h内,切忌立即按摩或热敷,以免加重出血。应用冷水或冰块冷敷15~30min,以减轻局部的肿胀和疼痛。用冰时,注意不要连续敷太久,以免造成组织损伤,时间宜持续15~20min,在24h内间隔冷敷3~5次。

第四,喷洒药物或热敷。在受伤24h后,可以开始在局部进行按摩、热敷、理疗、中草药外敷等,促进组织的新陈代谢,加速血肿与渗出液的吸收,活血散瘀,消肿止痛。

第五,抬高肢体。坚持睡觉时抬高受伤肢体一周左右,可以减少渗出与止血,缓解肿胀等症状。当损伤基本恢复后(一般在两周左右),应开始适当地进行力量练习和肌肉、韧带的伸展练习。

(二)开放性软组织损伤的处理

开放性软组织损伤指损伤部位有伤口与外界相通,容易引起出血和感染,因此首先要抢救危及生命的病症,如休克、大出血等。要及时止血,可采用指压止血法或绷带止血法,然后处理创口,对创口进行清洗、消毒和包扎，以防感染。小而表浅的伤口，一般先用生理盐水或凉开水（也可用自来水）等冲洗伤口，然后用消毒药水涂抹伤口，无须包扎；大面积、较深的严重擦伤或创口有异物的擦伤，应先用消毒镊子将异物取出，之后再进行清创、止血、消炎、包扎，或及时送医院进行缝合以及预防破伤风。

（三）关节脱位的紧急处理

因外力作用使关节面之间失去正常的连接关系，叫关节脱位，又称脱臼。关节脱位可分为全脱位和半脱位。主要症状是局部疼痛、压痛、肿胀，出现畸形，与健肢对比不对称，并失去很多正常功能。一旦发生关节脱位，应嘱病人保持安静，不要活动，更不可揉搓脱臼部位，用夹板或绷带固定伤肢，如果没有敷料，可将伤肢固定在自己的躯干或健肢上，尽快送医院进行检查和治疗。

第三章 大学生的行为习惯与生理健康

第一节 行为与健康概述

健康教育的目的是通过一系列教育与干预活动，鼓励人们采用和坚持符合健康要求的生活方式，改变不利于健康的行为和环境，从而提高健康水平和生活质量。

一、什么是人的行为

(一)行为的概念

人的行为(behavior)是指具有认知、思维、情感、意志等心理活动的人，对内外环境因素做出的能动反应，这种反应可能是外显的，能被他人直接观察到；也可能是内在的，不能被直接观察。内隐行为需要通过测量和观察外显行为间接了解。

行为有狭义、广义之分。狭义的行为通常仅指可以被人观察或测量记录的行为，广义的行为则还包括思想、意识、动机等不易被直接观察的一切生理心理活动。一般论及行为均指狭义的行为。简而言之，行为是有机体在外界环境刺激下所产生的生理、心理变化的反应。

人类的行为表现错综复杂，体现为同一个体在不同环境条件下行为表现不同，不同个体在相同环境条件下行为表现有所差异，即使同一个体在同样的环境条件下，由于其生理、心理等因素的影响，行为表现也不尽相同。然而，人类需要维持自身生存和种族延续，需要适应复杂的、变化的环境，其行为特征仍有一定的规律性①。

(二)行为的分类

人类的行为是人类为了维持个体的生存和种族的延续，在适应不断变化的复杂环境时所做出的反应。同一个体在不同环境下及不同个体在同一环境下所表现的行为反应是多种多样的。其表现主要由生物性和社会性共同决定，人类的生物性决定人的本能行为；人类的社会性

①陈选华. 大学生心理健康教育[M]. 合肥：中国科学技术大学出版社，2018.

决定人的社会行为。人类不同于其他动物,具有生物和社会双重属性,据此可将人类行为划分为本能行为和社会行为两大类。

1.人的本能行为

人的本能行为由人的生物属性所决定,是人的生物遗传信息作用的结果,而非后天习得,其行为特征主要是对环境的适应。得到公认的3个方面的本能行为有:①与基本生存有关的本能行为,如摄食行为和睡眠行为。②与种族保存有关的本能行为。③攻击与自我防御行为,表现为对外来威胁的反抗、妥协和逃避。这种本能行为广泛存在于低等动物乃至人类。值得一提的是,人类的本能行为已受到文化因素、心理因素、社会因素等的影响和制约,如饮食行为受到大脑认识活动的控制,定时进食和讲究营养。

2.人的社会行为

人类的社会性是人与动物最本质的区别,人类不仅能够适应环境,更能通过劳动改造和维护环境,包括自然环境和社会环境。在这种情况下,人类个体通过与他人的交往、模仿、学习、教育、工作等,形成了得到社会承认、符合社会道德准则、行为规范和价值观念的人类社会行为。社会性行为是通过社会化过程确立的。这些社会化行为的造就机构包括家庭、学校、大众媒介、单位与社会团体以及非正式群体。社会行为的涵盖面非常广,如职业技能、社会角色行为、娱乐行为等。

二、行为方式与健康的关系

人的行为既是健康状态的反映,同时又对人的健康产生巨大的影响。随着人类社会的进步与发展,可供人们保护和促进健康的资源越来越丰富,如抗生素的问世、各种疫苗的发现、医疗技术与设备的发展、卫生服务网络的建立等,为人类健康水平的提高奠定了坚实的基础。但这并不能有效地控制慢性非传染性疾病和医疗费用日益上升的趋势。这是因为,大量的流行病学研究证实,人类的行为、生活方式与大多数慢性非传染性疾病关系极为密切,改善行为可以预防这些疾病的发生并有利于疾病的治疗。美国加州大学及公共卫生局的专家通过对6828名成人进行为期五年半的随访观察,发现简单而基本的行为与人们的期望寿命和良好健康有显著的相关性。这些行为是每天正常规律的三餐,不吃零食;每天吃早餐;每周2~3次的适量运动;适量的睡眠

(每天7～8h);不吸烟;保持适当体重;不饮酒或少饮酒。

行为与生活方式不仅与退行性疾病有关,而且也是其他类型疾病的重要危险因素,如①传染性疾病:喝生水、吃不洁净食物可引起肠道传染病。②意外伤害:驾车不系安全带、酒后驾车均可增加意外伤害。③职业损伤:不遵守安全生产操作规程,经常不正确使用劳保用品,可引起职业损伤甚至职业病。

由此可见,人类身体的健康或生病通常由其自身的行为或行动所决定。也就是说,人们健康、文明的行为方式能够促进人的健康,愚昧和不良的行为方式则对人的健康有害。因此,培养人们健康、文明、科学的行为方式,对于人类的健康具有十分重要的意义。

三、健康相关行为

健康相关行为指的是个体或群体与健康和疾病有关的行为。按照行为对行为者自身和他人健康状况的影响,健康相关行为可分为促进健康行为和危害健康行为两种。

(一)促进健康行为

促进健康行为指朝向健康或被健康结果所强化的行为,客观上有益于个体与群体的健康。促进健康行为可分为5大类。

1.基本健康行为

指日常生活中一系列有益于健康的基本行为,如合理营养、平衡膳食、积极锻炼、适当的休息与适量睡眠等。

2.预警行为

它是指预防事故发生和事故发生以后正确处置的行为,如使用安全带,溺水、车祸、火灾等意外事故发生后的自救和他救即属此类促进健康行为。

3.保健行为

它是指正确、合理地利用卫生保健服务,以维护自身心身健康的行为,如定期身体检查,预防接种,发现患病后及时就诊、咨询、遵从医嘱、配合治疗、积极康复等。

4.避开环境危害

这里的环境危害是广义的,包括人们生活和工作的自然环境与心理社会环境中对健康有害的各种因素。主动地以积极或消极的方式避开这些环境危害也属于促进健康行为，如离开污染的环境、采取措施减轻环境污染、积极应对那些引起人们心理应激的紧张生活事件等都属此类行为。

5.戒除不良嗜好

不良嗜好指的是日常生活中对健康有危害的个人偏好，如吸烟、过度饮酒与滥用药品等。戒烟、适量饮酒与不滥用药品就属于戒除不良嗜好这类促进健康行为。

（二）危险健康行为

危险健康行为指的是偏离个人、他人乃至社会的健康期望，客观上不利于健康的行为。危险健康行为可分为4类。

1.不良生活方式与习惯

生活方式是指一系列日常活动的行为表现形式。生活方式一旦形成就有其动力定型，即行为者不必花费很多的心智体力，就会自然而然地做日常的活动。不良生活方式则是一组习以为常的、对健康有害的行为习惯，包括能导致各种成年期慢性退行性病变的生活方式，如吸烟，过度饮酒，缺乏运动锻炼，高盐、高脂饮食，不良进食习惯等。不良生活方式与肥胖、心血管系统疾病、早衰、癌症等的发生关系密切。

2.致病行为模式

致病行为模式是导致特异性疾病发生的行为模式，国内外研究较多的是A型行为模式和C型行为模式。A型行为模式是一种与冠心病密切相关的行为模式，其特征通常表现为雄心勃勃、争强好胜、富有竞争性和进取心。一般对工作十分投入，工作节奏快，有时间紧迫感。这种人警戒性和敌对意识较强，具有攻击性，对挑战通常是主动出击，而一旦受挫就容易恼怒。有研究表明，具有A型行为者冠心病的发生率、复发率和死亡率均显著高于非A型行为者。C型行为模式是一种与肿瘤发生有关的行为模式，其核心行为表现为情绪过分压抑和自我克制，爱生闷气。研究表明，C型行为者宫颈癌、胃癌、结肠癌、肝癌、恶性黑色素瘤的发生率高出其他人3倍左右。

3.不良疾病行为

疾病行为指个体从感知到自身生病的疾病康复全过程所表现出来

的一系列行为。不良疾病行为可能发生在上述过程的任何阶段，常见的行为表现形式有：疑病、恐惧、讳疾忌医、不及时就诊、不遵从医嘱甚至自暴自弃等。

4.违反社会法律、道德的危害健康行为

这些行为既直接危害行为者个人健康，又严重影响社会健康与正常的社会秩序。如吸毒可直接产生成瘾的行为，导致吸毒者身体的极度衰竭，静脉注射毒品，还可能感染乙型肝炎和艾滋病。

1998年，安徽医科大学对910名大学生进行危害健康行为调查表明，近期吸烟占35.5%、规律吸烟占12%、吸烟成瘾占7.8%；此外，还有6.9%的学生有过有害健康的体重控制行为；1.5%的学生报告曾尝试过违禁药品；14.3%的学生报告缺少体育活动。相似的结果在其他高校也有报道，说明在大学生群体中危险健康行为存在的客观事实，其结果不能不令人担忧。

众所周知，不良的生活习惯不是一朝一夕就能改变的，要靠在日常生活中通过具体的行为不断地去培养与改善。大学生已进入成人阶段，能分辨出自己的行为是否健康，应果断摒弃不良习惯，积极采纳对身体和社会有益的健康行为与生活方式。

第二节 吸烟、饮酒与健康

一、吸烟与健康

吸烟是一种能导致多种慢性、致死性疾病的不良行为。烟雾中所含的有害物质，可在几年甚至几十年里缓慢地破坏机体组织，引起慢性支气管炎、肺气肿、心脑血管疾病和肺癌等。当今，吸烟已成为严重威胁人类生命的社会问题。因此，控制吸烟是维护人类健康的一项非常重要的措施。

（一）烟草的历史及吸烟现状

1.烟草的历史

烟草是生长在南美洲的一种野生植物。1492年哥伦布发现新大陆后，将印第安人的烟草带入了欧洲，之后陆续流传到世界各地。1881年卷烟机在英国问世,吸烟率开始明显上升,20世纪60年代欧洲吸烟率达到了高峰,同时,人们也逐渐认识到烟草对人体广泛的毒理作用,并开始节制自己的行为。

2.吸烟现状

学生初次吸烟年龄的高峰处于高中阶段。这一学习阶段的学生辨别是非能力较差,有叛逆心理,容易因好奇和感觉生活无聊而开始吸烟。随着学生零用钱的增多,吸烟率也随之升高。大学生吸烟的主要动因依次为提神醒脑、交际应酬、模仿好奇和受人影响等。

(二)烟草的有害成分

烟草燃烧产生的烟雾中,主要的有害物质有尼古丁、一氧化碳和焦油等。尼古丁可使支气管纤毛丧失活力,甚至脱落,致使黏膜受损,使支气管易发生炎症和感染。尼古丁还可刺激中枢神经系统,使心率加快,血压上升,血管痉挛,血液循环受阻、使心脏负担加重。尼古丁最大的危害在于它的成瘾性。尼古丁的作用迅速,吸入烟雾中的尼古丁只需7.5s就可到达大脑,成为主要的成瘾源。

一氧化碳是一种无色无味的气体,可以使血液中碳氧血红蛋白浓度升高,破坏人体携氧能力,加剧缺氧,危害心血管系统。一氧化碳还可促进胆固醇储量增加,加速动脉粥样硬化。焦油是烟雾中一种棕黄色具黏性的树脂,可黏附在咽部和支气管的表面。焦油蓄积多年后可诱发异常细胞的生成,导致肺癌[①]。

(三)吸烟的危害

吸烟对肺的危害最为严重。烟中所含的焦油是一种棕黄色黏性树脂,沉积在吸烟者肺中,容易引起肺癌。据临床统计,肺癌患者中80%~85%是因吸烟引起的,而戒烟又使得肺癌的病死率下降。除去可怕的肺癌,吸烟者在吸烟的过程中,呼吸道黏膜会受到刺激而发生问题。如烟中的尼古丁进入人的支气管可对支气管的纤毛产生抑制和麻痹作用,严重的可使其丧失活力甚至脱落,导致支气管黏膜受损。香烟的有害物质还会改变支气管黏膜的渗透性,使黏液分泌增多,引起咳嗽、多痰、慢性气管炎、咽喉炎等症状。由于反复感染而使肺活量下降、

①万晟志.大学生亚健康状态与体质类型相关性研究[D].衡阳:南华大学,2014.

气短，发生肺气肿、肺纤维化、肺功能不全，继而发生肺源性心脏病等疾病。

吸烟增加癌症的发生概率。可以引起口腔癌、喉癌、唇癌、肺癌等许多种癌症。现代研究发现，吸烟还会增加膀胱癌发生的危险。美国在对16544位女性进行长达4年的跟踪研究后发现，吸烟女性比不吸烟女性患乳腺癌的机会要高出30%。

吸烟损害心脑血管。烟草中的一氧化碳是一种会干扰氧气交换利用的有毒气体，它与血红蛋白的亲和力比氧气与血红蛋白的亲和力强。吸烟会使得碳氧血红蛋白的浓度升高，影响红细胞输送氧气的功能，造成慢性氧气利用不够，进而影响中枢神经系统功能；同时促进胆固醇增多，加速动脉粥样硬化，影响心脑血管的健康。

吸烟影响孩子的健康，伤害未出世的胎儿。统计发现，母亲吸烟的胎儿出生后幼儿成长期及智力发育等方面均会受到影响。在癌症的发生方面，研究发现，母亲在怀孕期间吸烟或被动吸烟，胎儿出生后在儿童期间与没有被动吸烟的儿童相比，发生癌症的危险高1倍。家庭成员中有人吸烟，孩子的健康也会受到损害。有资料表明，父母一方吸烟，儿童患支气管炎和肺炎的危险性增加50%，此外还会增加孩子发生哮喘和中耳炎的可能。

吸烟对消化系统的影响不仅会使消化道肿瘤的发生概率增加，如口腔癌、肠癌等更加容易发生，不容易为人们所重视的胃炎、消化道溃疡的发生也与吸烟有着密切的关系。烟草里的有害成分会抑制消化腺分泌消化液，使胃肠道的消化功能减弱，消化道黏膜的抵抗力下降；同时，由于吸烟可以影响胃的排空能力，这样更容易患溃疡病。吸烟还会增加患胃炎的机会，烟草中的尼古丁会使胃黏膜下血管收缩、痉挛，使黏膜缺血、缺氧，胃黏膜血流量减少是破坏胃黏膜完整性、导致胃黏膜损伤的重要因素之一。尼古丁还可使幽门括约肌松弛，运动功能失调，胆汁反流。反流到胃内的胆汁能破坏胃黏膜的自我保护屏障，造成黏膜糜烂，导致炎症。吸烟还会促进胃酸分泌，在胃黏膜屏障被破坏的基础上，胃酸又加重了胃黏膜的损害。

吸烟造成社会损失。也许有人会认为“吸烟是国家一大税收”，其实，吸烟给社会带来的负担比它的税收贡献要大得多。因吸烟而引起的疾病所开支的医疗费以及劳动价值的损失远远高于烟的税收;此外,有1/4～1/3的火灾是由于吸烟不小心引起的。一个小小的烟头,就可将宝贵的森林资源化为灰烬,造成人民生命财产的巨大损失,人是世界上最宝贵的财产,生命是无价之宝,不能和金钱相提并论。

吸烟危害他人健康。我国现有烟民3亿多人,占世界总吸烟人数的1/4。据全国抽样调查,被动吸烟率高达39.7%,这样直接或间接受到烟草危害的人共有7亿之多。自觉养成不吸烟的个人卫生习惯,不仅有益于健康,而且也是一种高尚的公共卫生道德的体现。青少年正处于生长发育时期,呼吸道黏膜容易受损,吸烟的危害性更大。据调查,小于15岁开始吸烟的人,比不吸烟的人肺癌发病率高17倍。所以,我国中学生、大学生最好都不要吸烟。

(四)控烟与戒烟

1.控烟运动

20世纪50年代初,美国率先开展对烟草与肺癌的研究,1964年首次以官方的名义宣布“吸烟是健康的重要危害因素,急需采取相应行动”的政府工作报告后,引起美国社会的巨大反响,促使政府一系列控烟政策和举措的出台。如在香烟上印有“吸烟有害健康”的警句,禁止刊登香烟广告,设立反吸烟宣传基金的电视节目,通过禁止在各交通工具、餐馆、俱乐部、酒吧和一切工作场所吸烟的法案。

1993年通过严禁向18岁以下未成年人出售香烟法案。美国反吸烟运动的初步成效,促进了世界的反吸烟运动。世界卫生组织于1990年成立了“吸烟与健康规划署”,规定每年5月31日为“世界无烟日”。与此同时,欧盟也颁布了各种禁烟法规,运用烟草价格机制和广泛深入的健康教育,使人均烟草消费量逐渐减少。从20世纪70～80年代,英国、加拿大、瑞典、挪威、澳大利亚等国成年男性吸烟率以平均1%速度递减。而新加坡仅用10年时间就使得吸烟率从42%降至25%。可见,在健康文明的社会,吸烟不再是时髦的个人嗜好,而被视为一种危害公益的行为。

2.戒烟

尽管戒烟不易,但是终究有很多人戒了烟。美国癌症学会汇集了一些成功的经验,可供戒烟者选择。

患感冒或某些疾病时,常无吸烟的欲望,可以趁机把烟戒掉。一边想象自己在吸烟,一边想象一些令人作呕的事情。把自己应该戒烟的理由记录下来,时常翻阅,并尽量把更多的理由补充上去。千万别一整条地买烟,抽完一包再去买一包;身边不带烟,也别带火柴或打火机。经常换不同牌子的烟。新换的烟必须比原先的烟含更少的焦油和尼古丁。只是在单数或双数钟点时吸烟;每根烟卷只吸一半。每两口中只有一口真正吸进去。要对自己说:"我不想吸烟。"而不要说:"我戒烟了。"每当伸手取烟卷时都问一下自己:"我真需要这支烟吗?恐怕只是一种条件反射吧。"你极想吸烟时,做10次深呼吸,吸最后一口气时,擦燃一根火柴,缓缓地把气呼出,将火焰吹灭,把火柴捻在烟灰缸里(把它当作烟卷似的捻灭),立即转回身去工作。戒烟后多增加一些活动和体育锻炼。

最后,想一想吸烟时在烟雾中有多少毒素在损害你的肺、肾和血管;想一想吸烟使你口臭,连身上的衣服以至自己的家满是烟味;想一想你的烟瘾对亲人造成的损害,特别是对小孩的损害;扪心自问,你的健康对你自己和对你的至亲好友(所有爱你的人)是至关重要,还是无足轻重。

吸烟对人体健康的危害是一个缓慢的过程,通常许多人意识到问题的严重性为时已晚。大学时期尚为吸烟初级阶段,绝大多数人未成瘾,只要有决心,一定能戒掉这一不良行为,重新培养健康的生活方式。

3.预防

对吸烟危害的预防应采取综合性的措施,其中包括对群众的健康教育、立法和"治疗性"戒烟,而健康教育是这一综合措施的重要一环。对吸烟人群的健康教育要注意其吸烟的社会心理动机,这种动机不消除,教育的效果就不好。要使吸烟的人对吸烟危害有"恐惧感",必须造成一种"社会歧视"的吸烟环境。利用现代传媒、广告等宣传手段宣传吸烟的危害和戒烟的方法。开展禁烟宣传教育需要从小学开始,中学、大学阶段均不可放松,减轻学生的身心负担、丰富学生的文化生活、开展健康有益的业余活动是控烟运动的有效措施。

二、饮酒与健康

现今,无论是家庭还是社会上的一些活动,饮酒已成为一大时尚,逢年过节,亲友相聚,几乎都离不开酒。酒已经成为人们日常生活中不可缺少的饮品。

(一)适量饮酒与健康

红酒是以葡萄为原料的葡萄酒,是一种营养丰富的饮料。它含有人体维持生命活动所需的3大营养素:维生素、糖及蛋白质。在酒类饮料中,它所含的矿物质亦较高,而它丰富的铁元素和维生素B_{12}能治贫血。红酒的酸碱度与胃液的酸碱度相近,可以促进消化、增加食欲、降低血脂、软化血管,对于预防多种疾病都有一定的作用。

啤酒也是营养丰富的饮料。它含有17种氨基酸,其中8种是人体所需的。此外还有维生素C、维生素B、维生素Br、维生素Bg、烟酸等。维生素B族及啤酒花浸出物可增加食欲,帮助消化和利尿消肿;烟酸则有软化血管、降低血压、改善血液循环的作用,可预防动脉硬化;糖分则能提供大量热能;大量的二氧化碳可清热解暑、生津止渴。最重要的是,它是所有酒类饮料中含酒精度最低的。

目前,关于饮酒对健康的影响有许多研究,但结果并不完全一致。不过,许多流行病学家和临床医学家认为,少量有规律地饮酒有益于健康。

(二)过度饮酒对健康的危害

尽管适量饮酒有助于健康,但是,事物有它的两面性,长期大量饮酒或过度饮酒会给自身健康及社会家庭带来不良后果。

酒的化学成分为乙醇,它在体内可直接被胃肠黏膜吸收而进入血液,饮酒后1~1.5h血液中的酒精浓度达到最高峰。酒精的绝大部分在肝脏内氧化分解变成醋酸,最后在各组织细胞内进一步氧化分解为二氧化碳和水,另一少部分经过尿液、呼吸和汗腺排出。但肝脏处理酒精的速度是有限的,每小时能处理6~7g,所以,过度饮酒会增加肝脏的负担,造成体内酒精蓄积,直接影响身体器官引起一系列损伤。

1.对肝脏的损害

酒精对肝脏的损害最为明显,酒精进入人体首先经胃肠道吸收进入血液,然后在肝脏氧化并解毒,将其转化为醋酸经代谢后排出体外。过多饮酒必然加重肝脏的负担,长期饮酒可诱发肝硬化,甚至肝癌,尤其是已经患有各种肝病者,由于肝脏功能下降,不能承受过重的负担,更容易使肝病加重。所以，患有各种肝病者尤其不宜饮酒。

2.对大脑的损伤

酒精最主要的作用是抑制大脑的最高级功能，酒精不是中枢神经系统的兴奋剂，而是一种抑制剂，其作用与镇静药及全身麻醉药相类似，只是酒精的麻醉前期很长。酒精首先抑制中枢神经系统的理智部分，所以饮酒者首先表现为粗鲁、冲动、话多，这是酒精中毒的第一期，即兴奋期。酒精进一步抑制大脑的功能就会使动作笨拙、步态不稳、语无伦次等，这是酒精中毒的第二期，即共济失调期。如果进入体内的酒精继续增加，就会使饮酒者进入昏睡期，表现为昏睡不醒、面色苍白、瞳孔放大、大小便失禁，甚至昏迷；大脑皮质进一步被抑制，甚至皮质下的中枢也受到抑制，严重者可能出现呼吸抑制，导致死亡。长期饮酒还可以引起慢性酒精中毒，表现为记忆力减退，判断和理解能力降低，有的还出现手、舌震颤，甚至出现精神症状。

3.对胃肠的损伤

酒进入胃后，首先被胃肠黏膜吸收，使胃部黏膜充血，抑制消化功能，使胃黏膜的保护功能降低，容易引起消化功能下降。长期饮酒可引起消化系统的炎症或溃疡，严重者可能导致溃疡穿孔或胃出血。

4.对心血管系统的损伤

酒精能麻痹血管运动中枢，使血管扩张，从而增加外周血循环量，加重心脏负担，甚至引起高血压、充血性心力衰竭、心律失常等疾病。此外，过度饮酒还可使心肌纤维变性而失去弹性，心脏扩大，胆固醇升高，导致动脉粥样硬化与冠心病的发生。

5.危害社会安全

酒精对中枢神经系统的作用表现是先兴奋后抑制，酒精中毒者通常先是兴奋、有欣慰感，后则出现口齿不清、动作不协调，甚至酩酊大醉。酒精会破坏肌肉的协调，使神经反应迟缓、注意力不集中，这时最容易发生事故，对生命安全带来影响。许多案件及交通事故都与饮酒过量有关。据统计，世界上1/3以上的交通事故与过度饮酒及酒后驾车有关。

6.造成身体中营养失调和引起多种维生素缺乏症

酒精中不含营养素，经常饮酒者会食欲下降，进食减少，势必造成多种营养素的缺乏，特别是B族维生素的缺乏，还影响叶酸的吸收。在我国，过度饮酒是危害健康的重要因素之一，每逢节假日，急性酒精中毒增加，因过度饮酒导致的猝死情况也时有发生。因此，应加强过度饮酒有害健康的教育。

（三）健康饮酒六原则

1.酒不与咖啡同饮

酒精伤身，咖啡因具有兴奋、提神和健胃的作用，若过量亦可造成中毒。如果酒精与咖啡同饮，犹如火上浇油，可加重对大脑的伤害，并刺激血管扩张，加快血液循环，增加心血管负担，造成的危害比单纯喝酒要多很多倍，甚至更容易危及生命。

2.感冒时不喝酒

感冒者喝酒会加重病情。因为感冒病人，尤其是严重者大多伴有发热症状，此时通常要服用退烧药，一般多是对乙酰氨基酚。一旦饮用了白酒、烈性酒，两者产生的代谢物对肝脏将产生严重损害，直到完全坏死。

3.肝病患者应禁酒

急性肝炎、脂肪肝、肝硬化、肝病伴有糖尿病的人应绝对禁酒，包括啤酒。肝炎恢复期和慢性迁延性肝炎，在肝功能基本正常的情况下，可酌量饮用啤酒，因为啤酒有促进消化液分泌、增进食欲的作用，同时啤酒里还含有多种氨基酸和维生素B族，但一般一天不要超过0.5L。

4.酒后不宜喝茶

酒后饮茶不是好习惯。因为人喝酒后80%的酒精由肝脏将其逐渐分解成水和二氧化碳并排出体外，从而起到解酒的作用。这种分解作用一般需2～4h，如果酒后立即饮茶，会使酒中的乙醛通过肾脏迅速排出体外，而使肾脏受到损伤，从而降低肾脏功能。同时，过多饮茶，摄入水量过多，也会增加心脏和肾脏的负担，对于患有高血压、心绞痛的冠心病患者更为不利。所以，酒后以吃点梨、西瓜之类的水果为宜。

5.酒后不宜吃药

酒类都含有不同程度的酒精，有上百种药物在酒后服用，可以增加毒副作用。如酒后服呋喃唑酮、帕吉林等药，就会出现心律失常、血压升高等反应；又如酒后服镇静药、催眠药、抗癫痫药、抗过敏药、降压药等，一方面可增加对大脑的抑制效应，而另一方面又使药力陡增，超过人体正常耐受量，致使发生危险。特别是年老体弱或患有心、肝、肾疾病的人更应避免酒后服药。

6.过量饮酒后勿看电视

饮酒使眼睛充血，若饮酒过多，酒中的有害成分则对眼睛有较重的损伤，能使视神经萎缩，严重的甚至可导致失明。看电视可使视力衰退，而饮酒又损害视神经，两者同时进行，等于火上浇油，对视力大有损伤。因此，饮酒后切勿急于看电视。

第三节 用脑卫生与健康

众所周知，脑是人体高级神经活动的中枢，思维的器官。科学用脑，也是通常所说的用脑卫生，指根据大脑的生理特点和运动规律，科学地使用大脑，保证大脑健康，使大脑细胞运转灵活，保持大脑的最佳状态，发挥更大的潜力。

一、大脑皮质功能活动特点

科学家研究证实，思维活动的场所在人脑的大脑皮质。把人的大脑打开，我们会发现许多沟沟坎坎，非常不平整，而大多数动物大脑表面沟坎要少得多。从进化的观点看，沟回的出现是动物高度发展的标志。随着动物的不断进化，脑分化发展得越来越精细、结构越发复杂，这就为脑细胞大量容纳、处理信息创造了物质条件。大脑皮质工作有下述特点。

（一）优势法则

当我们听课、看书、看电视引起兴趣时，大脑皮质的相应区域形成优势兴奋灶，表现为注意力高度集中。优势兴奋灶可以将大脑皮质其他区域的兴奋性吸引过来，加强自己的兴奋度，同时使其他部位呈抑制状态。它具有良好的应激功能，条件反射容易形成，工作能力强、效率高，不容易受其他异刺激的干扰。

（二）始动调节

大脑皮质开始工作时，能力较低，然后逐渐提高。这是因为神经细胞本身的功能启动及神经系统对其他器官、系统的功能调节需要一定时间；同时在工作开始后一段时间内，因工作而增加了功能损耗会引起恢复过程加强，故工作能力逐渐上升，这种现象在每学日、学周、学年开始时都应予以重视，学习难度应从易到难，数量应从少到多。

（三）动力定型

我们不难发现，军人做事效率极高，其奥妙之一便是经过训练与培养做某事的连贯动作在按照一定顺序不变的重复多次后，大脑皮质的兴奋和抑制过程在空间和时间上的关系已经固定下来，这就是动力定型。此时，神经通路变得更通畅、条件反射的出现越来越恒定和精确，而且时间本身和前面的一种活动都成为条件刺激，使神经细胞能以最经济的损耗收到最高的工作效率，达到“自动化”的程度，同时身体不易疲劳，这就是人们常说的“熟能生巧”。

（四）镶嵌式活动

整个大脑皮质约有140亿个神经细胞，在进行某项活动时，只有相应部分处于工作状态，其他部分则处于休息状态。由于脑皮质功能定位不同，随着工作性质不同，兴奋区和抑制区、工作区和休息区不断轮换，新的镶嵌形式不断形成。因此，不同性质的课程轮换，脑力与体力活动交替，就可以使大脑皮质较长时间保持工作能力，这是减少疲劳，提高效率的有效措施。

（五）保护性抑制

任何活动都伴随着大脑皮质功能的损耗。开始时，由于损耗过程开始而引起恢复过程加强，继续下去，损耗便超越恢复，当发展到神经细胞的损耗超过功能限度时，皮质即进入抑制状态，此时神经细胞功能活性暂时降低，大脑皮质处于休息状态以防止进一步的功能损耗，因此，它起着保护大脑免于陷入功能衰竭的作用，疲劳和正常睡眠都是保护性抑制。这就是为什么当我们在长时间的紧张学习后会导致疲劳的缘故。由此可见，在长时间学习中出现注意力不集中、头昏脑涨、瞌睡、失眠等现象时，应及时休息、充足睡眠、积极的体育锻炼有利于恢复大脑皮质的工作能力[①]。

二、用脑卫生的方法

科学用脑主要应当注意以下几个方面。

(一)充分利用最佳时间

为了在有限的条件下取得最佳的学习效果,应合理而科学地利用最佳时间,在人的生理功能旺盛、精力充沛的时候,从事最重要、最紧张的学习劳动。由于每个人在一天当中的体内新陈代谢状况和大脑机能状况不同,其最佳时间也因人而异。科学家发现人的生命活动都具有一定的节律,又称"生物钟"现象。生命活动,如体力、智力、情绪等都有一个波动变化的周期,学习过程也是如此。当然这种生物节律每个人并不完全相同,即使对同一个人来说,这种节律也不是一成不变的,可以被调节与改变。如果每个人掌握并利用好自己的生物节律,能大大地提高工作效率。科学家根据人体生理活动周期性变化的大脑的工作状态和规律,把人的学习状况分为3类。

1."百灵鸟型"

这种类型的人学习最佳时间通常是在白天,尤其是在上午这段时间的学习效率最高。这类人一般早睡早起,在清晨和上午精神焕发,精力充沛,大脑细胞活跃,记忆力和创造效率较高,且随着时间的推移到上午9时至下午1时,达到第一个学习兴奋高峰,下午4时至6时达到第二个学习兴奋高峰。而到了晚上,大脑的工作效率就明显降低。

2."猫头鹰型"

这种类型的人习惯晚睡晚起。通常早上情绪较为低落,精神状态不佳,但到了下午,就开始逐渐精神起来。每当夜幕降临,大脑细胞即转入兴奋状态,表现为精力集中,思维活跃,学习工作效率较高。到了夜深人静的时候,大脑细胞异常活跃,精力充沛,注意力更为专注,学习效率很高。

3.混合型

这种类型的人全天用脑效率都差不多,较容易适应生活环境和作息制度,不论何时何地,经过充分休息后,脑细胞便会很快兴奋起来,在

---

①吴经纬. 大学生健康教育[M]. 西安:西安电子科技大学出版社,2016.

任何时候都能适应学习环境，达到学习创新高峰。由于大学生的学习活动主要是在白天进行，因此应提倡把学习的最佳时间调整到白天。为了保证白天充足的体力和精力，晚上不宜睡得太晚。同时，应恰当地安排好各种活动的时间，以便集中精力，发挥大脑的思维效率。

然而，科学用脑不仅要遵循大脑活动的生理规律，也要顾及社会活动规律。大学的作息制度是集体生活中的一个重要内容，同学们应当养成正确用脑的良好习惯。如果片面强调自己属“猫头鹰型”而延迟晚上熄灯时间，不仅与集体生活的节奏相悖，而且会因夜间大脑高度兴奋而失眠，影响第二天的课堂学习，对此应当进行调整。另外，还有一些同学看书时间过长，明明是疲乏至极，书中的字句在脑海中纷飞乱舞，但仍硬着头皮“读”下去，这就显然不符合用脑卫生。用脑活动应该在情绪高涨、精神愉快、脑细胞兴奋的状态下进行。如果在体乏力竭、脑细胞出现保护性抑制时，仍然强忍“悬梁刺股”，以刺激脑神经，虽然精神是可嘉的，但效率不高，还会导致学习疲劳，故不宜提倡。

（二）有效调整大脑兴奋中心

研究证明，大脑皮层细胞的生理活动是有一定规律的，即大脑皮质的兴奋和抑制是交互转换的。所谓大脑细胞兴奋就是指处于“工作”状态，伴随有能量的消耗。而在能量的消耗过程中，又致使大脑皮层细胞从兴奋开始转为抑制状态。此时，大脑处于“休息”状态，进行能量的补充和储备，为下一个兴奋做准备。生理学把这种大脑皮层细胞的兴奋和抑制转换过程称为“诱导”。生理心理学研究还发现，大脑中同时存在时间性诱导和空间性诱导两种现象。从时间性来看，两者可同时发生在一个神经元内，先后互相加强。从空间性来看，两者又发生在中枢神经中的不同部位，相互转化，彼此加强。

根据大脑皮层细胞的活动规律，学生们在学习中应合理调整大脑的兴奋中心，避免头脑活动过多地偏于某一区造成过度疲劳，或对其他区域的活动产生抑制，从而更好地发挥脑的整体机能。大学的学习方式多种多样，有时需要认真听讲，有时需要反复看书，有时需要做习题，有时需要做实验等。可在现有的条件之下，因地因时制宜地变换学习内容，以避免大脑的单一性活动，改换大脑重点活动的区域，从而使大脑细胞活动均衡，学习的效率会明显提高。比如有的学生看书时，交替学习文理科课程,这样的做法使大脑皮层中的兴奋灶从一个区域转移到另一个区域,不仅可以减轻疲劳,还能使得两科的学习互相促进。

(三)合理调节学习情绪波动

一位同学这样自述:“我是一个上进心很强的人,总希望自己在各方面都比别人强。当我看到班上有的同学成绩比我好时,心里就不服气,并下决心要超过他们。刚开始情绪很高,学习劲头很大,整天埋头学习。但没过几天,又觉得学习很烦闷,提不起精神来。”这就是学生中普遍存在的学习情绪波动问题,也是影响大学生学习的主要因素之一。因此,应学会合理调节自己的学习情绪波动。

1.学会以理智控制情绪

理智可以使人保持心理稳定、头脑清醒,以正确的态度科学地分析周围发生的事情,以平静的心境冷静、客观地对待生活中的矛盾。即使在逆境中,也能让自己的情绪始终处于适度的良性状态,不会因为在学习中遇到困难而焦虑重重,也不会因一时的挫折而灰心丧气。

2.坚持循序渐进,克服学习情绪波动

学习情绪波动通常是由于急于达到预期目标,却没想到欲速则不达,于是情绪又一落千丈。大学生精力旺盛,热情高涨,渴望很快“出人头地”,这种心情是可以理解的。但学习是一个持久的过程,想在很短的时间内很快提高学习成绩,通常是不现实的。学习情绪波动通常还由于缺乏一个“习惯化”的过程。新学期开始,同学们学习劲头通常很高,决心、计划、措施通常应运而生。但是决心、计划、措施只有“习惯化”才能产生效果。同学们在日常学习中,可以不失时机地总结自己的点滴进步,发现自己的不足之处,采取有效地自我监督措施,克服学习情绪波动,努力培养良好的学习习惯。

3.锻炼坚强的意志品质

学生学习情绪的波动无不与缺乏意志有关。人的意志总是在一定的行动中表现出来的。在一定条件下,一个人的意志越坚强,就越能克服更大更多的困难。当一个人确定了前进的目标,并向这个目标奋进的过程中,总会遇到各种各样的困难。但众多的困难归结起来,不外乎两种:一是来自外部的困难,亦叫作客观困难;二是来自内部的困难,亦叫作主观困难。这些困难阻碍着我们目标的实现,影响了活动的顺利进行。只有意志坚强的人，才能克服困难，取得成功。因此，在学习活动中，要利用一切机会和环境培养自己良好的意志品质，必须通过具体的学习及攻克学习上的各种难关来培养自己的恒心。在学习活动中，我们要经常给自己设置一些难题，通过不断地克服困难、战胜自己，使自己的意志日益坚强起来。

（四）劳逸结合，爱脑护脑

长时间地用脑，使大脑在劳动时因大量消耗能量产生乳酸，乳酸将对大脑产生一种抑制作用，这是大脑的一种自我保护性反应。疲劳战术学习尽管用了大量时间去辗转反复，但通常收效甚微。因此，应注意大脑的劳逸结合。

1.避免连续过长时间学习

大脑的兴奋与抑制交替进行才能保持良好的运作状态，学习时间安排过紧过密，很容易使大脑产生疲劳，造成心理高度紧张，学习效率由此下降，甚至造成神经衰弱。因此学习时间并非越长越好，应注意劳逸结合，张弛有度。一般来说，大学生每次学习1h左右就应停下来休息调节一下。

2.保持充足的睡眠，消除学习疲劳

在睡眠状态中，机体可以补充肌肉细胞、神经系统消耗的能量，排除在学习过程中机体内所产生的废物，对脑功能的恢复、记忆的巩固等都具有重要的作用。睡眠是保证学习精力的必要条件，酣睡醒来，头脑清晰，精神振奋，疲劳消除。一般来说，大学生每天的睡眠时间应保证7～8h，但个体间也存在着一些差异。有的同学学习至深夜已头晕目眩，还继续坚持，甚至用冷水洗脸、冲头等办法勉强维持大脑的兴奋性，不仅学习效果不好，还容易引起失眠和神经衰弱。

3.学会科学的休息方法

如何使大脑获得真正的休息与放松以消除脑力劳动的疲劳，也是一门学问。大学生应该学会科学的休息方法。一般而言，脑力劳动者最好采用活动休息的方式，即在一定的脑力耗费之后，做一些不大剧烈的活动（如散步、慢跑、打羽毛球等），切忌进行过分剧烈的体育活动，这样不但不能消除脑力疲劳，反而又加上了体力疲劳，使人很难完全恢复。另外，在进行某种脑力劳动之后，可以采用“换脑筋”的方式，看一点儿与刚看过的内容截然不同的东西，或者看一些消遣性的书籍、听听音乐等，都有助于消除大脑的疲劳。

4.适当开展文体活动，提高大脑工作效率

优美的音乐及文娱活动具有心理保健作用，可以启发想象力、创造力，促进智力发展，体育锻炼可以促进新陈代谢，改善大脑机能，使身体各机能系统得到锻炼和增强，它使消化系统能供应脑力劳动所需要的足够的养分，使呼吸系统供应足够的氧气，使血液循环系统将这些养分、氧气运送到大脑各部位，并及时把废料、废气运走，因而振奋了精神，充沛了精力，消除了大脑疲劳。同时，体育活动使神经系统得到了相应的锻炼，其活动的准确性、灵活性也相应得到提高，从而提高了学习效率。体育锻炼使机体免疫系统更好地发挥功能，保护机体不受疾病侵害，保障了学习活动的正常进行。最后，在运动中，大脑皮层的运动区域紧张地工作，因而使其他区域得到了相应的休息。

5.注意大脑的营养

青少年时期正是身体生长发育的阶段，保证充足的营养供应是使大脑得以健康发育，充分发挥其功能的物质基础。因此，一日三餐既要吃饱，又要吃好，要合理搭配，使得营养全面、充足。有的同学习惯于不吃早饭，这是很不好的习惯。因为大脑只能通过血糖获取能量，早饭吃饱吃好，对维持血糖水平是很重要的，是高效地完成上午学习任务的物质保证。总之，科学用脑是大学生求学、成才的基本功，也是将来事业成功的重要环节。只有我们学会科学用脑，才能充分发挥大脑功能，充分发挥学习潜能，从而更有效地进行学习。

第四章 大学生的体育运动与生理健康

第一节 体育运动对健康的作用

一、运动与生理健康的关系

在当今现实生活中，高科技产品更多地进入了人们的工作环境和家庭生活中，与上几代人相比，我们大约可少消耗1/3的体力，加之休闲时光和娱乐方式已经被电子游戏机、电脑、电视、VCD、网上生活所占据，人们就更缺乏应有的体育锻炼。随着现代文明程度的不断提高，缺乏体力劳动和体育运动的现象日益严重。生活方式和工作方式的改变，使人们的健康受到更大威胁。首先，缺乏运动可使人体新陈代谢功能下降，此类人患肥胖症、糖尿病、高血压、脑中风、心脏病的可能性要比坚持合理运动的人高5～8倍；心脏功能要早衰10年以上；动脉硬化、肾病、胆石症、骨质疏松症、癌症、抑郁症的发病率也明显升高。一项医学研究表明，常年采用静坐体位生活和工作的人，其死亡率明显高于保持运动的人。身体总是保持相对静止状态对健康的危害，相当于每天吸一包烟。作为明智的现代人，如果意识到自己缺乏相应的运动量，就应给自己加一项任务——每天抽出30～60min时间，用来进行适合于自身的体育运动。如果一个人想要健康、精力充沛地生活和工作，想要推迟衰老、延长寿命，想要充分享受生命，那么就要在自己的每日生活中，加入运动这项任务。

国外科学家经多年研究指出，运动与健康是息息相关的，并列举了13条运动与健康的关系。

第一，运动可改善心血管系统，降低血液中低密度脂蛋白含量，减少罹患冠状动脉阻塞的心脏疾病。

第二，运动可降低肥胖的程度，据估计，如果能将与肥胖有关的死亡加以预防，人类可以增加7年的寿命。

第三，背痛造成活动困难，使身体机能退化，背痛导致支撑脊椎的肌力衰退或组织失去弹性,适当的肌力训练和运动可以有效改善或预防背痛,增进身体活动能力。

第四,慢性疲劳除了和疾病有关外,也会由于缺乏运动而导致肌肉组织流失,使肌力减低,无法有效地开展日常生活和工作。

第五,随着生活、工作高度工业化,使人们缺少运动,容易引发一些疾病如冠心病、高血压、下背痛、肥胖以及关节病变等。

第六,现代生活的快节奏造成的巨大压力容易导致焦虑,影响人们的精神健康。

第七,运动不足,使儿童体质越来越衰弱,使协调感、平衡感、空间感每况愈下,社会活动力也因此降低。

第八,运动可以控制体重,体重过重是引起如冠心病、高血压、糖尿病、关节病变的导因。

第九,运动让人感觉美好,心情愉快,更能迎接每天的挑战。运动可增强适应能力,让工作效率提高,增加收入,改善生活品质。

第十,睡眠的质量可因为运动而更好,良好的睡眠是健康的基础。

第十一,运动可有效地解除工作的紧张和压力。

第十二,体能良好者能享有独立自主的晚年生活,大幅降低晚年日常生活的依赖性。

第十三,晚年阶段体能维持好者,能远离病痛、维持健康,可以避免长年病卧床褥,有尊严地走完生命的旅程,享受晚年的生活品质。

二、运动对于大学生心理健康的作用

运动心理学研究证明,各项体育活动都需要以较高的自我控制能力、坚定的信心、勇敢果断和坚忍刚毅的意志等心理品质为基础。因此,有针对性地进行体育锻炼,对培养健全性格有特殊的功效。假如你觉得自己不合群,不习惯与同伴交往,那你就选择足球、篮球、排球以及接力跑、拔河等集体项目进行锻炼,这些锻炼可帮助你逐步改变孤僻的性格,适应与同伴的交往。假如你胆子小,做事怕风险,容易脸红,怕难为情,那就应多参加游泳、溜冰、滑雪、拳击、摔跤、单双杠、跳马、跳箱、平衡木等项活动,这些运动要求人不断克服害羞、怕跌跤等各种胆怯心理,以勇敢无畏的精神去越过障碍,战胜困难,经过一个时期的锻炼,你的胆子定然会变大，处事也会老练起来。

如果有学生办事犹豫不决、不够果断，那就多参加乒乓球、网球、羽毛球、拳击、摩托、跨栏、跳高、跳远等体育活动，进行这些项目的活动，任何犹豫、徘徊都会延误时机、遭到失败，长期锻炼能帮助你增强果断的个性。如果你发现自己遇事容易急躁、冲动，那就应多参加下棋、打太极拳、慢跑、长距离步行、游泳、骑自行车、射击等运动，这些运动能调节神经活动，增强自我控制能力，稳定情绪，使急躁、冲动的弱点得到改进。如果你做事总是担心完不成任务，那就得选择一些如跳绳、俯卧撑、广播操、跑步等项目进行锻炼，坚持锻炼一段时期后，信心就能逐步得到增强。若你遇到重要的事情容易紧张、失常，那你就应多参加公开激烈的体育比赛，特别是足球、篮球、排球比赛。面对紧张激烈的比赛，只有冷静沉着才能取得优胜。经常在这种场合进行锻炼，遇事就不会过分紧张，更不会惊慌失措。

假如大学生发觉自己有好逞强、易自负的问题，就可选择难度较大、动作较复杂的技巧性项目如跳水、体操、马拉松、艺术体操等进行锻炼，也可找一些水平超过自己的对手下棋、打乒乓球或羽毛球，并不断提醒自己“山外有山”，万万不能自负或骄傲。要想使体育锻炼达到心理转化的目的，锻炼必须有一定的强度、质量和时间要求。每次锻炼时间要在30min左右，运动量应从小到大、循序渐进，3个月为1个周期，进行2个周期以上才能有效。要注意运动的适应证和禁忌证，还要注意防止发生意外事故。

第二节 科学安排运动锻炼的基本原则

一、体育锻炼的一般原则

体育锻炼方法虽然简单易学，但想要科学地安排，提高锻炼效果，避免伤病事故，就必须遵循体育锻炼的基本原则。

（一）循序渐进原则

体育锻炼的循序渐进原则是指在学习体育技能和安排运动量时，要由小到大、由易到难、由简到繁，逐步进行。不少体育爱好者在开始进行体育锻炼时,兴趣很高,活动量也很大,但坚持不了几天,就失去锻炼热情,还会出现各种不良反应。产生这种现象的原因可能有以下几种:开始活动量大,机体无法很快适应,身体疲劳反应也大,锻炼者受不了这么大的“苦”而放弃体育锻炼;对体育锻炼的期望值过高,认为只要进行体育锻炼就会立竿见影,结果锻炼几天后,未见身体机能有明显变化,因而对体育锻炼大失所望;开始体育锻炼时活动量过大,身体不适应造成运动损伤等。基于上述原因,人们在进行体育锻炼时,要逐渐地增加运动量。以跑步为例,开始时可先进行散步等运动强度不大、活动量较小的练习,首先在心理上做好思想准备,活动1周或10d,待身体机能适应后,再进行小强度的慢跑,以后逐渐增加跑步的速度和距离。另外,锻炼者也要充分认识到,体育锻炼效果不可能在短时间内就立见成效,只有坚持下去,才能取得理想的效果。

(二)全面发展原则

对多数体育锻炼者来说,进行体育锻炼并不是单纯发展某一运动能力或身体某一器官的生理机能,而是通过体育锻炼使整体机能全面、协调发展。所以,在体育锻炼时,要注意活动内容的多样性和身体机能的全面提高。如果只单纯发展某一局部的生理机能,不仅提高生理机能的作用不明显,而且还会对身体机能产生不利影响。如青年人在进行力量练习时如果只注意右臂力量的发展,天长日久,就会出现右臂粗、左臂细,甚至脊柱侧弯的现象。

全面发展原则主要有2层意思:一是体育锻炼的项目要丰富多样。不同的体育锻炼项目,对身体机能的影响作用不同,选择多样化的锻炼项目,将有助于身体机能的全面提高,对青少年体育锻炼者来说,更应如此,以免由于单一的体育锻炼造成身体的畸形发展。二是如果由于体育锻炼条件的限制,不可能选择较多的运动项目,那么,在确定体育活动内容时,就应当选择一种能使较多的器官或部位都能得到锻炼的运动形式,以保证做到活动项目虽然单一,但仍可对机体产生全面的影响。

(三)区别对待原则

体育锻炼时,还要根据每个锻炼者的年龄、性别、爱好、身体条件、职业特点、锻炼基础等不同情况做到区别对待，使体育锻炼更具有针对性。

大学生可进行对抗性强，运动较剧烈的球类运动、爬山比赛等，以增加体育锻炼的兴趣。

男同学可进行一些体现阳刚之气如举重等体育锻炼，女同学可练习健美操、健美舞等柔韧性运动项目。

（四）经常性原则

经常参加体育活动，锻炼的效果才会明显、持久，所以体育锻炼要经常化，不能三天打鱼两天晒网。虽然短时间的锻炼也能对身体机能产生一定的影响，但一旦停止体育锻炼后，这种良好的影响作用会很快消失。一次性体育活动可以提高人体的免疫机能，增强人体的抗疾病能力，但这种作用在体育锻炼后的第二天或第三天就消失了。所以要想保持身体旺盛的体力和精力，就必须坚持参加体育锻炼。以减肥为主要目的的体育锻炼，就更应该坚持不懈，因为一旦有了减肥效果，就停止锻炼，会使体重继续增加，体重的过多反复，会使体重出现“超量恢复”，不仅不能减肥，反而使身体更胖。因气候条件不能在室外进行锻炼时，可改在室内进行，即使暂时变换锻炼内容，对锻炼效果也不会有太大影响。

（五）安全性原则

从事任何形式的体育锻炼都要注意安全，如果体育锻炼安排得不合理，违背科学规律，就可能出现伤害事故。所以应做到：体育锻炼前做好充分的准备活动，使各器官系统的机能进入活动状态后，再进行较剧烈的运动。体育锻炼要全身心投入，体育锻炼过程中不要开玩笑，这对于大学生尤为重要，有时稍不注意，就可能出现运动损伤。在进行跑步、健美操等体育锻炼时，最好不要在沥青马路和水泥地面上进行，以防出现各种劳损症状。

二、长期体育锻炼的科学安排

体育锻炼只有持之以恒，才能取得理想的健身效果。锻炼者在体育锻炼前应根据自身条件、健身目的，制订出一个长期稳定而又切合实际的锻炼计划。在制订长期体育锻炼计划时，至少应考虑锻炼者的健身目的、年龄和季节等多方面的因素。

（一）根据健身目的科学安排体育锻炼

在进行体育锻炼前，每个人都有较明显的健身目的，这是人们科学安排体育锻炼的重要依据。如果是为了单纯性的增强体质，提高健康水平，那么，安排体育锻炼的内容和时间就比较灵活一些，可以跑步、打球、练习武术等，时间可长可短。如果是为了提高肌肉力量，发展肌肉块，就应该以力量练习为主，每周训练3次，其余时间用于身体机能的全面发展。增加肌肉力量要有科学、现实的目标，制定目标时不要太高，要留有余地，目标过高，肌肉力量增长过快，不仅对肌肉本身不利，反而会破坏机体的协调发展。如果以减肥为主要目的进行体育锻炼，就应该以有氧运动为主，运动的时间相对较长，以使体内的多余脂肪充分消耗，通过体育锻炼减肥，每月减体重2kg比较合适。如果女性是为了保持优美的身材和体形而进行体育锻炼时，应该多做一些健美操运动。

（二）根据季节科学安排体育锻炼

不同季节的气候条件对体育锻炼安排也有影响，锻炼者应根据季节气候的变化规律安排体育锻炼，并注意季节交替时体育锻炼的内容的衔接。

1. 春季锻炼

一年之计在于春，春季科学地进行体育锻炼可以为一年的体育锻炼和身体健康打下较好的基础。经过寒冷的冬季，身体各器官的功能包括肌肉的功能都处于较低水平，肌肉、韧带也较为僵硬，所以开春进行体育锻炼，主要是以加强体内的新陈代谢为主，逐渐提高各器官的机能水平。体育锻炼的内容应以有氧代谢为主，运动强度要逐渐增加，运动形式多为长跑、自行车、跳绳、爬山、球类等。在春季进行体育锻炼时，要做好准备活动，充分伸展僵硬的韧带，以减少运动损伤。同时，要注意脱穿衣服，防止感冒。

2. 夏季锻炼

夏季天气炎热给体育活动带来很大不便，但如果夏季停止体育锻炼又破坏了体育锻炼的连续性。所以，夏季既要坚持体育锻炼，又要掌握锻炼的强度和时间。夏季最理想的运动是游泳，这项运动不仅可以提高身体机能,同时又可以防暑解热。但要注意并不是所有人都有条件或适合进行游泳运动。夏季可供人们选择的体育锻炼项目还有慢跑、散步、太极拳、羽毛球等。在进行这些项目的运动时,最好是在清晨和傍晚进行,运动后要注意水分的补充,以防身体脱水和中暑。

3.秋季锻炼

秋高气爽是体育锻炼的大好季节。体育运动中许多重大的国际比赛都安排在秋季进行,说明秋季适合多种体育活动的开展,如篮球、排球、足球、长跑、武术、自行车等。一些冬季锻炼项目,如冬泳、冷水浴等,也应该从夏末秋初就开始准备,以使身体有一定的适应过程。秋季进行体育锻炼时,由于天气变化无常,早晚气温较低,锻炼时要注意及时增减衣服。另外,秋天的天气干燥,锻炼前后要补充水分,以保持黏膜的正常分泌和呼吸道的湿润。

4.冬季锻炼

冬季参加体育锻炼,不仅可以提高身体的一般健康水平,更重要的是可以提高身体的抗寒能力,预防各种疾病的发生,所谓的"冬练三九"就是这个道理。冬季体育锻炼的内容非常丰富,一般可进行长跑、足球、拔河等,北方还可练习滑雪、滑冰。冬季锻炼时身体生理机能惰性较大,肌肉组织容易受伤,所以要做好准备活动。运动吸气时最好采用舌尖顶住上颚,让冷空气从舌根下进入口腔的方式,防止冷空气直接刺激口腔黏膜。

(三)科学安排运动量

体育锻炼时,运动量是影响锻炼效果的重要因素。运动量过小,锻炼效果不明显;运动量太大,会对身体机能产生不利影响。处于生长发育时期的青少年,随着年龄的增加,身体机能不断提高,这就要求锻炼者的活动量不断增加,以使运动量不断适应日益提高的身体机能。如果青少年的活动量只是停留在较低水平,那么,他们所从事的体育锻炼就只能保持身体机能不下降而无法有效地提高身体机能。

(四)中断体育锻炼后怎样重新恢复运动

前面提到,要想取得理想的体育锻炼效果,必须坚持经常、系统的体育锻炼,但在实际生活中,通常会由于生病、受伤、家庭意外事件等种种原因而中断一定时间的体育锻炼，这时再开始体育锻炼时，就要根据中断体育锻炼的原因、时间长短和锻炼者的身体情况，重新制订一个短时间的恢复性体育锻炼计划。

由于身体状况而中断体育锻炼，如疾病、受伤等，在恢复锻炼时要注意活动量相对较小一些，恢复锻炼时多做一些轻微性活动，恢复时间也可长一些。如果是由于非身体条件而中断体育锻炼，活动量可大一些，适应性时间可短一些。中断体育锻炼的时间越长，其恢复时间就越长。

过渡性锻炼过程中，主要进行小强度体育锻炼，运动形式有慢走、慢跑、太极拳等，运动时心率以每分钟120次为宜，一般不超过每分钟140次。

对年轻人来说，由于其身体机能好，代谢旺盛，过渡性锻炼的时间可短一些，一般一周左右的时间就足够了。

三、单元体育锻炼的科学安排

体育锻炼实际上是以每天为单元进行的，一般情况下，每天应进行一次体育活动。人体进行一次体育活动，一般都要经过准备活动、运动强度逐渐增加、保持相对稳定的活动时间、身体疲劳与恢复等阶段，因此，体育锻炼者应学会科学地安排每次锻炼，以获得理想的健身效果。

（一）充分的准备活动

在每次体育锻炼前都要进行充分的准备活动，通过准备活动既可以提高锻炼效果，又可以减少运动损伤。准备活动分为一般性和专项性两种。一般性准备活动指在正式练习前所进行的活动量较小的全身性活动，运动形式主要是慢跑，同时可做一些伸展性体操和牵拉性练习，主要目的是使身体各器官活动充分，为即将开始的体育锻炼做好准备。活动时间一般为5～10min，天气冷准备活动时间可长一些，天气热可短一些，如果活动的形式是散步，则可以不做准备活动。专项准备活动主要指一些与活动项目相似的准备活动内容，如踢足球前的传接球、射门，武术前的踢腿、劈叉等。专项活动的时间不要太长，但活动的质量要高。准备活动不仅能使身体机能进入最佳状态，而且也要使心理活动达到最佳水平，准备活动结束时，应保证身体和心理的全身心投入。

（二）运动强度逐渐增加

在正式进行体育锻炼时，活动量也要遵循循序渐进的原则，不要一开始就突然增加运动强度，这样会使身体出现一系列不适反应。这是因为人体的各器官都有一定的惰性，在运动开始后的一段时间有一个逐步提高的过程。由于内脏器官的生理惰性比运动器官的惰性更大，所以活动一开始，肌肉能进行大强度活动，但内脏器官的活动并不能立即进入最佳状态，从而造成内脏器官与运动器官的不协调，出现各种不适症状。因此，活动开始后，运动强度要逐渐增加。

（三）足够的锻炼时间

以健身为主要目的的体育锻炼，应当以有氧运动形式为主，因此，运动强度不要过大，但要保证足够的锻炼时间。在体育锻炼中，运动强度并不是最主要的因素，运动时间才是影响锻炼效果的重要因素。因此，体育锻炼者在安排锻炼时间时，应注意以下几个问题。

为了保证基本的锻炼效果，每天锻炼的时间应至少在0.5h以上。在运动强度与运动时间之间出现矛盾时，应首先考虑运动时间，如果每天锻炼不能保证0.5h，即使强度增加，健身效果也不明显。

如果锻炼者学习较忙，每天无法挤出0.5h的进行锻炼，可以采取化整为零的办法，即每次锻炼10min，锻炼若干次，也同样可以取得较好的锻炼效果。对于刚参加体育锻炼或身体机能较差者，如果一开始不能进入持续0.5h的体育锻炼，亦可采用此办法。

保证足够的锻炼时间不是说每次锻炼的时间越长越好，无论从事什么强度的体育锻炼，即使是散步这种小强度的体育锻炼，锻炼时间也不要超过2h。一般情况下，每天锻炼1h效果最好，身体机能好的，时间可长一些，身体机能差者，时间可短些。

（四）身体疲劳与恢复

体育锻炼一段时间后人体必然会产生疲劳，疲劳是一种生理现象，任何体育锻炼都会产生疲劳，只有通过体育锻炼产生人体疲劳，才能出现身体机能的超量恢复。但是，疲劳的不断积累也可能造成身体的过度疲劳，后者会对机体产生不利影响。所以，了解体育锻炼时疲劳产生的原因，掌握疲劳的诊断和消除方法，对提高锻炼效果具有重要意义。

1.疲劳产生的原因

①能源物质大量消耗。②代谢产物堆积。③水盐代谢紊乱。④神经细胞保护性抑制。

2.疲劳的判断

①简易生理指标测定法。锻炼后肌肉力量不增加，反而下降，说明机体产生疲劳。心率也是判断疲劳最简单的指标，锻炼后心率恢复时间延长，或者第二天清晨安静时心率较以前明显增加，表示机体产生疲劳。②主观感觉。如果体育锻炼后感到身体轻松、舒畅，食欲和睡眠情况较好，说明这种疲劳是正常反应。如果体育锻炼后感到头昏、恶心、胸闷、食欲减退，身体明显疲劳，甚至产生厌恶感，说明疲劳程度较重。③一般观察。让同伴观察锻炼者的机体反应。如果对方面色苍白、眼神无光、反应迟钝、情绪低落，说明疲劳较重。

3.疲劳的消除

①足够的睡眠。体育锻炼中能源物质被大量消耗，身体机能明显下降，充分的休息是保证疲劳尽快消除的重要手段，而休息的最佳手段为睡眠。②整理性活动。整理性活动主要包括一些小强度慢跑、伸展性练习、按摩等手段。③营养补充。消除疲劳的前提是使消耗的能源物质及时得到补充。不同的体育锻炼形式补充的能源不同，一般来讲，力量练习后补充蛋白质，耐力练习后补充淀粉，而水果和蔬菜是各种体育锻炼后都应补充的“家常便饭”。④其他。在体育锻炼后还可以采用其他一些手段促进疲劳的消除，如温水浴、听音乐等。

第三节 体育锻炼中常见的生理反应及处理

一、肌肉酸痛

(一)原因和症状

运动后的肌肉酸痛原因是运动时肌肉活动量大，引起局部肌纤维及结缔组织的细微损伤以及部分肌纤维的痉挛所致。这种酸痛不是发生在运动结束后即刻，而是发生在运动结束1~2d以后，因此，也称为延迟性疼痛。由于这种酸痛现象只是局部有肌纤维损伤和痉挛，不影响整块肌肉的运动功能。所以，酸痛后经过肌肉内部对细微损伤的修复，肌肉组织会变得更加强壮，以后同样负荷将不易再发生酸痛。

（二）处置和预防

1.处置

当大学生运动中已经出现肌肉酸痛时，可采用以下几种方法减轻和缓解：①热敷。对酸痛的局部肌肉进行热敷，促进血液循环及代谢过程，有助于损伤组织的修复及痉挛的缓解。②伸展练习。对酸痛局部进行静力牵张练习，保持伸展状态2min，休息1min，重复进行，有助缓解痉挛。③按摩使肌肉放松，促进血液循环，缓解肌肉痉挛和损伤修复。④口服维生素C。维生素C可促进结缔组织中的胶原合成，有助于损伤的结缔组织的修复。⑤针灸、电疗等也有一定作用。

2.预防

锻炼时，学生应根据自身的身体状况安排锻炼负荷，尽量避免局部肌肉负担过重；锻炼时，充分做好运动前的准备活动和运动后的整理活动。

二、运动中腹痛

（一）原因

多数在中长跑时产生。主要因准备活动不充分，开始时运动过于剧烈，或者跑得过快，内脏器官功能尚未达到竞赛状态，致使脏腑功能失调，引起腹痛；也有因运动前吃得过饱，饮水过多以及腹部受凉，引起胃肠痉挛；少数因运动时间过长或过于剧烈，使下腔静脉压力上升，引起血液回流受阻，或者因肝脾淤血，膈肌运动异常，致使两肋部胀痛。

（二）处置和预防

1.处置

如果没有器质性病变迹象，一般可采用减慢跑速，加深呼吸，按摩疼痛部位或弯腰跑一段等方法处理，疼痛常可减轻或消失。如疼痛仍不减轻，甚至加重，就应停止运动，口服10滴水或普鲁苯辛（每次1片），或揉按内关、足三里、大肠俞等穴位。如仍不见效，应送医院做进一步检查。

2. 预防

饭后1h才可进行运动；做好准备活动，运动量要循序渐进，并注意呼吸节奏；夏季运动要适当补充盐分；对于各种慢性疾病引起的腹痛要就医检查，病愈之前，应在医生和体育教师指导下进行锻炼。

三、运动性贫血

（一）原因和症状

血液中血红细胞数与血红蛋白量低于正常值，称为贫血。因运动引起的这种血红细胞量减少，即称为运动性贫血。

运动性贫血的指数，男性的血红蛋白量低于12%，女性低于10.5%。在通常情况下，本病的发病率女性高于男性。由于贫血，常引起多种不良的生理反应，危及健康。所以这部分学生通常恐惧体育锻炼，特别害怕中长跑锻炼。其发病的主要原因为：①由于运动时，肌肉对蛋白质和铁的需求量增加，一旦需求量得不到满足时，即可引起运动性贫血。②由于运动时，脾脏释放的溶血卵磷脂能使红细胞的脆性增加，加上剧烈运动时血流加速，易引起红细胞破裂，致使红细胞的新生与衰亡之间的平衡遭到破坏，从而导致运动性贫血。

运动性贫血发病缓慢，其症状表现有头晕、恶心、呕吐、气喘、体力下降，以及运动后心悸、心率加快、脸色苍白等。

（二）处置和预防

1. 处置

如运动中（后）出现头晕、无力、恶心等现象时，应适当减小运动量，必要时暂停运动，并补充富含蛋白质和铁的食物，口服硫酸亚铁，这对缺铁性贫血的治疗有明显效果。

2. 预防

遵循循序渐进和个别对待原则，调整膳食。如运动时经常有头晕现象时，应及时诊断医治，以便正常参加体育锻炼。

四、运动性昏厥

（一）原因和症状

在运动中，由于脑部突然血液供给不足而发生的一时性知觉丧失现象，叫运动性昏厥。其原因是剧烈运动或长时间运动，使大量血液积聚在下肢，回心血量减少所致。也和剧烈运动后引起的低血糖有关。

运动性昏厥表现为全身无力、头昏耳鸣、眼前发黑、面色苍白、失去知觉、突然昏倒、手足发凉、脉搏慢而弱、血压降低、呼吸缓慢等。

（二）处置和预防

1.处置

应立即使患者平卧，足略高于头部，并进行由小腿向大腿和心脏方向的按摩或拍击。同时用手指点压人中、合谷等穴位，必要时给氨水闻嗅。如有呕吐，应将患者头偏向一侧。如停止呼吸，应立即进行人工呼吸。轻度休克者，应由同伴搀扶慢慢走一段时间，帮助进行深呼吸，即可消除症状。

2.预防

平时要经常坚持体育锻炼以增强体质；久蹲后不要突然起立；不要带病参加剧烈运动；疾跑后不要立即停下来；不要在饥饿情况下参加剧烈运动。只要遵循上述要求，运动性昏厥是可以避免的。

五、肌肉痉挛

（一）原因和症状

在体育锻炼时，肌肉受到寒冷的强烈刺激时，即可发生肌肉痉挛。常在游泳或冬季户外锻炼时发生；有的因准备活动不够，或肌肉猛力收缩，或收缩与放松不协调时，均可发生肌肉痉挛；也有因情绪过分紧张所致。

肌肉痉挛时，肌肉突然变得坚硬、疼痛难忍，而且一时不易缓解。

（二）处置和预防

1.处置

对痉挛部位的肌肉做牵引。例如腓肠肌痉挛时，即伸直膝关节，并配合按摩、揉捏、叩打以及点压委中、承山、涌泉穴等，以促使痉挛缓解和消失。

2.预防

运动前做好准备活动，对容易发生痉挛的部位，事先应作适当按摩；夏季进行长时间运动时，要注意补充盐分，冬季锻炼时，要注意保暖；游泳下水前，应先用冷水淋浴；游泳时，不要在水中停留时间太长：疲劳和饥饿时，不要进行剧烈运动。

六、极点和第二次呼吸

（一）极点

在剧烈运动时，特别在中长跑时，下肢回流血量减少，氧债不断积累，并达到一定程度时，就会出现呼吸急促、胸闷难忍、下肢沉重、动作不协调，甚至有恶心现象，这在运动生理学上称之为"极点"。

（二）第二次呼吸

"极点"出现后，适当减慢运动速度，并注意加深呼吸，坚持下去，上述生理反应将逐步缓解与消失。随后机能重新得到改善，氧供应增加，运动能力又将提高，动作变得协调和有力。这种现象，标志着"极点"已经有所克服，生理过程出现新的平衡。此种现象，运动生理学上称为"第二次呼吸"。"第二次呼吸"出现后，循环机能将稳定在新的较高水平。

"极点"与"第二次呼吸"是长跑运动中常见的生理现象，无须疑虑和恐惧，只要坚持经常锻炼和处理得当，"极点"现象是可以延缓和减轻的。

七、运动中暑

（一）原因与症状

运动中暑原因是在高温环境中，长时间体育锻炼，易发生中暑，尤其在温度高、通风不良、头部缺乏保护、被烈日直接照射的情况下，最容易发病。

中暑早期可有头晕、头痛、呕吐现象，逐步发展为体温升高，皮肤灼热干燥。严重者可出现精神失常、虚脱、抽搐、心律失常、血压下降，甚至昏迷危及生命。

（二）处置和预防

1.处置

首先将患者扶送到阴凉通风处休息，解开衣领、额部冷敷作头部降温，口服10滴水，并补充生理盐水或葡萄糖等。严重患者，经临时处理后，应迅速送医院进行进一步治疗。

2.预防

在高温炎热的季节锻炼时，应适当减少运动量和锻炼时间；避免在烈日下长时间锻炼；夏天在室外锻炼时，应戴白色凉帽，穿宽松薄衣；在室内锻炼时，应保持良好通风并备有低糖含盐的饮料。

第四节 常见的运动损伤与预防

一、运动损伤的常见原因

（一）运动前准备活动不充分

运动损伤的原因多是准备活动不充分或没做准备活动而引起的。有相当多的参与运动的大学生在活动时根本就没有做准备活动的意识，这样神经系统和内脏器官的功能没有被充分动员起来，肌肉伸展能力欠佳，关节不够灵活，动作不协调，导致运动损伤的发生，原因主要是对准备活动的作用不明确或不会独立做准备活动，错误地认为做准备活动是浪费体力，通常急于参加运动而造成损伤。身体素质差、技术动作不熟练是导致运动损伤的另一个重要因素。运动技术掌握不好有两个方面的原因：一是身体素质差，特别是力量、灵敏、柔韧素质较差，动作僵硬、不协调，遇到一些技术较复杂、难度较大的运动项目或在运动量、强度加大的情况下就容易受损。二是根据运动技术形成的规律，在运动技能形成的泛化阶段和分化阶段，由于对运动技术概念理解不深刻，练习中出现多余的动作后技术掌握不稳定，这种情况下也容易受伤。

（二）运动场地存在问题

场地、器械不合格也是造成运动损伤的重要因素。例如：①跑道过硬或高低不平，沙坑过硬或有杂物，海绵垫厚度不够，并且海绵垫之间相互衔接不严密，场地过滑等都容易造成运动损伤。②篮球、排球的练习是在水泥场地上进行的，由于地面硬，练习中跳跃动作多，容易造成踝关节、膝关节损伤。③体育设施、设备陈旧、摆放不当，如单杠、双杠、爬竿、爬绳等，受日晒雨淋，时间长就会生锈、损坏，如果不及时修理和更换，在练习时不注意就很容易受伤。

（三）过度疲劳或兴奋引起损伤

运动疲劳、心理过于兴奋或紧张都是造成运动损伤的重要原因。运动疲劳受伤主要是在练习过程中反复做同一动作，使身体局部负担过大而引起的。比赛时会表现出过度的兴奋，容易发生损伤。练习较难的动作时，由于心里害怕，做动作犹豫不决，也容易发生运动损伤。天气不好，保护措施不当，都是引起运动损伤的原因。

二、常见运动损伤、处理办法与预防

擦伤（皮肤表面受到摩擦后的损伤）处理：①轻度擦伤：伤口干净者一般只要涂上红药水或紫药水即可自愈。②重度擦伤：（首先需要止血）可用冷敷法、抬高肢体法、绷带加压包扎法、手指直接点压止血法。冷敷可使血管收缩，减少局部充血。降低组织温度，抑制神经的感觉，因而有止血、止痛、防肿的作用，常用于急性闭合性软组织损伤。

鼻出血（鼻部受外力撞击而出血）处理：应使受伤者坐下，头后仰，暂时用口呼吸，鼻孔用纱布塞住，用冷毛巾敷在前额和鼻梁上，一般即可止血。

扭伤（当关节活动范围超过正常限度时，附在关节周围的韧带、肌腱、肌肉撕裂而造成）处理：应先止血、止痛。可把受伤肢体抬高，用冷水淋洗伤部或用冷毛巾进行冷敷，使血管收缩，减轻出血程度，减轻疼痛。不要乱揉，防止增加出血。然后在伤处垫上棉花，用绷带加压包扎。受伤48h以后改用热敷，促进淤血的吸收。

挫伤（在钝重器械打击或外力直接作用下使皮下组织、肌肉、韧带或其他组织受伤，而伤部皮肤通常完整无损或只有轻微破损）处理同扭伤。

脑震荡（头部受到外力打击或碰撞到坚硬物体，使脑神经细胞、纤维受到过度震动）可分为轻度、中度和重度脑震荡。处理：对轻度脑震荡的病人，安静卧床休息1~2d，可在一星期后参加适当的活动。对中、重度的脑震荡，要保持伤员绝对安静，仰卧在平坦的地方，头部冷敷，注意保暖，及时送医院治疗。

脱臼(由于直接或间接的暴力作用,使关节面脱离了正常的解剖位置)处理:动作要轻巧,不可乱伸乱扭。可以先冷敷,扎上绷带,保持关节固定不动,再请医生矫治。

骨折(骨的完整性受破坏)处理:首先应防止休克,注意保暖,止血止痛,然后包扎固定,送医院治疗。

对运动损伤的预防必须采取有效的措施,切不可粗心大意。如发现有某些轻度损伤即应适当改变训练内容,不可不注意伤病,继续加重负荷,否则会使损伤加重,严重影响身体健康。发生运动损伤后要及时请医生诊断,确定伤情,以便及时治疗和安排伤后的训练。还应了解一些急性损伤临时处理方面的知识。对于扭伤和挫伤当时不要随意活动,以免加重伤情,应立即请医生诊治。对于开放性软组织损伤中擦伤和小撕裂伤,应学会自行处置;对于刺伤和切伤要立即根据出血部位、出血的特点(毛细血管、静脉、动脉)采取指压止血法或绷带止血法止血。严重损伤要迅速送医院诊治。闭合性软组织损伤在运动中较为多见。它包括关节、韧带的扭伤和肌肉、肌腱的拉伤等。这些伤口无裂口与外界相通。处理这类损伤应及时冷敷,限制活动,24h后可热疗,肿胀消除后可轻微活动,保护伤处以防重复损伤。对肌肉的细微损伤或有少量纤维撕裂,可及时给予冷敷,局部加压包扎,并提高患肢,疼痛重者可服止痛药。肌肉严重撕裂,在加压包扎急救后,立即送医院治疗。

总之,为了预防运动损伤的发生和一旦发生后便于急救,要学习一些运动保健的基本知识。对青少年的生理、解剖、心理等特点要有所掌握,使我们正确把握体育训练规律,防治运动损伤,达到提高身体素质、增强身体健康的目的。

第五章 大学生所处的环境与生理健康

第一节 自然环境与健康

人和自然环境既相互对立，又相互联系，还可以相互转化，是不可分割的统一体。人类是地球物质发展的产物，人类在自然界中生存，一方面机体从环境中摄取水、空气、食物等生命必需的物质，以维持和促进机体的正常生长和发育；另一方面机体又在代谢过程中不断产生废物并通过多种途径将废物排入环境中，同时又在环境中进一步转化为其他生物的营养物质。这表明人类和自然环境在物质构成方面有密切的联系。

人们将自然环境分为天然形成的未受人类活动影响的自然环境与人为活动影响下的自然环境。前者包括阳光、气候等物理因素，空气、水、土壤等化学因素及细菌、病毒、寄生虫等生物因素；后者（即人为活动影响下的自然环境）包括噪声、工业“三废”等因素。

环境危害因素分为物理性、化学性、生物性及社会心理性4大类型，本节将重点讨论对人体健康有危害性的物理因素和化学因素（环境污染）。

一、常见物理因素对大学生健康的危害

在日常生活和生产环境中，大学生接触到气温、气压、声波、振动、辐射（电离辐射与非电离辐射）等很多物理因素。在自然状态下，物理因素一般对人体无害，某些因素在一定条件下对人体健康有益，但当超过一定强度和（或）接触时间过长时，可对人体的不同器官和（或）系统功能产生危害。

随着科技进步和工业发展，在生活环境和生产环境中，大学生接触有害物理因素的机会越来越多，人体受到的健康危害也随之增多，应给予足够的关注和重视。

（一）噪声污染与大学生健康

声音是一种波动现象。随着波动，弹性媒质中的压力、应力、质元

位移和速度都将发生周期性变化,这种变化称为机械振动,或称为声振动。声振动的传播过程称为声波,频率在20~20000Hz范围的声波能引起人的听觉感受,常把这个频率范围的声波称为声音。如我们敲击音叉,音叉的振动对其周围的空气产生了挤压,使其表面附近的空气密度产生了周期性的疏密变化,这种疏密变化将带动邻近的空气分子依次运动,于是音叉的振动通过空气层的疏密变化形成了声波。当声波传入人耳,带动鼓膜振动从而刺激听觉神经,人就产生了声音的感觉。频率低于20Hz的声波称为次声,超过20000Hz的称为超声,次声和超声都是人耳听不到的声波。

大学生的生活和工作环境中存在着各种各样的声音。这些声音中,有些是大学生需要的,如交谈的语音、欣赏的乐曲等;有些是大学生不需要的、厌烦的,如机器轰鸣、交通噪声等,这些声音称为噪声。从物理学观点来说,振幅和频率杂乱断续或统计上无规则的声振动称为噪声。从环境保护的角度来说,凡是干扰大学生休息、学习和工作的声音,即不需要的声音统称为噪声。在实际生活中,噪声和非噪声的判定是随着人们主观意识、行为状态和生理的差异而变化的。从心理学上来说,噪声与非噪声的划定没有绝对的界线。如对于专心致志做某件事情的人来说,他人正在欣赏的乐曲对其则可能是令人分神的噪声。当噪声超过人们的生活和生产活动所能容许的程度,便形成了噪声污染。

1.噪声分类

按噪声源的物理特性可分为机械噪声、气体动力噪声、电磁噪声。空气动力性噪声是由于发生压力突变引起气体扰动而产生的,如各种风机、空气压缩机、喷气式飞机等。机械噪声是由于固体振动而产生的,在撞击、摩擦交变的结构应力作用下,机械的金属板、轴承、齿轮等发生振动,就产生机械性噪声,如各种车床、电锯、球磨机、织布机、纺纱机等产生的噪声就属于此类。电磁噪声是由于磁场脉冲,磁场伸缩引起电气部件振动而发出的声音,如变压器和发电机产生的噪声。

按噪声的频率特性和时间特性可分为高频噪声和低频噪声、宽频噪声和窄频噪声、稳态噪声和非稳态噪声、脉冲噪声等。

按环境噪声来源可分为交通噪声、工业噪声、建筑施工噪声、社会生活噪声等。

2. 噪声量度

人对噪声吵闹的感觉，与噪声的强度和频率有关。物理学上通常用频率、波长声速、声压、声功率级及声压级等概念和量值描述声的一般特性。由于正常人的听觉所能感觉的声压和声强变化范围很大，相差在百万倍以上，不便表达，因此采用了以常用对数作为相对比较的“级”的表述方法，分别规定了“声压级”“声强级”“声功率级”的基准值和测量计算公式。它们的通用单位为分贝（dB）。在这个基础上，为了反映人耳听觉特征，附加了频率计权网络，如常用的A计权，记作dB（A）。对于非稳态的噪声，目前一般采用在测量采样时间内的能量平均方法，作为环境噪声的主要评价量，简称等效声级，记作L_{eq}。

3. 噪声污染对大学生健康的危害

（1）噪声对听力的影响

噪声对大学生的影响是多方面的，首先是在听觉方面。这种损害主要是由于内耳的接收器官，即柯蒂氏器官损伤而产生的。靠近耳蜗顶端对应于低频感应，该区域感觉细胞必须达到很广泛的损伤，才能反映出听阈的改变；耳蜗底部对应于高频感应，这个区域的感觉细胞只要有很少损伤，就能产生听阈的改变，当该区域的感觉细胞损伤15%～20%时，听觉灵敏度就可能下降40dB。因此，听觉疲劳通常从感受声音的高频部分开始，受低频部分的影响较小。

人如果在强噪声环境下暴露一定时间后，听觉敏感度就会下降，即听觉的阈值变大了，这种变化称为阈移。人如果离开强噪声环境到安静的环境里停留一段时间后，听觉可以恢复，听觉的这种变化称为暂时性阈移，或称听觉疲劳。听力的损害具有积累性，在强噪声作用下，听力减退得越多，恢复所需要的时间越长。如果长期暴露在强噪声环境中，强噪声持续作用于听觉器官，听觉疲劳得不到有效恢复，久而久之听觉器官将产生器质性病变，暂时性阈移将转变成永久性阈移，称为噪声性耳聋。目前还无法治愈噪声性耳聋，因此也有将噪声污染比喻为慢性毒药的说法。研究表明，一个年轻人在噪声环境中连续暴露8h后的2min内，暂时性阈移大体相当于在该噪声环境中职业性暴露10年后所造成的永久性阈移。当人从安静环境中立刻进入强噪声环境，会感到耳部不适,甚至会出现头痛、恶心等症状。在强噪声环境下停留一段时间,离开后仍会觉得耳鸣,在2min内做听力测试,发现听觉在某频率段下降约20dB。

听觉存在个体差异,不同的人其听觉适应能力也不同,听力检查也有一定的误差。因此,医学临床上取(15±5)dB作为听力检查的波动范围。听觉变化在这个范围之内的视为基本正常,超出这一范围就视为听觉异常。如果听觉损失不超过一定的数值,只能称为听觉功能异常而不视为听觉异常。只有听觉损失超过一定的数值后,才可称为听觉损伤,这个数值称为听力损伤的临界值。国际标准化组织(ISO)于1964年规定,在500Hz、1000Hz和2MHz3个倍频段内听阈提高的平均值在25dB以上时,即可认为听觉受到损伤。

(2)噪声对生理的影响

噪声传入耳内,引起鼓膜的振动,经耳蜗神经传递到丘脑、下丘脑,然后到达大脑皮层。如果长时间受噪声刺激,就会超过生理的承受能力,对中枢神经造成损害,使得大脑皮层的兴奋和抑制平衡失调,出现病理性变化。强噪声使人产生头痛、头晕、耳鸣、多梦、失眠、心慌、记忆力衰退和全身乏力等症状,这些症状在医学上统称为神经衰弱症候群。

噪声还可引起交感神经紧张,从而导致心跳加快、心律不齐、血管痉挛、血压升高等。噪声强度越大,频带越宽,血管的收缩就越强。血管收缩造成心脏排血量减少,舒张压升高,对心脏形成不良影响。大量研究表明,心脏病的发展恶化与噪声有着密切联系。噪声使得人们紧张,造成肾上腺素分泌加快,从而引起心率加快、血压升高。有人认为,现代生活中噪声是引发心脏病的重要原因。

不仅如此,噪声还可引起人体的内分泌系统、消化系统,甚至视力方面的疾病。长期工作在噪声环境中的人群易患胃溃疡、视力下降等诸多病症。

(3)噪声对心理的影响

噪声对大学生心理的影响也不容忽视,噪声容易引起烦恼、激动、易怒、注意力不集中等精神异常,严重时甚至可能引起丧失理智。如在播放重金属音乐的酒吧里,人们的非理智行为和犯罪行为明显增多。

(4)影响睡眠、休息和工作

噪声影响大学生正常睡眠。当噪声级在50dB以上时,15%的人正常睡眠受到影响。城市街道的交通噪声在70dB左右,邻近街道的居民睡眠质量普遍不佳。在靠近工厂、工地的居民区,噪声高达70~110dB,严重干扰了居民睡眠。

噪声还影响大学生的学习。长时间在噪声环境中学习使人感到疲劳、烦躁和注意力下降,影响学习效率,噪声影响不容忽视。

(二)放射性污染与健康

放射性是指一种不稳定的原子核(放射性物质)在发生核转变的过程中,自发地放出由粒子和光子组成的射线或者辐射出源于核里的过剩能量,本身则转变成为另一种核素,或者成为原来核素的较低能态。

放射性物质在没有任何外界条件作用下能够自发地从原子核内部放射出光子或粒子,形成某些具有很强穿透性的特殊射线的物质,如^{235}U(铀)、^{232}Th(钍)和自然界中含量丰富的K(钾)等。放射性物质进入环境后,对环境和人体造成危害,成为放射性污染物。

放射性核素产生核衰变具有一定的半衰期。所谓半衰期是指放射性原子数目因核衰变而减少到原来的一半时所需要的时间。在衰变过程中,放射性核素会持续放射出具有一定能量的射线。这些射线对周围介质会产生电离作用,这种电离作用是放射性污染的根源。

1.放射性核素衰变种类

放射性核素的核衰变是多种多样的,有α衰变、β衰变和γ衰变等。

(1)α粒子和α衰变

放射性核素的原子核放射α粒子而变为另一种核素原子核的过程称为a衰变。形象地说,重核素不稳定的因素是由于原子核过于庞大,通过释放出质子和中子的方式可以使原子核变小,从而达到稳定。质子和中子并不是单个释放出来的,而是以2个质子、2个中子结合在一起的方式释放。这种以2个质子、2个中子结合在一起的粒子称为α粒子。

α粒子流形成的射线称为α射线。α射线穿透能力较小,在空气中容易被吸收。其外照射对人体伤害不大,但由于它电离能力强,进入人体后会因为内照射对人体造成较大的伤害。

(2)β衰变

β衰变的过程包括β^-衰变、β^+衰变和电子俘获3种类型。

可以把β^-衰变看作是核素中子对质子的比率太高、中子数过多而不稳定，中子衰变成一个质子留在核素中使得中子对质子的比率下降，同时放出一个β粒子和反中微子的衰变过程。放射出来的β^-粒子被物质阻止后，就变成了自由电子。β^-衰变过程中有3个生成物：子核、β粒子和反中微子。

可以把β^+衰变看作是原子核内的一个质子转变成中子，同时放出一个β^+粒子和中微子的衰变过程。β^+衰变发生后，子核与母核具有相同的核质量，仅原子序数减少1。天然存在的放射性核素不存在β^+衰变，这种衰变的核素都是人工放射性核素。β^+衰变过程中有3个生成物：子核、β^+粒子和中微子。

可以把电子俘获看作是母核俘获了它的一个核外电子，使得原子核中的一个质子转变成中子，同时放出中微子的过程。

(3)γ衰变和γ射线

各种类型的核衰变通常形成处于不稳定的激发态的子核，子核处于激发态的时间十分短暂，几乎立即跃迁到较低能态或基态并放出γ射线。此外，受快速粒子的轰击或吸收光子也可以使原子核处于激发态而不稳定，也可产生跃迁到较低能态或基态并放出γ射线的过程，这种过程称为γ跃迁，或称为γ衰变。在γ衰变过程中，核素将保持其原来的结构，即原子核的质量数和原子序数都不发生改变，只是将过剩的能量释放出来导致原子核的能量状态发生了变化。

在γ跃迁过程中，从核衰变所得到的γ射线通常是伴随着α射线、β射线或其他射线一起产生的，电子俘获的核衰变有的也伴有γ射线。γ射线也是一种电磁辐射，它是从原子核内放射出来的，波长也比较短，一般为10^{-11} ~ 10^{-8}cm，其性质与X射线十分相似。γ射线穿透能力极强，对人体危害极大。

2.放射性污染来源

放射性污染来源主要有天然源和人工源。

(1)天然放射源

天然放射源主要包括宇宙射线、地表放射性物质、水体放射性物质、大气放射性物质、食物和人体。

宇宙射线是从宇宙中辐射到地球上的射线，主要由各种高能粒子流组成。它是人类长期受到的天然辐射源。宇宙射线能够引发地磁爆，使得高层大气密度增加，还会影响卫星、航行和通信的正常运作。

宇宙射线在地球大气层外的外层空间称为初级宇宙射线。初级宇宙射线主要由高能质子（约占87%）、氦粒子（α粒子，约占10%）以及少量的重粒子、电子、光子和中微子构成。初级宇宙射线具有极大的动能，其能量平均值为10^{10}eV，最高可达10^{19}eV，其穿透能力极强。

初级宇宙射线进入大气层后与空气中的原子核发生剧烈碰撞，致使原子核破碎。这种撞击核反应产生了中子、质子、π介子、K介子和一些放射性核素，如^{3}H、^{7}Be、^{22}Na、^{24}Na和^{14}C等，这些粒子形成了次级宇宙射线。次级宇宙射线还能够继续与大气中的原子核进行核反应，形成更多的次级粒子。部分次级宇宙射线的穿透能力较大，可透入深水和地下。

地表放射性物质在地表的岩石、土壤、煤炭中也含有少量的原生天然放射性核素。它们主要分为中等质量天然放射性同位素（原子序数小于83）和重天然放射性同位素两种。由于地质条件的原因，世界上有一些地区地表层含有较高的天然放射性物质，称为高本底区。如巴西的独居石和火山侵入岩地带、印度卡拉拉邦、中国广东阳江地区等。这些地区的高本底辐射多是由于岩石、土壤中具有较高含量的独居石而引起的。

水体放射性物质水系统中也含有一定量的放射性核素。水中天然放射性物质的浓度与水所接触的岩石、土壤以及地面沉降的宇宙放射性核素有关。海水中含有大量的^{10}K，天然矿泉水中多含铀、钍和镭。

大气中的天然放射性核素主要来自地壳中铀系和钍系的气体子代产物散射，其他天然放射性核素含量很少。这些放射性气体子代产物很容易附着在空气溶胶颗粒上，形成放射性气溶胶。大气中天然放射性物质的浓度与季节有关。一般冬季浓度较高，夏季最低。空气中含尘量大时其天然放射性物质浓度也会升高。在某些特殊地方，如山洞、地下矿穴等的空气中的放射性物质浓度也较高。此外，室内空气中放射性物质的浓度较室外高，这与建筑材料和通风情况有关。

食物和人体中的放射性物质由于岩石、土壤、大气和水体中都含有一定量的放射性核素，经过生态系统的物质、能量流动，它们不可避免地会转移到生物圈中。生物圈中的放射性物质通过食物链进行传递和交换。人类作为食物链的最高营养级，食物是主要的天然放射性核素来源。进入人体的微量放射性核素分布在全身各个器官和组织。如天然铀、钍在人体肌肉中的平均质量分数分别是0.19μg/kg和0.9μg/kg，在骨骼中的平均质量分数是7μg/kg和3.1μg/kg。镭通过食物进入人体，70%～90%的镭沉积在骨骼里，其余部分均匀分布在软组织中。根据测量，人体骨骼中每千克钙含^{226}Ra的中位数为0.85Bq。

（2）人工放射源

人工放射源主要来自核试验、核工业、核动力及医疗等方面。

在大气层进行核试验时，核爆炸产生的高温蒸汽和气体形成放射性烟云，夹带着金属碎片、地面物上升。它们在上升过程中不断与空气混合，热量降低，气态物逐渐凝聚成颗粒或附着在其他尘粒上，随着大气运动，这些放射性颗粒不仅沉陷在核爆区附近，而且可能扩散到更广泛的地区，造成对地表、海洋、人和动植物的污染。有些细小的放射性微粒甚至可能上升到平流层并随大气环流流动，经过很长时间才回落到对流层，造成全球性的污染。

核试验产生危害较大的放射性污染物有^{90}Sr、^{137}Cs、^{131}I和^{14}C。由于放射性核素都有半衰期，在这些放射性核素完全衰变之前，其放射性污染不会消失。核试验造成的全球放射性污染比其他原因造成的放射性污染要严重得多，是重要的人工放射性污染源。

核动力是核工业的主体。核燃料的开采、生产、使用及回收等各个环节都会产生数量不同带有放射性的废水、废气、废渣，这些放射性污染物对环境造成了不同程度的影响。

核燃料的开采、冶炼、加工及精制过程中排放的放射性污染物主要是含有氡和其子体以及含放射性粉尘的废气；含有铀、镭、氡等放射性物质的废水和冶炼过程中产生的含镭、钍等放射性物质的废渣以及精制、加工中产生的含镭、铀的废液、烟雾和废气等。

核反应堆在运行过程中产生大量裂变产物，一般情况下裂变产物密封在特制的燃料组件盒内。正常运行条件下，反应堆排放的废水中主要是被中子活化后所生成的放射性物质，废气中主要是反应堆裂变产物及中子活化产物。

核燃料使用后运送到核燃料处理厂进行处理，提取铀和钚再次循环使用。在核燃料的后处理过程中排出的废气中含有裂变产物，排放的放射强度较高的废水中含有半衰期长、放射性强的核素。因此，核燃料的后处理过程是整个核燃料循环过程中最重要的污染源。

对于整个核工业来说，其正常运转时一般不会对环境造成严重污染。严重的核污染一般都是由于事故造成的。如1986年苏联切尔诺贝利核电站爆炸导致的核泄漏事故。因此，如何控制事故排放是减少环境放射性污染的重要环节。

其他人工放射性污染在日常生活中，还有些医疗设备，如某些分析、检测、控制设备使用了放射性物质。这些放射性源对职业操作人员会产生辐射危害。一些建筑材料如花岗岩等，含有超量的放射性核素，造成居住环境的放射性污染。此外，还有一些日常用品，如夜光表、电视机等，也含有少量的放射性物质。

3.放射性污染对健康的危害

放射性核素是通过外照射与内照射两种途径危害人类健康的。外照射是由废物中含有的辐射直接对人体照射产生的生物效应。在大剂量的照射作用下，人体体内的造血器官、神经系统、消化系统均会遭受损伤而导致病变。内照射则是废物中含有以辐射为主的核素，它会通过各种途径进入人体的内部，按其不同的性质分别聚集于人体不同的器官，从而产生损伤作用。这种照射作用因具有积累性，比外照射的危害性更严重。它的危害程度有以下2个特点：一是能广泛分布于人体各器官的放射性核素比易于聚集于单一器官的核素危害性小；二是半衰期越长的放射性核素的危害性越大。

当我们从放射性污染物的角度来研究其对人体的健康危害时，主要是研究各种放射线在其中所起的作用。一般来说，放射性物质会产生3种主要的射线，即α射线、β射线和γ射线。这些射线的特点在前面已有介绍，它对人类机体主要有2种作用：一是能够穿透人类机体，从而对体内的组织和器官产生破坏作用。二是当它们通过人体时，会产生电离作用，从而使某些组织的细胞死亡，最终影响机体正常的新陈代谢作用。当人们在短时期内遭受较大量的放射线作用时,会产生恶心、呕吐、无力等症状。当放射性物质进入人体后,能在肺、卵巢、骨骼、皮肤等部位和组织引起恶性肿瘤和其他病症。强的放射线对人体的危害性很大,有的时候会在短时间内致人死亡,而存活下来的会终身残疾,其留下的后遗症会遗传给下一代。

(1)放射性辐射的生物效应

放射性辐射具有足够的能量,能够引起电离。细胞主要由水组成,在水中的电离将产生自由基H^+和OH^-以及强氧化剂H_2O_2,这些反应产物会与细胞的重要有机分子相互作用,可能破坏构成染色体的复杂分子,在分子水平变化的基础上,使细胞发生变化。由于各种细胞对辐射的敏感性不同,在相同的辐射剂量条件下,不同的细胞有不同的损伤。细胞损伤是细胞代谢、功能和结构的不利变化,是生物机体损伤发生和发展的基础。

由于细胞受到损伤,机体的组织、器官和系统的功能将发生变化,机体调节功能受到干扰,甚至遭到破坏,人可能会感到不舒服,甚至会因此出现一些由辐射引起的疾病症状。机体吸收很少的辐射能量即可发生显著的生物效应。

影响辐射生物效应的因素可分为辐射种类、剂量、照射方式和被照生物体对辐射的敏感度4个方面。

辐射种类指的是不同类型的辐射线,辐射线不同引起的生物效应也不同。为比较各类电离辐射效应,定义相对生物效应(Relative Biological Effectiveness,简称RBE)为式5-1。

$$REB = D_1/D_2 \quad \text{(式5-1)}$$

式5-1中,D_1为$^{60}Co\gamma$射线或相当的X射线引起的机体的某种损伤所需的吸收剂量;D_2为所要研究的某种辐射线引起同样的损伤所需的吸收剂量。受辐射剂量越大,产生的生物效应越显著,但并非是线性关系。照射方式分为内照射和外照射。外照射又分为单方向照射和多方向照射,一次照射和分次照射。分次照射又与间隔时间、被照部位、被照面积等有关,这些都会影响到辐射的生物效应。

被照生物体对辐射的敏感度与被照体个体、器官、组织、细胞以及分子水平的辐射敏感性有关。就人而言,发育越成熟,对辐射的敏感性越低。老年机体因各种功能衰退,对辐射的敏感性增强。组织、细胞的辐射敏感性从强到弱排列如下:淋巴组织→淋巴细胞→胸腺(细胞)→骨髓→胃肠上皮(特别是小肠隐窝上皮细胞)→性腺(睾丸和卵巢的生殖细胞)→胚胎组织(以上为高度敏感)→感觉器官(角膜晶状体、结膜)→内皮细胞(血管、血窦和淋巴管内皮细胞)→皮肤上皮→唾液腺(以上为中度敏感)→内分泌腺→心脏(以上为轻度敏感)→肌肉组织→软骨及骨组织→结缔组织(以上为不敏感)。在同一细胞内,不同亚细胞结构的辐射敏感性相差很大,如细胞核比脑浆高100倍。从分子水平来说,下列次序的辐射敏感性渐小:DNA→mRNA(m核糖核酸)→rRNA→tRNA→蛋白质。

(2)放射性损伤的特点

放射性辐射引起的生物损伤与普通损伤不同。放射性损伤具有潜伏性,可能需经过一定时间才会显现出来。辐射引起的生物损伤按照时间顺序可分为潜伏期、显示期和恢复期3个阶段。

第一,潜伏期。从物体受到辐射,到首次检测出伤害之前,通常会有一段延迟时间,这段时间称为潜伏期。潜伏期的时间范围可能会很长。辐射引发的生物效应可分为急性和慢性2类。急性伤害效应可能在数分钟、数日或数周就表现出来,而慢性伤害效应则可能延迟数年、数十年或数代才表现出来。

第二,显示期。在显示期可以观察到一些不同的生物效应,最常见的现象是细胞停止进行有丝分裂。这种现象可能是暂时的,也可能是永久的,它与辐射剂量的多少有关。还可能产生的生物效应包括染色体破坏、染色质结团、形成巨大细胞或进行不正常的有丝分裂、细胞质颗粒化、染色体特征发生变化、原生质体黏度改变以及细胞壁渗透性的变化等。人体急剧接受1Gy以上的剂量会引起恶心和呕吐;当剂量大于3Gy时,被照射个体的死亡概率变得很大;而3~10Gy的剂量范围则称为感染死亡区。

急性照射的另一种效应是皮肤产生红斑或溃疡。因为皮肤最容易受到β射线和γ射线的照射,接收到较大的剂量。例如,单次接收3Gy的β射线或低能γ射线的照射,皮肤会产生红斑;剂量更大时,将出现水泡、皮肤溃疡等病变。

第三，恢复期。经过辐射暴露后，生物效应会在一段时间内恢复到某种程度，这种现象在急性伤害中尤为明显。在受照射后的数日或数周内出现的损伤可以恢复。然而，有后效的损伤不能恢复，这也是延迟伤害发生的原因。无论是来自体外的辐射照射，还是来自体内的放射性核素的污染，辐射对人体的作用都会导致不同程度的生物损伤，并在以后作为临床症状表现出来。这些症状的性质和严重程度以及它们出现的早晚取决于人体吸收的辐射剂量和剂量的分次给予情况。

（3）造成疾病

急性放射病是指人体在短时间（一般是数日内）受到一次或多次大剂量辐射所引起的全身性疾病。根据病情的基本改变，分为骨髓型（造血型）、肠型和脑型3种。

慢性放射病是指人体在较长时间内受到超过最大容许剂量当量外照射而引起的全身性疾病。在长期小剂量辐射中，机体对射线有一定的适应能力和自身修复能力。在受照剂量很小的情况下，只要平时注意防护，严格遵守操作规程，所受影响不大，不致引起放射损伤。只有在受到较大剂量照射或累积剂量达到一定水平时，才能造成职业性放射损伤或放射病。

慢性放射病的临床表现如下：头昏、头痛、乏力、易激动、记忆力减退、睡眠障碍、心悸、气短、食欲减退、多汗等自主神经紊乱综合征。早期一般没有明显体征，常见的是一些神经反射变化和神经血管调节方面的变化。病情如果继续发展，常伴有出血倾向，前臂试验呈阳性，内分泌有变化，皮肤营养障碍，眼晶体出现混浊等。少数较重患者可见早衰现象，外观和年龄极不相符。

小剂量外照射一般指小于1Gy的辐射。它包括2个方面：一是指一次照射较小的剂量，二是指长期受低剂量率的照射。

近期效应是在受照后60d以内出现的变化。早期临床症状常在受照射后当时或前几天内出现。根据国内外一些核事故受照人员临床资料分析，早期临床病症多数是在受照后当天出现，持续时间较短，大部分在照射后1～2d不加处理症状即可自行消失。从症状的严重程度来看，剂量较小时，一般仅表现为头晕、乏力、食欲减退、睡眠障碍、口渴、易出汗等；而剂量较大时，可出现恶心等症状。随着剂量的增加，症状的发生率也增加。早期临床症状的轻重与受照部位、照射面积的大小有着密切关系,同时也与个体的精神状态、体质强弱以及工作劳累程度有关。

远期效应是在受照后几个月、半年、几年或更长时间才出现的变化。远期效应可发生在急性损伤已恢复的人员,也可发生在长期受小剂量照射的人员。由于剂量低、作用时间长,因此机体对射线的作用有适应和修复能力。如受较低剂量的照射,机体的修复能力占优势,在受照后相当长的时间内机体反应不明显。如受较高剂量的慢性照射,累积剂量达到一定程度时,可出现慢性损伤。常见的小剂量慢性照射远期效应主要有血液和造血系统的变化、眼晶体混浊、白血病与肿瘤以及对生育力、遗传和寿命的影响。

(三)电磁污染与大学生健康

在大学生生活的环境中充满了各种各样的电磁波。大学生身边的各种电器设施、设备,大到输变电工程,小到移动电话,都在不同程度地向外界辐射电磁波。据统计,电子设备的平均辐射功率在以每10年10~30倍的速度增长。堆积如山的电器设备也带来了堆积如山的电磁辐射。电磁污染是指天然的和人为的各种电磁波干扰以及对人体有害的电磁辐射。在环境保护研究中,电磁污染主要是指当其强度达到一定程度、对人体机能产生不利影响的电磁辐射。电磁辐射污染已成为继空气、水源噪声等污染之后的新型污染,电磁辐射污染是肉眼看不见的电磁波污染,常被称为“电子烟雾”。

广义地说,一切对人类和环境造成影响的电磁辐射都可看作是电磁污染。电磁波谱的范围很大,从长波、中波、短波、超短波等无线电波,到以热辐射为主的远红外及红外线,再到可见光、紫外光,直至X射线、Y射线等放射性辐射,都属于电磁波范围。我们在这里讨论的电磁污染指的是由无线电波范围内的电磁辐射所造成的环境污染。电磁辐射污染通常是指人类使用产生电磁辐射的器具而泄漏的电磁能量流传播到环境中,其量超出本底值,其性质、频率、强度和辐射时间综合影响到一些人,使其感到不适,并对人体健康和周围环境产生影响。电磁辐射污染已经成为当今危害人类健康的重要污染类型之一。

1.电磁污染源

电磁辐射污染按其来源，主要可分为天然电磁辐射污染和人为电磁辐射污染。天然电磁辐射污染是由于某些自然现象造成的。像自然界中的雷电、火花放电、太阳黑子活动、宇宙中的恒星爆发、地球和大气层的电磁场、火山爆发、地层等都会产生电磁干扰。天然电磁辐射污染严重时对通信、导航和精密仪器设备都会造成明显的影响。

人为电磁辐射污染来自各种人工制造的电子设备，放电、工频电磁场和射频电磁辐射造成的电磁污染。目前，随着大量无线技术的推广和使用，射频电磁辐射成为环境电磁污染的主要因素。除按来源分类以外，还可按照频率的不同，将电磁辐射污染源分为工频场源和射频场源；按照电磁波的连续或间断，将电磁辐射污染源分为连续波源和脉冲波源等。

2.电磁辐射的危害机理

电磁辐射按是否产生电离作用可分为电离辐射与非电离辐射两类。电离辐射多为放射性辐射，笔者讨论的电磁辐射危害主要指非电离辐射危害。一般认为，电磁辐射对生物体的作用机制大体可分为热效应、非热效应以及累积效应。

非电离辐射危害主要是指工频场与射频场的危害。工频场的电磁场强度达到足够高时，能对人体发生作用。机体处在电磁辐射下，能吸收一定的辐射能量而发生生物学作用，这种作用主要表现为热作用。人体组织中含有的电介质可分为2类：在一类电介质中，分子在外电场不存在时，其正、负电荷的中心是重合的，称为非极性分子；在另一类电介质中，即使没有外电场的作用，分子正、负电荷的中心也不重合，则称为极性分子。如果分别把极性分子电介质与非极性分子电介质置于电磁场之中，在电磁场作用下，非极性分子的正、负电荷分别向相反的方向运动，致使分子发生极化作用成为偶极子(被极化的分子)。因偶极子的取向作用使极性分子发生重新排列。电磁场方向变化极快，致使偶极子发生迅速的取向运动。在这个过程中，偶极子与周围分子发生剧烈碰撞而产生大量的热。

此外，人体内电解质溶液中的离子因受场力作用会产生位置变化，当电磁场频率很高时，会在其平衡位置附近振动，使电解质发热。同时，人体内的某些成分为导体，如体液等，在不同程度上具有闭合回路的性质，在电磁场作用下，也可产生局部的感应涡流而生热。由于体内各组织的导电性能不同，电磁场对机体各个组织的热作用也不尽相同。

电磁场对人体的作用程度是与场强度成正比的。电磁场强度越大，分子运动过程中将场能转化为热能的量值也越大，身体热作用就越明显与剧烈。当电磁场的辐射强度在一定量值范围内，可使人的身体产生温热作用，有益于人体健康；当电磁场的强度超过一定限度时，将使人体体温或局部组织温度急剧升高，破坏热平衡而有害于人体健康。每个人的身体条件、个体适应性与敏感程度以及性别、年龄或工龄不同，电磁场对机体的影响也不相同。因此，衡量电磁场对机体的不良影响是一个综合分析的过程。

电磁辐射对人体的作用特征主要有如下2种。

(1)人体对电磁波的吸收作用

电磁波在不同介质中进行传播时，因介质的性质各不相同，在界面上必然发生电磁波反射、折射、绕射等现象。同时，在介质内还会发生电磁波能量被吸收甚至被极化等现象。人体也是电解质的一种，且人体由多层具有复杂形状的电解质所组成。

(2)人体对电磁波的反射与折射作用

当电磁波从含水量低的组织(如脂肪、骨髓等)向含水量高的组织(如肌肉等)传播时，在分界面上将发生反射现象。当反射波的相位与人射波的相位相差180°时，在含水量低的组织上(如脂肪)将出现驻波。反之，当电磁波从含水量高的组织向含水量低的组织传播时，在其分界面上也发生反射、折射现象，这些反射与折射作用的结果，可使电磁能量转化为热量的作用加剧，并且造成局部组织热负荷过大。骨骼对电磁波也可发生反射作用。

3.电磁污染对健康的危害

电磁辐射是隐形的，肉眼看不到，所以不容易引起人们的注意，但是长时间接触，会造成一些慢性伤害。电磁辐射危害的一般规律是随着波长的缩短，对人体的作用增大，微波危害最为突出。研究发现，电磁场的生物学活性随频率的加大而递增，危害程度也与频率成正比关系。不同频段的电磁辐射在大强度与长时间作用下，对人体的不良影响主要包括如下2个方面。

(1)中、短波频段(高频电磁场)

长时间暴露在高强度的高频电磁场下,作业人员及高场强作用范围内的其他人员会产生不适反应。高频辐射时主要引起机体的神经衰弱症候群和心血管系统的自主神经功能失调。症状主要表现为头痛、头晕、周身不适、疲倦无力、失眠多梦、记忆力减退、口干舌燥。部分人员会发生嗜睡、发热、多汗、麻木、胸闷、心悸等症状。女性发生月经周期紊乱现象。体检发现,少部分人员血压下降或升高、皮肤感觉迟钝、心动过缓或过速、心电图窦性心律不齐等,少数人员有脱发现象。

通过研究发现,高频电磁场对机体的作用是可逆的。脱离高频作用后,经过一段时期的休息或治疗,症状可以消失,一般不会造成永久性损伤。大量的调查研究表明,性别、年龄不同,高频电磁场对人体影响的程度也不一样。一般女性和儿童对高频电磁场比较敏感。

(2)超短波与微波

由于超短波与微波的频率很高,特别是微波频率更高,均在3×10^8Hz以上。在这样高频率的电磁波辐射作用下,人体可将部分能反射电磁能吸收。微波辐射的功率、频率、波形以及环境的温湿度、被照部位不同,对伤害的深度和程度有一定的影响。

微波辐射对人体的影响,除了引起比较严重的神经衰弱症状外,最突出的是造成自主神经机能紊乱,主要反映在心血管系统。如心动过缓、血压下降或心动过速、血压升高等。此外,微波还可能引起生殖系统和眼睛的损伤,微波对生殖系统和眼睛的伤害多为生物效应实验的结果,在实际中这两方面的病例较少,尚不构成普适性。

微波辐射对人体的作用还有非热效应的存在。人体暴露在强度不大的微波辐射时,体温没有明显的升高,但通常出现一些生理反应。长时间的微波辐射可破坏脑细胞,使大脑皮质细胞活动能力减弱,已形成的条件反射受到抑制,反复经受微波辐射可能引起神经系统机能紊乱。某些长时间在微波辐射强度较高的环境下工作的人员曾出现过疲劳、头痛、嗜睡、记忆力减退、工作效率低、食欲不振、眼内疼痛、手发抖、心电图和脑电图变化、甲状腺活动性增强、血清蛋白增加、脱发、嗅觉迟钝、性功能衰退等症状。但是这些症状一般不会很严重,经过一段时间的休息后就能复原。

微波辐射对生物体的危害具有累积效应。一般一次低功率辐射之后会受到某些不明显的伤害，经过4d可以恢复。如果在恢复之前受到第二次辐射，伤害就将积累，这样多次之后就形成明显的伤害。而长期从事微波工作，并受到低功率照射时间较长，要在停止微波工作后4～6周才能恢复。

（四）其他物理污染

除了上面介绍的噪声污染、放射性污染、电磁污染，物理性污染还包括光污染、热污染和振动污染等。随着人类社会的不断发展，物理污染呈现增长的趋势，对人体和环境的影响也日益加重，必须对其有足够的认识，并进行控制和治理。

1.光污染

眼睛是人体最重要的感觉器官。人靠眼睛获得75%以上的外界信息。人必须在适宜的光环境下工作、学习和生活。随着城市规模的不断扩大和城市的日益繁华，我国不少大中城市的光污染也在与日俱增。繁华都市的花花绿绿、五光十色，虽说是增添了现代城市的美丽和气派，给人们带来了欢乐和美的享受，但也给人们带来烦恼和忧虑。因为过强、过滥、变化无常的光也会损害人的视觉功能和身体健康。

早在20世纪初期，天文学家发现，室外照明光对天文观测的负面影响越来越严重，逐渐提出“光污染”的概念。目前，国内外对光污染并没有一个明确的定义。一般认为，光污染泛指过量的光辐射对人类的生活、工作、休息和娱乐带来的不利影响，进而损害人们的观察能力，并引起人体不舒适感的现象。据调查研究显示，光污染令1/5的人看不见银河，在远离城市的夜空，可以看到几千颗星星，而在大城市却只能看见几颗。

光污染主要来源于人类生存环境中日光、灯光以及各种反射、折射光源造成的各种过量和不协调的光辐射。光污染一般可以分为3类，即白亮污染、人工白昼污染和彩光污染。

2.热污染

随着科技和工农业生产的迅速发展，人们在利用能源的同时，也向自然界排放了大量的二氧化碳、水蒸气、热水等物质。近100年来，整个地球的年平均气温升高了0.7～1.0℃，而大城市的平均温度升高了2～3℃。热污染问题已经成为一个日益严重的环境问题。

所谓热污染就是指日益现代化的工农业生产和人类生活中所排放的各种废热危害环境而产生的污染。热污染可以污染大气和水体，如工厂的循环冷却水和工业废水中都含有大量的废热。而废热排入水体后，会造成水温骤升，并导致水中溶解氧锐减，造成一些水生生物在热效力作用下发育受阻或死亡，从而影响环境和生态平衡。在物理学中，热能的衡量标准是温度，因此在环境中，热能超标的直接表现就是环境温度的上升。热污染主要包括大气热污染和水体热污染。

此外，由于大量砍伐森林，草场过度放牧，使荒漠化、沙漠化状况日趋严重，加速了地球大气平均温度的升高。在城市地区，企事业单位、饭店、汽车、电气化设施及居民住宅区等无时无刻不在排放热量，在城市内形成了明显的“热岛效应”。热岛中心区域近地面气温高，大气上升，与其周围区域形成气压差异，周围近地面大气区域向中心区辐合，从而形成一个以城区为中心的低压旋涡，结果就使工业生产、日常生活、交通工具运转等产生的大量大气污染物（如硫氧化物、氮氧化物、碳氧化物、碳氢化合物等）聚集在热岛中心，危害人们的身体健康。

热污染不仅破坏地球上的热平衡，使局部或全球环境增温，还对人类及其生态环境产生直接或间接危害。热污染全面降低了人体机理的正常免疫功能，与此同时致病病毒或细菌对抗生素的耐药性却越来越强，从而加剧了各种新、老传染病的流行。热污染使温度上升，为各种病原体微生物等提供了最佳的滋生繁衍条件和传播机制，形成一种新的“互感连锁效应”，导致以疟疾、登革热、血吸虫病、恙虫病、流行性脑膜炎等病毒病原体疾病的扩大流行和反复流行。传染病呈急剧增长的趋势。1965年澳大利亚曾流行过一种脑膜炎，后经科学家证实，祸根是一种变形原虫，由于发电厂排出的热水而使河水温度增高，这种变形原虫在温水中大量滋生，造成水源污染而引起了脑膜炎的流行。

热污染使大气热量增加，地面反射太阳热能的反射率增高，吸收太阳辐射热减少，这就使得地面上升的气流相对减弱，阻碍云、雨的形成，进而影响正常的气候，造成局部地区炎热、干旱、少雨，甚至造成更严重的自然灾害。此外，热污染还会使臭氧层遭到破坏，使太阳光和其他放射线长驱直入,直接到达地面,导致人类皮肤癌等疾病的发生。

此外,城市的热岛效应会造成气候的异常变化,能源消耗增大,从而给居民的生活和健康带来很大的影响。污染物聚集在热岛区域,直接刺激人们的呼吸道黏膜,轻者引起咳嗽流涕,重者会诱发呼吸系统疾病;还会刺激皮肤,导致皮炎,甚至引起皮肤癌。人们长期生活在“热岛”中心,会表现为情绪烦躁不安、忧郁压抑、精神萎靡、胃肠疾病多发等,这就提醒我们热污染危害的严重性。

3. 振动污染

当物体在其平衡位置围绕平均值或基准值做从大到小,又从小到大的周期性往复运动时,就可以说物体在振动。当振动引起人体伤害或建筑物、机械设备损坏时,就形成了振动污染。日常生产和生活中接触到的振动源有电锯、电钻等电动工具,水泵、机床等机械工具,交通运输工具等。在振源的振动过程中,能量被消耗,转化成热能、声音、动能等。物理上的声波就是由于振动产生的。并不是所有的振动都是不好的,例如电场、磁场振动产生的电磁效应,就是现代电工的基础;弹跳运动对骨骼、肌肉、肺及血液循环系统都是一种良好的锻炼。这其中有一个度的问题。

人接触过量的机械振动,会产生不舒适、疲劳,甚至导致人体损伤。例如现在市场上常见的振动减肥机,并不是所有的人都可以使用,而且使用的时间有要求,过度使用会导致肌肉受损。振动形成的波产生了各种各样的噪声,不合时宜的振动以噪声的形式影响或污染环境,尤其是飞机、铁路、地铁、公路附近,经常会感觉到刺耳的声浪。所以说振动是环境污染的一个重要方面。我国于1989年7月1日起实施的《城市区域环境振动标准》对城市不同区域的环境振动标准限值做出了规定。

对振动的强度进行定量,同时研究不同程度的振动对人的影响,可以发现振动对人的影响大致有如下4种情况。

第一,人体刚能感受到振动的信息,这就是通常所说的“感觉阈”。人们对刚超过感觉阈的振动,一般并不觉得不舒适,即多数人对这种振动是可容忍的。

第二,振动的振幅加大到一定程度,人就感觉到不舒适,或者做出“讨厌”的反应,这就是“不舒适阈”。“不舒适”是一种心理反应,是大脑对振动信息的一种判断,并没有产生生理影响。

第三,振动振幅进一步增加,达到某种程度,人对振动的感觉就从“不舒适”进入到“疲劳阈”。对超过疲劳阈的振动,不仅有心理的反应,而且也出现生理的反应。这就是说,振动的感受器官和神经系统的功能在振动的刺激下受到影响,并通过神经系统对人体的其他功能产生影响,如注意力的转移、工作效率的降低等。对刚超过“疲劳阈”的振动来讲,振动停止以后,这些生理影响可以恢复。

第四,振动的强度继续增加,就进到“危险阈”(或“极限阈”)。超过危险阈时,振动对人不仅有心理、生理的影响,还产生病理性的损伤。这就是说,这样强度的振动将使感受器官和神经系统产生永久性病变,即使振动停止也不能恢复。

研究表明,长期接触振动会引起脑电图改变、条件反射潜伏期改变、交感神经功能亢进、血压不稳、心律不稳等;还会引起皮肤感觉功能降低,如触觉、温热觉、痛觉等出现迟钝。长期使用振动工具可产生局部振动病,是一种以末梢循环障碍为主的疾病,也可累及肢体神经及运动功能。发病部位一般多在上肢末端,典型表现为发作性手指变白(简称白指)。我国1957年就将局部振动病定为职业病。

影响振动作用的因素是振动频率、加速度和振幅。人体只对1~1000Hz振动产生振动感觉,频率在发病过程中有重要作用。30~300Hz主要是引起末梢血管痉挛,发生白指。频率相同时,加速度越大,其危害也越大。振幅大、频率低的振动主要作用于前庭器官,并可使内脏产生移位。频率一定时,振幅越大,对机体影响越大。寒冷是振动病发病的重要外部条件之一,寒冷可导致血流量减少,使血液循环发生改变,导致局部供血不足,促进振动病的发生。接触振动时间越长,振动病发病率越高。人对振动的敏感程度与身体所处位置有关。人体立位时对垂直振动敏感,卧位时对水平振动敏感。有的作业要采取强制体位,甚至胸腹部或下肢紧贴振动物体,振动的危害就更大。加工部件越大时,工人所受危害也越大,冲击力大的振动易使骨关节发生病变。

二、环境污染与健康

环境污染是指由于人为或自然的因素,环境的组成成分或状态发生变化，扰乱和破坏了生态系统的平衡及人类生活、生产环境，对人类和其他生物造成直接的、间接的或潜在的有害影响。严重的环境污染叫作环境破坏或公害。而由于严重环境污染引起的地区性疾病称为公害病。

环境污染的原因是多方面的，但最根本的原因是自然污染和人为污染。

当今世界，在由环境污染造成的环境问题中，危害最大的主要有温室效应、臭氧层破坏和酸雨3大问题。温室效应是指由于人类活动（含碳燃料燃烧和森林面积减少）造成大气中二氧化碳等气体含量增加，吸收红外线等长波辐射，直接妨碍地面热量向大气中释放，而使地球表面气温升高的现象。在大气层的平流层中，有一厚度约20km的臭氧层，它是太阳的紫外线作用使空气中的氧分子分解成氧原子，再合成臭氧而形成的。人类制造了大量会破坏臭氧层的物质，使臭氧层受到破坏。酸雨是指硫酸雾与降水结合的产物，其$pH<5.6$，呈酸性。

（一）环境污染物的来源和种类

环境污染物主要来源于生产性污染（工业生产污染和农业生产污染）、生活性污染（生活垃圾、粪尿、污水）和交通性污染（碳氢化物、氮氧化物、四乙基铅、噪声和石油等）。

环境污染物根据属性可分为化学性污染物（二氧化硫、氯气、氮氧化物、一氧化碳、硫化氢、铅、汞、镉、农药等）、物理性污染物（噪声、振动、电离辐射、非电离辐射以及热污染等）和生物性污染物（病原微生物、寄生虫和各种有害动植物等）3大类。

（二）环境污染对健康影响的特点

1.广泛性

环境污染物可使大气、水、食物、土壤受到污染，并且波及范围大，不分地界或国界。

2.长期性

由于环境污染区的居民长年累月地呼吸被污染了的空气，饮用污染的水或吃带有残留毒物的食物，因此环境污染物对这一污染区的人群健康影响持续时间长。

3.复杂性

环境污染物可经呼吸道、皮肤、胃肠道等途径进入人体。

4.多样性

环境污染物的组成很复杂，产生的生物学作用也是多样的，既有局部刺激作用，也有全身性危害；既有特异作用，也有非特异性作用。

（三）环境污染对健康的危害

环境污染可导致机体急性中毒或慢性中毒，还有致突变、致用、致畸作用。

1.急性中毒

急性中毒是指由于环境污染物在短期内大量侵入人体造成的危害。其来势凶猛，病情发展迅速，后果严重。如英国伦敦烟雾事件、洛杉矶光化学烟雾事件、日本森永奶粉中毒事件、印度博帕尔毒气泄漏事件。

2.慢性中毒

慢性中毒是指由于环境污染物长期、少量、反复侵入人体造成的危害。其潜伏期长，病情进展不明显，容易被忽视。如水俣病，即人长期食用日本熊本县水俣湾（含大量汞的废水排入河里）的鱼贝类而出现肢端感觉麻木、中心视野缩小、运动失调、语言和听力障碍等表现，疼痛病（又称骨痛病，指日本富山县神通川流域的人食入受镉污染的河水和镉含量增加的水稻、大豆等食物出现全身非常疼痛的症状）等。

3.致突变作用

机体的遗传物质在一定条件下，在化学、生物和物理诱变原的作用下发生突然的变异称为突变，它主要表现在染色体畸变（指染色体数目和结构的异常）和基因突变（指DNA分子上的损伤）两方面。

4.致癌作用

对于肿瘤的病因学问题，至今虽尚未完全阐明，但有些学者认为人类癌症的病因70%～80%与环境因素的化学、物理和生物致癌因素有关，其中80%～90%为化学因素，5%为病毒等生物因素，5%为放射性等物理因素。

5.致畸作用

致畸作用是指由于遗传因素和环境因素（包括化学、物理和生物性致畸物)的影响引起胎儿形态结构上的异常,表现为四肢畸形和内脏器官缺陷。

第二节 生物因素与健康

自然环境(又称物质环境)是指人类周围的客观物质世界,如水、空气、土壤及其他生物等。自然环境是人类生存的必要条件。在自然环境中,影响人类健康的因素主要有生物因素、物理因素和化学因素。

生物因素是指影响生物生长、形态、发育和分布的任何其他动物、植物或微生物的活动。影响人类健康的生物因素主要有遗传、微生物(细菌、病毒、真菌、支原体、衣原体、立克次体、螺旋体等)和寄生虫,其中微生物和寄生虫对大学生健康的影响是较常见的,因此,本节主要讲述微生物和寄生虫因素。

一、细菌

细菌为原核微生物的一类,是一类形状细短,结构简单,多以二分裂方式进行繁殖的原核生物。细菌的个体非常小,主要由细胞膜、细胞质、核糖体等部分构成,有的细菌还有荚膜、鞭毛、菌毛等特殊结构。细菌是个体数量最多,广泛分布于自然界的土壤和水中,或与其他生物共生存的有机体,是大自然物质循环的主要参与者。

细菌也对大学生活动有很大的影响。人类时常利用细菌,例如奶酪及酸奶的制作、部分抗生素的制造、废水的处理等,都与细菌有关。在生物科技领域中,细菌也有着广泛的应用前景。然而,细菌是许多疾病的病原体,包括肺结核、淋病、炭疽病、鼠疫等疾病都由细菌所引发。

(一)细菌的致病性

1.细菌的毒力

细菌的毒力是指病原菌致病性的强弱程度。构成毒力的物质主要有侵袭力和毒素。

(1)侵袭力

侵袭力是指病原菌突破机体的防御,侵入机体并在体内生长繁殖、蔓延扩散的能力。侵袭力主要包括菌体表面结构和侵袭性酶类。

菌体表面结构主要有荚膜及其他表面物质和菌毛。荚膜具有抵抗吞噬细胞的吞噬和体液中杀菌物质的作用。有些细菌表面有微荚膜、Vi抗原、K抗原等类似荚膜的物质，具有抗吞噬、抵抗抗体和补体的作用。多数革兰阴性菌有菌毛，通过其与宿主细胞表面的相应受体结合，黏附并定居在黏膜表面，有助于细菌侵入。

侵袭性酶是某些细菌代谢过程中产生的与致病性有关的胞外酶，分泌到菌体周围，具有协助细菌抗吞噬或利于细菌在体内扩散的作用。

(2)毒素

细菌的毒素是病原菌的主要致病物质。按其来源、化学性质和毒性作用等不同，可分为外毒素和内毒素2种。

外毒素是指细菌在生长繁殖过程中合成并分泌到菌体外的毒性物质。外毒素主要由革兰阳性菌产生，大多为多肽蛋白质，性质不稳定，不耐热，易被酸和消化酶灭活，毒性较强，具有特异的组织亲和性，可选择性作用于靶组织，具有良好的抗原性，可刺激机体产生具有中和外毒素作用的抗毒素，同时也可在甲醛作用下而脱毒并保留外毒素的免疫原性(称类毒素)。

内毒素是指许多革兰阴性菌的细胞壁结构成分(脂多糖)，只有当细菌死亡、破裂、菌体自溶，或用人工方法裂解细菌才释放出来。内毒素是由脂质A、非特异核心多糖和菌体特异性多糖(O特异性多糖)3部分组成，其中脂质A是内毒素的主要毒性成分。

内毒素的性质稳定，耐热，在强酸、强碱、强氧化剂中煮沸30min才被灭活。内毒素抗原性弱，不能用甲醛脱毒制成类毒素。内毒素LPS可刺激巨噬细胞、血管内皮细胞等产生IL-1、IL-6、TNF-α等，少量内毒素可诱发这些细胞因子而导致发热、微血管扩张、炎症反应等免疫保护性应答，大量内毒素可导致高热、低血压休克、弥散性血管内凝血(DIC)等。内毒素的毒性作用较弱，可引起发热、白细胞增多、感染性休克、弥漫性血管内凝血等危害。

2.细菌的数量

细菌引起疾病，除需有一定的毒力外，尚需要有一定的数量。毒力越强，致病所需菌量越少；毒力越低，其菌量越多。

3. 细菌感染途径

具有一定的毒力和足够数量的病原菌,也不一定能导致疾病,还要有适当的侵入门户,到达一定的器官和组织细胞才能致病。根据病原菌侵入门户的不同,其感染途径可分为呼吸道感染、消化道感染、皮肤黏膜创伤感染、接触感染、虫媒感染等。

(二)细菌对大学生健康的影响

细菌广泛存在于自然界,在土壤、水、空气、食物、用具、人体体表及跟外界相通的腔道中均有细菌存在。细菌对环境、人类和动物既有利又有害。例如:在醋的传统制造过程中,利用空气中的醋酸菌使酒精转变成醋。其他利用细菌制造的食品还有奶酪、泡菜、酱油、酒等。细菌和链霉菌可分泌链霉素、多种抗生素等,都是有利的。但细菌可通过接触、空气传播、食物、水和带菌微生物等途径,导致肺结核、淋病、炭疽病、鼠疫、破伤风、伤寒、肺炎、霍乱等疾病,严重威胁大学生的健康。

二、病毒

病毒是一类不具有细胞结构,具有遗传、复制等生命特征的微生物。病毒是介于生物与非生物之间的一种原始的生命体。病毒是一种体积非常微小,结构极其简单的生命形式;具有高度的寄生性,完全依赖宿主细胞的能量和代谢系统获取生命活动所需的物质和能量;同所有的生物一样,有遗传、变异、进化的能力。但是病毒离开宿主细胞,便停止活动。

目前已知80%的传染病是由病毒引起的,如艾滋病、肝炎、流感、脑炎以及非典型肺炎(SARS)等。病毒性疾病具有传染性强、传播广且死亡率较高的特点。某些传染病目前还缺乏确切有效的防治药物。

(一)病毒的致病性

1. 亲嗜性和损伤性

病毒性感染具有宿主种属特异性和组织亲嗜性,而这种特性由细胞膜上的病毒受体的特异性决定。病毒的细胞、组织和器官亲嗜性造成了病毒对特异组织器官的损伤,形成临床上不同系统的疾病。

2. 免疫病理损伤

病毒抗原以及细胞感染后产生的自身抗原会导致机体的变态反应

和炎症反应。

体液免疫病理作用。许多病毒能诱发细胞表面出现新抗原，当特异性抗体与这些抗原结合后，在补体参与下引起细胞破坏。有的病毒抗原与相应抗体结合形成免疫复合物，可长期存在于血液中。当这种免疫复合物沉积在某些器官组织的膜表面时，激活补体引起II型变态反应，造成局部损伤和炎症。

细胞免疫病理作用。细胞免疫在其发挥抗病毒感染的同时，特异性细胞毒性T细胞液对病毒感染细胞造成损伤。病毒蛋白因与宿主细胞蛋白之间存在共同抗原性而导致自身免疫应答（即自体免疫疾病）。

3.病毒对免疫系统的致病性

病毒感染引起免疫抑制。许多病毒感染可引起机体免疫应答降低或暂时性免疫抑制。这种免疫抑制使病毒性疾病加重、持续，并可能使疾病进程复杂化。原因可能为病毒直接侵犯免疫细胞。

病毒对免疫活性细胞的杀伤性。目前只发现人类免疫缺陷病毒侵犯并杀伤巨噬细胞和T辅助细胞后，使其数量大减，导致细胞免疫功能低下。

病毒感染引起自身免疫疾病。病毒感染免疫系统后可导致免疫应答功能紊乱，主要表现为失去自身与非自身抗原的识别功能。病毒感染细胞后，除了前述病毒新抗原与细胞抗原结合，改变细胞膜表面结构成为“非己物质”外，也有可能使正常情况下隐蔽的抗原暴露或释放出来，导致机体对这些细胞产生免疫应答，免疫细胞核免疫因子对这些靶细胞发挥作用，从而发生自身免疫疾病。

（二）病毒对大学生健康的影响

病毒感染通常是病毒通过黏膜或破损皮肤等途径侵入机体，在局部或全身的易感细胞内复制增殖，造成机体不同程度的损害而导致疾病。病毒感染导致疾病的途径常见的有以下2种。

1.水平传播

水平传播是指病毒在人群不同个体之间的传播方式。例如：流感病毒、麻疹病毒等可经呼吸道传播，导致流感、麻疹；甲肝病毒等可经消化道传播，导致甲型肝炎；乙脑病毒等可经媒介昆虫叮咬传播，导致流行性乙型脑炎；人类免疫缺陷病毒（HIV病毒）可经性接触传播，导致艾滋病;乙肝病毒可经手术、输血、注射等传播,导致乙型肝炎。

2.垂直传播

垂直传播是指病毒通过胎盘或产道,由亲代直接传给子代的方式。垂直传播是病毒感染的特点之一。例如乙肝病毒、风疹病毒、巨细胞病毒、人类免疫缺陷病毒经胎盘由母亲传播给子代,可导致子代与母亲相同的疾病或导致死胎、早产、先天畸形。

三、寄生虫

寄生虫是指一种生物将其一生的大多数时间寄生在另外一种动物(人、家畜、鸟类和鱼类等),即宿主或寄主上,同时对被寄生动物造成损害。

寄生虫的特征是寄生。寄生就是两种生物生活在一起,其中有一种不能独立生活,而长期或暂时生活于另一方生物的体内或体表,以另一生物的组织、体液或营养物质生存,同时给被寄生的生物带来危害,甚至造成死亡。

寄生的特点是一方获利,另一方受害。被寄生的生物称为宿主,宿主可以是人、家畜、各种鸟类和鱼类等。

(一)寄生虫的分类

寄生虫的分类方法很多,这里介绍按寄生环境的分类。按寄生环境可将寄生虫分为2类。

1.体内寄生生物

体内寄生生物是指一切寄生在寄主体内的寄生生物。例如消化道内寄生的蛔虫、钩虫、绦虫等,阴道内寄生的阴道毛滴虫,肝内寄生的肝吸虫、棘球蚴(包虫)等,肺内寄生的卫氏并殖吸虫,脑组织寄生的猪囊虫、弓形虫等,血管内寄生的血吸虫,淋巴管内寄生的丝虫,肌肉组织寄生的旋毛虫幼虫,细胞内寄生的疟原虫、利什曼原虫,骨组织寄生的包虫,皮肤寄生的疥螨、毛囊螨,眼内寄生的吸吮线虫、猪囊虫等。

2.体外寄生生物

体外寄生生物是指一切寄生在寄主体外的寄生生物。例如人体表寄生虫在人类纺织物和皮肤之间寄生,甚至寄生在人的皮肤以下,鼻孔、阴茎等腔道;畜禽体表寄生虫寄生在畜禽体表被毛下,例如经常寄生在种鸡、蛋鸡羽毛下的虱子、螨虫，严重地影响寄主的生长、发育。

（二）寄生虫的致病性

寄生虫广泛存在于水、土壤、食物、植物等自然界中，它侵入宿主体内之后，经过一段时间的移行，最终到达其特定的寄生部位，发育成熟。

1.夺取宿主的营养

寄生虫在生长、发育和繁殖过程中，需要从宿主体内获取糖类、蛋白质、维生素、无机盐等各种营养物质。

寄生虫从宿主体内夺取营养的方式有：①直接摄取宿主肠道中的营养物质。如绦虫的成虫寄生在宿主肠道中，透过皮层直接吸收各种营养物质。②吸取宿主的血液。如钩虫、蜱等直接吸取宿主的血液作为食物。③消化、吞食宿主的组织细胞。如绵羊夏柏特线虫将宿主的大肠黏膜纳入口囊中并吞食宿主的组织。宿主体内大量营养物质被夺走，导致宿主抵抗力下降，表现出营养不良、贫血、消瘦、生长发育迟缓等。

2.机械性损伤

具体包括：①损伤宿主的组织器官。某些寄生虫的幼虫在侵入宿主时，引起侵入处的皮肤、黏膜的损伤。如钩虫的幼虫侵入宿主皮肤时引起的皮炎，蛔虫的幼虫侵入肠壁时引起的黏膜损伤和出血。②堵塞宿主的腔道。如猪严重感染蛔虫时，大量蛔虫虫体积聚在小肠，引起肠道阻塞，可导致肠扭转和肠套叠甚至肠破裂。③压迫组织器官。一些寄生虫在宿主体内不断增大，对周围组织产生压迫，使之萎缩、变性、坏死，导致相应的功能障碍。如脑多头蚴压迫脑组织而导致各种神经症状。

3.毒性和抗原物质的作用

寄生虫的分泌物、排泄物和死亡虫体的分解物等，可对宿主有毒性作用，这是寄生虫危害宿主最重要的方式。例如溶解组织内阿米巴侵入肠黏膜和肝时，分泌溶组织酶，溶解组织细胞，引起宿主肠壁溃疡和肝脓肿。阔节裂头绦虫的分泌排泄物可影响宿主的造血功能而引起贫血。

另外，寄生虫的代谢产物和死亡虫体的分解物又都具有抗原性，可使宿主致敏，引起局部或全身变态反应。例如血吸虫卵内毛蚴分泌物引起周围组织发生免疫病理变化——虫卵肉芽肿，这是血吸虫病最基本的病变和主要致病因素。疟原虫的抗原物质与相应抗体形成免疫复合物，沉积于肾小球毛细血管基底膜，在补体参与下，引起肾小球肾炎和刺球蚴囊壁破裂，囊液进入腹腔，可引起宿主发生过敏性休克，甚至死亡。

4.超敏反应

寄生虫在宿主体内常会诱导宿主产生超敏反应，造成组织的损伤。这是寄生虫致病作用之一。超敏反应一般分为四型，即Ⅰ型（速发型超敏反应）、Ⅱ型（细胞毒性超敏反应）、Ⅲ型（免疫复合物性超敏反应）、Ⅳ型（迟发型超敏反应）。前三型为抗体介导的超敏反应，Ⅳ型主要是T细胞和巨噬细胞所介导的超敏反应。

5.免疫反应

寄生虫及其产物对宿主而言均为异物，能影响宿主的防御功能，即免疫。宿主对寄生虫的免疫表现为免疫系统识别和清除寄生虫的反应，其中有些是防御性反应。例如宿主的胃酸可杀灭某些进入胃内的寄生虫。有的反应表现是将组织内的虫体局限、包围以至消灭。免疫反应是宿主对寄生虫作用的主要表现，包括非特异性免疫和特异性免疫。

总之，寄生虫与宿主之间相互作用的结果，可出现宿主把体内寄生虫清除了，防御再感染；也可出现宿主清除了大部分或者未能清除体内寄生虫而对再感染具有一定的抵抗力，使它们之间可维持相当长时间的寄生关系，如见于大多数寄生虫感染或带虫者；还可出现宿主不能控制寄生虫的生长、繁殖，产生明显的临床表现，导致寄生虫病。

（三）寄生虫对大学生健康的危害

寄生虫对人体健康的危害，主要表现在病原引起寄生虫病和作为疾病的传播媒介两方面。寄生虫病对人体健康危害十分严重，甚至可危及生命。寄生虫病的危害是普遍存在的公共卫生问题。寄生虫导致的寄生虫病常见的有疟疾、血吸虫病、丝虫病、利什曼病、锥虫病、蓝氏贾第鞭毛虫病、蛔虫病、鞭虫病、钩虫病、蛲虫病、弓形虫病、隐Ⅲ孢子病、肺孢子虫病、小龙虾肺吸虫病、生鱼片肝吸虫病、螺广州管圆线虫病、菱角姜片虫、阿米巴病等。

寄生虫病的预防：应做到饭前便后要洗手，注意个人卫生并勤洗澡，彻底煮熟肉类、海产食物，消灭蚊子等昆虫，感染寄生虫后要及时就医。

四、其他病原微生物

（一）立克次体

立克次体（Rickettsia）为革兰阴性菌，是一类专性寄生于真核细胞内的革兰染色阴性原核生物，是介于细菌与病毒之间，而且接近于细菌的一类原核生物。主要寄生于节肢动物，可通过蚤、虱、蜱、螨传入人体，在血管内皮细胞及单核吞噬细胞系统中繁殖引起细胞肿胀、增生、坏死，微循环障碍，可导致皮疹、肝大、脾大、斑疹伤寒、战壕热等。

（二）衣原体

衣原体为革兰阴性病原体，是在细胞内寄生、有独特发育周期的原核细胞性微生物。衣原体广泛寄生于人类、鸟类及哺乳动物。常见的可引起人类疾病的衣原体有沙眼衣原体、肺炎衣原体、鹦鹉热肺炎衣原体等，可通过直接或间接接触、呼吸道等传播，导致沙眼、急性化脓性结膜炎、泌尿生殖道感染、性病、淋巴肉芽肿、呼吸道感染及衣原体肺炎等疾病。

（三）真菌

真菌是具有细胞核和细胞壁的异养生物。大多数真菌的细胞壁中有最具特征性的甲壳质及纤维素。真菌的细胞器常见的有线粒体、微体、核糖体、液泡、溶酶体、泡囊、内质网、微管、鞭毛等。真菌在自然界分布广。某些真菌常寄生于人体内，当人体受某些因素影响而免疫力下降时，通常可引起严重的危害，导致皮肤真菌感染（手足癣、体癣等）、泌尿生殖系感染等。

（四）支原体

支原体（又称霉形体）是细胞中唯一可见的核糖体细胞器，是目前发现的最小、最简单的原核生物。支原体黏附于呼吸道或泌尿生殖道上皮细胞并定居后，通过不同机制引起细胞损伤。例如，可通过获取细胞膜上的脂质及胆固醇引起膜损伤，并释放神经外毒素、磷酸酶及过氧化氢等进一步引起损害,可导致呼吸道感染及支原体肺炎(又称原发性非典型肺炎)、泌尿生殖系统感染等疾病。

第三节 校园环境与健康

一、教室和宿舍污染对大学生健康的危害

相对家庭装修造成的污染而言,学校教室和宿舍的环境污染危害更大。这是因为:一是学生在教室待的时间比较长,一天大概有一半的时间在学校,而且90%的时间是以室内活动为主;二是学校教室和宿舍的学生密度比较大,人员比较集中,在装饰装修造成室内环境污染的同时,还特别容易造成室内的二氧化碳超标和生物性污染;三是学生身体尚未发育成熟,特别是中小学生正处在发育旺盛期,个人抵抗能力较成年人差,学生长期接触室内装修或者家具产生的苯、甲醛、氨气体等物质,极易导致慢性呼吸道炎症,造成头晕、头痛、恶心、胸闷、气喘等神经、免疫、呼吸系统和肝脏的损害。

此外,夏季室内空气污染对人体健康危害也不小。这是因为:一是夏季气温高、气压低、湿度大,再加上普遍使用空调,房间封闭比较严,造成室内空气换气率低。另外在夏季温度高和湿度大的情况下,由于建筑、装饰装修和家具造成的室内甲醛、氨、苯等有毒有害气体释放量增加。二是空气污染会引起血压升高。另外,空气中的污染物质会造成肺部炎症或引起导致心脏功能发生改变的化学物质的释放,从而使心脏病人病情加重,严重者会引起死亡。三是室内环境健康医疗中心医学专家也指出,气温高的时候,人体的血管扩张,血液的黏稠度增加,体质差的人本身身体的抵抗能力和耐热能力较差,再加上室内空气中的各种化学性污染物质的侵害,更容易对人体造成伤害,加剧心血管病人的病症。

二、教室内空气污染问题

作为学生,除了放假,大部分的时间是在教室度过的。所以,教室的空气质量对大学生来说就相当重要了。在生活中我们通常会发现,

教室空气并不是特别好，特别是早上初进教室时，经常会闻到一种很闷的味道。现在的班级一般都是50~60人，二氧化碳的排放量较多，对一个普通教室来说环境已经不是很好了，再加上教室的其他空气污染，例如：粉笔灰、尘埃、课桌的油漆味等，甚至我们用的学习用品，穿的鞋子都会对教室空气造成影响。学校所处的位置也会对教室的空气有影响，处于工厂附近的或者靠近工业区的空气会比处于郊区的差，而处于郊区的会比处于农村的差。那么它们又会给我们的身心健康造成哪些影响呢？

（一）粉尘

教室中的粉尘主要来源是粉笔。由于板书需要，通常一堂课下来，很多老师都受到粉尘的影响。有时由于连堂课，还来不及洗手就要匆匆赶往下一个班级。所以长年累月的积累，很多老师都患上了职业病。老师的手变得粗糙，更严重者甚至对粉笔产生过敏，并造成手指不同程度的溃烂。而据许多老师反应，粉笔灰对他们的肺、咽部、喉等都带来了不小的影响，有时甚至会因为粉笔灰而咳嗽不止。这些不仅影响了老师的身体健康和上课的心情，而且还影响了学生的学习效率。

而每天除了老师之外，还有许多前排的同学也吸入了不少粉笔灰。这些粉尘落在皮肤上会堵塞皮囊腺而引起皮肤干燥，继发感染时可形成毛囊炎、脓皮病等病症，更有甚者会使皮肤病变，引发溃疡性皮炎。

（二）学习用品

学生每天都在和笔、笔记本等学习用品打交道。而这些学习用品中有不少对教室内的空气产生了一定的污染。

据了解，有相当一部分大学生喜欢用带有香味的笔芯和笔记本。而商店中有30%～40%的文具带有香味，这些带有香味的学习用品中或多或少都添加了香精。这些文具用久了之后会使学生产生头晕、恶心等症状。有些工业香精中含有苯，苯是一种略带芳香的有机溶剂，在工业中有着广泛的用途，例如做皮鞋用的胶、笔芯里其他香精的溶剂、多种油漆和装修涂料中的溶剂等，都含有苯。

苯在不通风的情况下，短时间内吸入高浓度苯蒸气，会造成急性中毒、头晕、头痛、恶心、呕吐、走路不稳、神志不清。长期接触低浓度苯可能导致慢性中毒，严重者可导致再生障碍性贫血及白血病。症状：身体虚弱，血液中白细胞减少，身体免疫功能下降，严重中毒者全部血细胞（白细胞、红细胞、血小板）都减少，又称再生障碍性贫血。

据调查，不少大学生的铅笔盒已经不放橡皮了，取而代之的是涂改液。因为涂改液用起来方便，而且覆盖力很强，但涂改液涂改了字迹，却留下了某些有毒物质，对人体的伤害很大，如果长期使用涂改液很容易造成慢性中毒。

涂改液不像胶条一样容易把纸撕破，也不像橡皮那样对钢笔、圆珠笔束手无策，它方便、快捷、干净、覆盖力强，被学生们当作是改正错误的好帮手。

如今，涂改液的使用越来越广泛。有关专家明确指出：涂改液虽小毒性却很大。

涂改液确实是有害的，因为它是一种化学的合成物，这里面危害性比较大的首先是二甲苯，长期使用可以对肝脏、肾脏等造成长期的、慢性的危害，甚至有少数的孩子还会引起像白血病等的症状。其次是各种各样的卤代烃，包括二氯乙烷，三氯乙烷、四氯乙烷等，这些化合物对眼睛有很明显的刺激，经常使用会造成流眼泪、眼睛发红，个别的还会造成恶心、呕吐、浑身不舒服，甚至造成一些更严重的长期的危害。干得快是涂改液的一个优点，因为它里面含有挥发性很强的有机烃类物质，也正因为如此，它对孩子的五官会造成更加明显的损害，这加强了它的毒性渗透。

（三）腐败气体

普通教室的学生数一般都为40~50人，这么多人，每天都会产生大量的垃圾。诸如：牛奶盒、食品包装袋等。在天气炎热的夏季，垃圾如果没有及时倒掉，所散发出的气味不免让附近的同学产生恶心、呕吐等反应，更使老师和同学们上课的心情受到影响。

三、营造校园健康环境

（一）校园绿化

校园绿化是指以人工的方法在校园里栽种花草树木，使大学校园环境有利于教学、科研和师生员工的生活、学习、工作，更有利于高校物质文明和精神文明建设。校园绿化对学生健康起着重要作用。

1.净化空气

校园环境的绿化可以使绿化植物从空气中吸收二氧化碳、放出氧气的光合作用增强，使空气清新，达到换气的作用；也可使绿色植物从空气中吸收二氧化碳、氟化氢等有毒气体和致癌物质等，降低致毒、致癌因素；还可因某些植物能分泌杀细菌、真菌、病毒等病原微生物的物质而使空气中病原微生物减少，从而净化校园空气。

2.减少污染

校园环境的绿化可对灰尘、粉尘等污染物有明显的阻挡、过滤和吸收作用，减少空气污染可对放射性物质有辐射阻隔、过滤和吸收作用，减少放射性污染；可对噪声有吸收和反射作用，减少噪声污染，从而使校园污染减少，有利于学生健康。

3.减少物理因素等的危害

校园环境的绿化可降低紫外线、光辐射、风沙等对人体的刺激和对人体健康的危害。

4.营造小气候

校园环境的绿化可吸收紫外线，使林荫处的气温比空旷处低3～5℃而调节气温；也可吸收水分，使林荫处的湿度比空旷处高7%～14%而调节湿度；还可阻挡风，使防风范围增大、风速减小而调节风速，从而营造一个适宜生活、学习，有益健康的校园小气候。

（二）营造和谐的人际环境

在校园文化环境方面，校园人际环境对学生健康成长影响最大。在校园里，班级是学生成长的摇篮，班级中学生间的人际关系会影响每一位学生的成长。要开展丰富多彩的知识讲座、辩论赛、演讲赛、征文比赛、读书工程、体育节等校园活动，为学生搭建起发挥、展现学生创造才能的舞台，激发学生热爱自然、热爱祖国、热爱生活、奋发向上的思想情感；建立友爱、信赖、关心、负责、和谐的校园人际关系，营造和谐的校园环境氛围，促进学生身心健康。

总之，学校应以人为本、以健康为中心，加强学生的德育建设，使其自觉树立社会公德，养成良好的卫生习惯，增强自我保健意识和能力，积极参加营造校园健康环境建设，提高健康素质。

第四节 卫生服务与健康

卫生服务是指卫生系统借助一定的卫生资源，向居民提供的医疗、预防、保健、康复等各种活动的总称。卫生服务是针对个人和人群进行的有益于健康的、医学行为的、全方位的、人性化的管理和看护。

党的卫生工作目标是“推进健康中国建设”。为适应新形势与任务，习近平主席提出了新时期我国卫生与健康工作新方针“要坚持正确的卫生与健康工作方针，以基层为重点，以改革创新为动力，预防为主，中西医并重，将健康融入所有政策，人民共建共享。要坚定不移贯彻预防为主方针，坚持防治结合、联防联控、群防群控，努力为人民群众提供全生命周期的卫生与健康服务。”新时期我国卫生与健康工作新方针的重点在基层社区卫生服务中心，其重心在预防。

一、社区卫生服务

社区卫生服务是指在政府领导、社区参与、上级卫生机构的指导下，以基层卫生机构为主体，全科医师为骨干，合理使用社区资源和适宜技术，以人的健康为中心、家庭为单位、社区为范围、需求为导向，以妇女儿童、老弱病残、贫困居民等为服务重点，以解决社区主要卫生问题、满足基本卫生服务需求为目的，融预防、医疗、保健、康复、健康教育、计划生育技术服务功能等为一体的有效、经济、方便、综合、连续的卫生服务。为大学生的健康提供了一定的保障。

（一）社区卫生服务的基本原则

社区卫生服务的基本原则如下。

第一，坚持为人民服务的宗旨。依据社区人群的需求，正确处理社会效益和经济效益的关系，把社会效益放在首位。

第二，坚持政府领导、共同参与。坚持政府领导，部门协同，社会参与，多方筹资，公有制为主导。坚持预防为主，综合服务，健康促进。

第三，坚持以区域卫生规划为指导。引进竞争机制，合理配置和充分利用现有卫生资源，提高卫生服务的可行性，做到低成本、广覆盖、高效益，方便群众。

第四，坚持社区卫生服务与社区发展相结合，保证社区卫生服务可持续发展。

第五，坚持实事求是。积极稳妥，循序渐进，因地制宜，分类指导，以点带面，逐步完善。

（二）社区卫生服务的基本功能

社区卫生服务的基本功能有：开展社区卫生状况调查，进行社区诊断，向社区管理部门提出改进社区公共卫生的建议及规划，对社区爱国卫生工作予以技术指导。有针对性地开展慢性非传染性疾病、地方病与寄生虫病的健康指导、行为干预和筛查以及高危人群监测和规范管理工作。负责辖区内免疫接种和传染病预防与控制工作。运用适宜的中西医药及技术，开展一般常见病、多发病的诊疗。提供急救服务。提供家庭出诊、家庭护理、家庭病床等家庭卫生保健服务。提供会诊、转诊服务。提供临终关怀服务。提供精神卫生服务和心理卫生咨询服务。提供妇女、儿童、老年人、慢性病人、残疾人等重点人群的保健服务。提供康复服务。开展健康教育与健康促进工作。开展计划生育咨询、宣传并提供适宜的技术服务。提供个人与家庭连续性的健康管理服务。负责辖区内社区卫生服务信息资料的收集、整理、统计、分析与上报工作。在社区建设中，协助社区管理部门不断拓展社区服务，繁荣社区文化，美化社区环境，共同营造健康向上、文明和谐的社区氛围。根据社区卫生服务功能和社区居民需求，提供其他适宜的基层卫生服务。

因此，社区卫生服务的基本功能为采取预防保健、医疗和康复等综合服务来实现、推进和达到“人人享有卫生保健”的全球卫生战略目标。

二、疾病的预防

党的卫生工作方针以预防为主。在社区卫生的预防、保健、医疗和康复等综合服务中，预防列在其首位。说明在疾病控制中，预防起着关键性、决定性作用，对疾病控制具有重要意义。在疾病预防工作中，实施疾病的三级预防策略。

（一）疾病的三级预防

1.一级预防

一级预防又称病因预防，是在疾病尚未发生时针对病因所采取的措施，主要针对机体、环境、社会的预防措施，是预防、控制和消灭疾病的最积极、最有效的根本措施。加强对病因的研究，减少对危险因素的接触，是一级预防的根本。因此，一级预防应采取增强机体抵抗力、戒除不良嗜好、进行系统的预防接种、做好婚前检查等针对机体的预防；加强优生优育，围绕产期保健工作，防止近亲或不恰当婚配；消除可导致高血压、冠心病、癌症、哮喘、溃疡病等心理和社会致病因素，从而达到减少或消除导致疾病发生的原因，维护机体健康。

对于传染病而言，防疫措施包括对传染源的控制措施、切断传播途径及各种预防性措施，目的都是控制不发生新的传染性和流行性疾病，也属于一级预防。

开展一级预防时常采取双向策略，即健康促进和健康保护。前者是指对整个人群的普遍预防，后者则是对高危人群的重点预防。将二者结合起来，可相互补充，提高效率。例如，对于艾滋病的一级预防，一方面通过宣传教育使整个人群了解艾滋病如何传播以及怎样预防；另一方面促进高危人群的安全行为，例如使用避孕套或一次性注射器等。对于高血压，可通过体育锻炼、合理饮食等健康促进措施加以预防，还可通过控制食盐的摄入量等健康保护措施预防。通过控制吸烟预防肺癌，食盐中加碘预防地方性甲状腺肿，进行免疫接种预防麻疹、乙型肝炎、脊髓灰质炎等均为一级预防。

2. 二级预防

二级预防又称临床预防，是在疾病的潜伏期为了阻止或减缓疾病的发展而采取的措施。其主要措施是早期发现、早期诊断和早期治疗，所以二级预防又称为“三早”预防。“三早”预防是在疾病初期采取的预防措施。对于传染病，“三早”预防就是加强管理，严格疫情报告。除了及时发现传染病人之外，还要密切注意病原携带者。对于慢性病，“三早”预防的根本办法是做好宣传和提高医务人员的诊断、治疗水平。通过普查、筛检、定期健康检查以及群众的自我监护，早发现疾病初期（亚临床型）患者，并使之得到及时合理的治疗。由于慢性病常是经过致病因素长期作用后引起的，因此给“三早”预防带来一定困难。

3. 三级预防

三级预防又称康复治疗，是对疾病进入后期阶段的预防措施，此时机体对疾病已失去调节代偿能力,将出现伤残或死亡的结局。此时应采取对症治疗和康复治疗,减少痛苦、延长生命,力求病而不残,残而不废,促进康复,提高生存质量,延长寿命,降低病死率。对症治疗可以改善症状,减轻病痛,提高生存质量;防止病情恶化,减少并发症、后遗症、复发、转移等;防止伤残,争取病而不残,保护劳动力。康复治疗可以促进功能恢复,争取残而不废,保护生活能力。康复治疗的措施包括功能、心理、社会和职业康复。

(二)初级卫生保健

"人人享有卫生保健"是全球卫生战略目标,实现此战略目标的基本途径和基本策略是初级卫生保健。初级卫生保健是指依靠切实可行,学术上可靠又受社会欢迎的方法和技术,通过个人和家庭的积极参与,并本着自力更生的精神,群众及国家能够负担得起的一种基本的卫生保健。

初级卫生保健体现了4层含义:①从居民的需要和利益来看,既是居民最基本的、必不可少的,又是居民团体、家庭、个人均能获得的,也是费用低廉、群众乐于接受的卫生保健。②从卫生工作的地位和作用来看,是切实可行、学术可靠的方法和技术;是基层第一线的卫生保健工作;是国家卫生体制的一个重要组成部分;是以大卫生观念为基础,工作领域更宽、内容更广泛的阵地。③从政府职责和任务来看,是各级政府及有关部门的共同职责;是各级人民政府全心全意为人民服务、关心群众疾苦的重要体现;是各级政府组织和社会各界参与卫生保健活动的有效形式。④从社会和经济发展来看,是社会经济总体布局的成果组成部分;是社会主义精神文明建设的重要标志和具体表现;是农村社会保障体系的重要组成部分。

初级卫生保健是一种基本的卫生保健,是国家卫生系统和社会经济发展的组成部分;是国家卫生系统的中心职能;是个人、家庭和社区与国家卫生系统接触的第一环;是卫生保健持续进程的起始一级。

1.初级卫生保健的内容

初级卫生保健的内容主要有:①健康促进。主要包括健康教育、保护环境、合理营养、饮用安全卫生水、改善卫生设施、开展体育锻炼、促进心理卫生、养成良好生活方式等。②预防保健。即在研究社会人群健康和疾病的客观规律及它们和人群所处的内外环境、人类社会活动的相互关系的基础上，采取有效措施，预防各种疾病的发生、发展和流行。③合理治疗。及早发现疾病，及时提供医疗服务和有效药品，用以避免疾病的发展与恶化，促使病情早日好转并痊愈，防止带菌（虫）和向慢性发展。药物应用以“节约、有效”为原则。那些药物应用“越多越有效”“越多越好”的观念是错误的。用过量药物不仅造成药物浪费，增加病人家庭的经济负担，也增加了药物不良反应发生的可能性。④社区康复。对丧失了正常功能或功能上有缺陷的残疾者，通过医学的、教育的、职业的和社会的综合措施，尽量恢复其功能，使他们重新获得生活、学习和参加社会活动的能力。

2.初级卫生保健的任务

初级卫生保健的任务主要有：①对当前主要卫生问题及其预防、控制方法的健康教育。②改善食品供应和合理营养。③供应足够的安全卫生水和基本的环境卫生设施。④妇幼保健和计划生育。⑤主要传染病的预防接种。⑥预防并控制地方病。⑦常见病和外伤的合理治疗。⑧提供基本药物。

第六章 大学生的学习与心理健康

第一节 大学生学习的特质

一、大学生学习的特质

大学生要想消除学习上的心理困扰，首先应该正确认识大学学习的本质和大学学习的特点。大学生的学习与中学生相比，在学习的目的、性质、途经、内容和方法等方面都已经有了很大的不同，具有了很多新的本质特征，其中下列4个方面是最基本的。

（一）学习具有较高层次的职业定向性

大学的学习同中学相比，具有较高层次的职业定向性。较高层次是区别于中等职业技术教育，职业定向性是区别于基础教育的。

（二）学习具有更大的主观能动性

从学习的方式来看，自觉、积极、主动地学习是大学生学习活动的核心品质。

随着知识经济时代的来临，未来的人才必须具备终身学习的能力，自主学习能力已成为决定大学生学习效果及其日后职业生涯发展的基本素质。因此，培养和提高自主学习的能力，是大学生必须完成的一项重要任务。此外，大学课程量大，内容多，老师讲得不详细，自学时间、空闲时间多，即大学的课程设置与教师的教学特点也决定了大学生的学习必须具有自主性。课外学习计划的制定，自学时间的安排；学习方法的自主和学习活动的自控；学习内容由依从教师传授到超越教师讲授范围，向知识的纵横方向探求等，都是自主学习的具体表现。

与中学的学习相比，大学的学习有了更大的主观能动性。这表现在如下2个方面：①有了更多可以自由支配的时间。据调查，除了上课之外，大学生约有45%的时间是可以自由支配的。②学习内容有了更大的选择性。中学虽然也有选修课，但选修的内容相对狭窄，而且由于高考的压力，选修课通常形同虚设。大学则不同，不但高考的压力解除，而且学习的天地更为广阔，学习的内容更为丰富，选修的课程也更为多样，大学生可以根据自己的兴趣、需要和特长等进行更为灵活地选择①。

（三）学习具有广泛性和专业性

在学习的内容上，大学生的学习具有广泛性和专业性，是广博与精深的统一。

一方面，大学生的学习具有广泛性。表现在横向上，大学生学习的内容不仅涉及人文科学知识，也涉及自然科学知识；既学习理论，也学习技术、技能。在纵向上，不仅要掌握学科的基本知识、基本理论，还要了解本学科的历史渊源及其在当今世界范围内前沿的发展趋势。同时，大学生在学习过程中，可以通过各种不同的途径和渠道吸收知识，也可以靠广泛的学习兴趣去探求、获得课程之外的知识。除上课时间之外，大学生有较多时间可以自由支配，可以在学校为其提供的各种条件下进行广泛的学习。如学术报告、专题讨论、社会调查、参观访问、查阅图书馆的文献资料等众多形式，为大学生从不同层次，不同角度学习知识创造了条件。

另一方面，大学生的学习具有一定的专业指向性。高等教育的任务是为社会培养各类高级专门人才。大学阶段是“求学期”向“工作期”“创造期”转变的过渡阶段。学生的学习方法和思维方式逐渐从正确再现教学内容向汇集众家之长，确立个人见解的方向转变。因此，大学的课程设置尽管宽泛，学生选课的自由度也较大，但课程主要是围绕某一类高级专门人才的培养目标而设置的，大学生的学习主要是围绕专业方向和需要而展开的。因此，大学生主要应围绕专业学习拓宽视野。

（四）学习具有发展性和创新性

大学生在专业学习中，不但要掌握本专业各学科的基础知识和基本理论，还要了解这些学科的最新研究成果及其发展趋势。与此有关的是，大学生的学习内容中已包含一些有争议、没有定论的学术问题。其学习任务不仅是理解、掌握已有定论的知识，还要学会发现问题，分

---

①李朝阳．大学生人格特质、学习动机与学习沉浸体验的关系研究[D]．哈尔滨：哈尔滨工程大学，2015.

析问题,从新的角度解释已知现象,探索未知领域,甚至取得创新成果。因此,大学生应注重培养自身的创新思维与科研素养,通过从事必要的科学研究实践,具备初步的科研能力。

(五)学习的途径更加具有多样性

在中小学,课堂学习几乎是学习的唯一途径。而大学则不同,课堂学习虽然仍是学习的主要途径,但已不是唯一的途径。除了课堂学习之外,还有课外学习。在图书馆、阅览室查阅资料,参加或协助教师从事科学研究活动,听各种学术讲座,参加校内外的各种实践学习活动等都是大学生学习的重要途径。

有的学者认为,大学生学习的活动有3种主要的形式:课堂活动、非课堂而又必需的活动和非课堂活动。即:学习活动=课堂活动+非课堂而又必需的活动+非课堂活动。

课堂活动:由教学计划和各科教学大纲所规定的,大学生在教室里进行的学习活动。课堂活动的特点是,在课表上能够表现出来,且需要在教师的指导下进行,如讲演课、实验课、课堂讨论等,活动的结果也由教师评定。

非课堂而又必需的活动:不在教室里而又必须进行的大学生的学习活动,它是课堂学习活动在逻辑上的结束。此类活动所用的时间不是由课表规定的,学习的内容和方法也是由学生自己根据自身的能力和具体情况而自行选择的,教师不做直接的检查,但最终结果的分析和评定却是由教师决定的,如课外作业的评定、考试成绩的评定等。

非课堂活动:不在教室里进行的大学生的学习活动。它和大学生正在或计划专门学习的学科的深刻而全面地研究相关。它不在学习计划之内,但能开阔视野,并深化所学的专业知识,例如科研论文的撰写,科学技术的创造和发明等。

所以,大学生学习的途径是多样的,坐在教室里听课只是众多学习途径之一。

(六)学习具有研究和探索的性质

大学生的学习不仅仅是掌握知识,而且要掌握科学知识的形成过程,学习科学研究的方法。除此之外,大学生还要随时注意了解自己所学专业学科发展的前沿动态及其存在的问题和解决这些问题的可能性，为自己能在所学的专业领域里有所建树奠定理论、知识、技术和技能等方面的基础。

置身于大学学习生活之中的大学生，要想在新的学习生活中游刃有余，就必须为新的大学学习生活做好相应的心理准备。以便能克服学习中的各种困难，顺利地完成大学的学习任务。

（七）学习过程的自主性

1. 主动性

在授课之后，对知识点理解、消化、巩固等各个环节主要靠学生独立地去完成。课堂教学中，教师不可能讲授教材内容的所有方面，而是要布置各种参考书供学生课后自学。课后的大部分时间，大学生要完成撰写课程论文、毕业论文、参加科研工作，都是在教师指导下依靠自己的力量完成的。

2. 选择性

大学虽然仍有专业的限制，但学生选择的余地很大，教师对大学生的学习内容也不加限制，很多教师还鼓励学生广泛涉及各类知识，开设了必修课和选修课。大学生自由支配的时间较多，这就需要大学教师帮助学生学会统筹规划，合理安排自己的学习，选择适合自己的学习方法，以便在有限的时间内获得较高的学习效益。

3. 批判性

大学学习过程是运用科学的教学形式和方法，培养学生独立地学习知识、掌握专业理论、从事科学发现的实践活动。由于辩证逻辑思维的发展，大学生能够进行批判性的学习。教师在教学中既要保护学生学习过程中的批判性同时还要清楚地意识到培养学生的批判性也是教学的目的之一。

4. 探究性

大学生的学习不是简单的掌握知识，而且要掌握科学知识的形成过程、科学的研究方法，了解各学科存在的问题及其解决的可能性。

（八）学习结果的超越性

1. 超越原学习情境

大学生的学习结果具有超越原学习情境的迁移力或生成力。大学教育应注重对学生学习能力的培养和品格的塑造,培养学生的迁移力和自组织能力,养成终生受用的思考问题、分析问题和解决问题的能力,以适应工作和职业的变化。

2.超越自我

大学生通过学习,不断认识自然和社会,不断完善、发展和超越自我。大学生学习的作用不仅仅局限于对某些知识和技能的掌握,学习还能使大学生聪慧文明、高尚完美、全面发展。

二、加强对大学生的学习指导

有位教育家打过一个形象地比喻,说小学教育是抱着走,初中教育是牵着走,高中教育是领着走,大学教育是指着走,硕士生教育是看着走,博士生教育是自己找路走。这个比喻虽说粗浅,但也生动形象,可以说是把准了教育不同阶段的脉搏征候。

(一)树立全新的学习指导观念

大学是"研究高深学问"的教育实体(蔡元培语,见1919年就任北京大学校长之演说),大学教育的宗旨说到底是一种成才教育。笼统地讲,凡能考入高等学府者都具有成才的潜质。虽说"成材的树木不用修",但20岁左右的年轻人,毕竟尚处于性格还不完全成熟,人生观尚未完全确立,发展走向尚未完全定型的游移期,多徘徊在人生的岔道口上。在这何去何从的关键时期,必须加以引导和指正。歧路一指,导入正途,可使大学生少走许多弯路,甚至避免失足悔恨。衢歧一指,迷途点化,可转痴迷为清醒,变感性为理性。因此学习指导对处在成才探索阶段者至关重要。

这一指之功当仁不让地落在了教育者的肩上。那么,谁是教育者?教育者不仅仅指专业教师,还应包括教学指导委员会、学术委员会班主任、学生处有关人员甚至是学校的所有工作人员,都有指导大学生学习的功能和责任。因此,学校的各部门每个人都要树立一种人人都是教育者的观念,齐抓共管,充分发挥"指导"作用。

(二)开设大学生学习指导课

学生从小学到大学之初都是在老师的指导下学习的,多处于班主任虎视眈眈的监视,家长的严辞督责,考试指挥棒的挥舞调遣之下,其精神压力、心理负担之大可想而知。而大学学习主要是一种自主学习、自我教育、自觉提高。在这一巨大转型之际适时开设大学生学习指导课，系统全面地接受学习方法论的指导，明确大学学习的特点，认识大学教育的培养目标，了解大学教育的教学过程和教学原则，合理进行自我设计，以便更好地适应全新的教学模式的独特要求。

针对知识的专业性特点，要引导学生明确专业方向，了解专业知识体系基本建构，避免偏科现象的出现，克服短板效应，从基本理论、基础知识、基本技能3个方面夯实基础，健全知识体系，立定志向，成为专业拔尖人才，树立面向就业而学的志向，学一行，爱一行，专一行的长远打算以及爱岗敬业思想。

（三）培养学生的自学能力

从某种意义上讲，大学里真正的学习是课后学习，真正的能力是自学能力。自学能力是最主要的学习方式，而且将成为终生学习方式。社会处处有知识，世间处处有课堂，人生处处是考场。每个人均需善于从无字处读书，做一个善于学习的有心人，以“三人行必有我师焉”“尺有所短寸有所长”自警自励，勤学好问，日积月累，不断充实自己、提高自己。

（四）建立科学系统的学习评价体系

现行的教学评价体系杠杆由“一试定终身”录取制度倾斜，以“一刀切”之法去衡量富有个性、活生生的人，凭分数决定命运。政审意见，操行评定，总是那么几句套话、官话，完全形同虚设。这是一种看似客观、公正有效，却是一种值得改进、商榷的办法。我们要建立科学的、合理的、全面的、系统的、可操作性较强的大学生学习评价体系，包括德、智、体、美四大模块，每个模块及小项最好量化，以形成科学的评价体系。评价要客观公正，教师重在分析查找差距，帮助学生自我调节，真正形成一种以学习能力为杠杆的大学生学习评价体系，开展一次学习革命，推动大学教学改革向纵深发展。

第二节 大学生学习中常见的心理问题及其心理调适

一、有关学习的心理学理论

关于学习,目前被广泛接受的定义是,学习是指有机体在后天生活过程中经过练习或经验而产生的行为或内部心理比较持久的变化过程。

数十年来,关于学习理论的提出与争论一直是教育心理学界的主题之一。由于学习过程本身的复杂性,教育心理学中的学习理论流派纷呈。其中联结派、认知学派、人本主义学派和建构主义学派都提出了较系统的学习理论。学习、探讨各派学习理论可以从不同的角度和层面帮助我们理解、研究和解决大学生学习的本质和规律问题。

(一)学习的早期理论

学习的早期理论主要有联结派和认知派。联结派学习理论的核心观点认为,学习过程是有机体在一定条件下形成刺激与反应的联系,从而获得新经验的过程。桑代克是联结派学习理论的鼻祖,巴甫洛夫与华生、斯金纳、班杜拉等进一步发展了该理论。认知派学习理论是在批评联结派的基础上建立的,其基本观点是,有机体获得经验的过程,是通过积极主动的内部信息加工活动,形成新的认知结构的过程。苛勒、托尔曼、布鲁纳、奥苏贝尔等人是该学派的代表人物。

(二)人本主义的学习理论

人本主义心理学产生于20世纪50年代末与60年代初。人本主义的学习理论,是以人本主义心理学的基本理论为基础的。人本主义深信,学习是人固有能量的自我实现的过程。该理论强调人的尊严和价值,强调无条件积极关注在个体成长过程中的重要作用,认为教育与教学过程就是要促进学生个性的发展,发挥学生的潜能培养学生学习的积极性与主动性。

人本主义认为,根据学习对学习者的意义,可以将学习分为无意义学习与意义学习两大类。所谓无意义学习,是指学习没有个人意义的材料,不涉及感情或个人意义,仅仅涉及经验累积与知识增长,与完整的人(具有情感和理智的人)无关。而意义学习,是指一种涉及学习者成为完整的人,使个体的行为态度个性以及在未来选择行动方针时发生重大变化的学习,是一种与学习者各种经验融合在一起的、使个体全身心投入其中的学习。在学习的结果上,人本主义认为,学习的目的和结果是使学生成为一个完善的人,一个充分起作用的人,也就是使学生整体人格得到发展①。

(三)建构主义的学习理论

20世纪90年代以来,随着心理学家对人类学习过程认知规律研究的不断深入,建构主义学习理论在西方逐渐流行。建构主义是学习理论中从行为主义发展到认知主义以后的进一步发展,被誉为现代教育心理学的一场变革。

从总体来看,传统认知主义的学习理论虽然对学习的信息加工过程与结果的看法不同,但它们都认为学习者是在教师的引导下,通过掌握该知识必须进行的信息加工活动,获得统一的认识,并形成大致相同的知识结构。而建构主义学习理论对学习过程、学习结果和学习条件等提出了不同于传统认知主义的观点。在学习结果方面,传统认知派学习理论认为,学习的结果是形成认知结构,它是高度结构化的知识,是按概括水平高低层次排列的;建构主义则认为,学习结果虽然也包括形成层级的知识,但这只是初级学习的结果,高级学习的结果是形成围绕着关键概念建构起来的网络知识结构。

在学习过程方面,建构主义认为,学习是学习者主动地建构内部心理表征的过程。学习者不是被动地接受外来信息,而是主动地进行选择加工;学习者不是从同一背景出发,而是从不同背景、角度出发;学习者不是同一引导,完成同样的加工活动,而是在教师和他人的协助下,通过独特的信息加工活动,构建自己的意义的过程。这一建构过程不是传统认知派的社会建构过程,而是一个个人建构的过程,构建起对现实世界的意义。当前,建构主义的学习理论已经产生了越来越大的影响。

二、大学生常见的学习心理问题及心理调适

心理健康与学习的成功是密切相关的,它们互为基础、相互影响。

①张梅英. 大学生心理健康问题及调适探究[M]. 北京:中国商务出版社,2016.

一方面，学习活动极大地影响着大学生的心理发展；另一方面心理健康状况也反作用于大学生的学习活动。

从生物进化观点看，学习是人类适应环境的一种手段。它不仅可以提高现代人生存及适应社会的能力，而且对心理健康也有一定的积极作用。学习能发展智力，开发潜能；能给人们带来心理上的满足，使人体验到愉快的情绪；学习活动有助于发展正确的认知方式，培养健全的人格，建立和谐的人际关系，提高自己的适应能力。因此，学习对心理健康具有积极的影响。同时，大学生的学习也是一项艰苦的脑力劳动。在学习活动中，常常消耗大量的心理和生理的能量，如果处理不当，则会给心理健康带来消极的影响。

心理健康状况对学习也会产生影响。良好的心理健康状况，即正常的智力、健康的情绪、坚强的意志、良好的个性、正确的自我意识、和谐的人际关系、较强的适应能力等，对大学生的学习有很大的促进作用；反之，如果心理健康状况不佳，甚至有心理疾患，则会不同程度地妨碍大学生的学习，抑制其潜能的开发，甚至使某些大学生中断学业。大学生在学习活动中产生的心理困惑主要包括以下几个方面。

（一）专业学习方面的心理冲突

在大学里，常会有部分学生不喜欢自己所学的专业，缺乏学习兴趣，因而情绪低落。陈安朝、余嘉政等人研究表明，学生进入大学后选择专业是否理想，对学生在校时的学习状况影响较大。

一般来说，选择专业时，自己做主的学生绝大多数在学习上能严格要求自己，认真学习，学习成绩也好。而所学专业不是自己所要选择的专业的学生中，大多数则是应付学习或厌倦学习，而这些学生大多是被动选择专业的，他们缺乏学习的动力，没有明确的学习目标，以至于由于学习成绩差而降级或退学。

大学生不喜欢自己的专业主要有以下原因：在报考大学志愿时，对各专业情况不了解，因而填报比较盲目；被所填报的专业录取，但实际情况与自己当初的想法相去甚远；志愿服从调配，所学专业并非自己喜欢的专业，但又不得不读下去，因而感到很无奈；受各方面的影响，认为自己所学的专业没有发展前途，因而缺乏学习热情；对本专业学习的艰苦性估计不足，遇到困难就丧失了信心。正是受到以上这些因素的影响，使一部分学生对大学期间的学习，产生了厌烦和抵触情绪，从而造成心理上的压力。

如何处理专业学习上的心理冲突？可能以下两点是关键所在。首先，做出选择之前，应尽可能充分了解要选择的专业，并以自身的兴趣为导向，以自身的能力为尺度。兴趣对于人们的认识活动具有非常重要的作用，浓厚的兴趣是推动人们去寻求知识和从事活动的巨大动力。所以在专业方向的选择上，兴趣是第一因素。同时，由于社会、经济、家庭条件的制约，每个人的能力水平都不一样，在专业方向的选择上，大学生应把握好自身的尺度。其次，做出选择之后，院系领导与教师有责任使刚入学的大学生尽早进入专业角色，使之了解本专业的未来工作性质、发展前景、市场需要及社会意义，从了解入手引发兴趣。有调查显示，由于随着年级的升高，大学生对本专业有了更多的了解，从而对本专业喜欢的程度也随之提高。

（二）考试焦虑问题

考试是大学生面临的主要应激源之一。考试对大学生造成一定的心理压力，从而产生不同程度的焦虑。考试焦虑是焦虑的一种，它是指在一定的应试情境激发下，通过不同程度的情绪性反应所表现出来的一种心理状态。考试焦虑受个体认知评价能力、人格倾向与其他身心因素所制约，以担忧为基本特征，以防御或逃避为行为方式。

适度的焦虑有利于考试。高度的焦虑只有同高度的能力相结合才能促进学习；反之，高度的焦虑同低能力或一般能力相结合，通常会抑制学习。过强或过弱的考试焦虑都不利于考试水平的正常发挥。一方面，过度焦虑会危害人的认知过程，使应试者注意力分散，干扰回忆过程，对思维过程有瓦解作用，从而影响考试成绩；另一方面，过度焦虑会危害考生的身心健康，甚至在考后仍使他们终日处于烦恼不安之中。考试焦虑所伴随的生理反应会导致有害于机体健康的变化，例如会使考生神经衰弱、胃肠功能紊乱、免疫功能下降等。

如何克服考试焦虑，首先，对于考场紧张可以采用闭目养神法（闭目、舌抵上颚、用鼻吸气、安定神情）；凝视法（设想一个人走在幽静的森林里，怡然自得；或确定一个距离较远的明朗的物体，凝神并细心地去分析、琢磨其颜色与远近）；自我暗示法（告诉自己“我已做好充分准备，不会考坏的”“紧张是胆小鬼的行为”“我考试紧张,任何人考试都会紧张”);联想法(想想自己曾经做过成功的事,回想成功时的心理体验)等,在一定程度上,这些方法会缓解紧张的情绪。其次,增强考试的自信心。要消除考试焦虑,就必须学会对自己树立起信心,相信以自己的知识水平能够自如地应付将要到来的考试,并能在考试中取得令人满意的成绩。当然,这种自信心应当建立在一定的知识基础之上,没有知识准备的盲目自信,不仅不会有利于焦虑的消除,反而会使考生在失败后陷入更大的失望与焦虑之中。

(三)学习动机问题

1.学习动机缺乏

大学生的学习是否有成效,主要取决于两大因素:一是愿不愿学,二是会不会学。前者属于学习动机和兴趣问题,后者属于学习策略与学习方法问题。大量研究表明,导致学习困难的原因固然很多,但动力型障碍占到一半以上。厌学、缺乏学习动力是大学生最为突出的心理问题。具体表现在:厌倦,逃避学习,不想上课,或上课无精打采,不能积极思维;畏缩,无成就感,无抱负,无求学上进的欲望;缺乏自尊心、自信心,学不好也不感到丢面子;缺乏社会责任感和必要的学习压力;容易分心,兴趣容易转移,易受外界干扰,复习难以进行,作业难以完成。有的大学生,自习路上永远有他们匆匆的身影,但仔细考虑其学习目的却不能得到令人满意的答案。也有相当数量的大学生为了应付不得不参加的考试,不能不做的事而学习。

造成大学生学习动力缺乏的原因是多方面的,归结起来有4方面因素。一是社会原因。社会上并未真正形成尊重知识与尊重人才的氛围,就业中不公平现象依然存在。二是学校原因。课程设置不当,教学方法陈旧刻板,学生短期内感受不到知识的实用价值;对学生赏罚不明,处理失当,学习环境设施差等现象在许多高校具有一定的普遍性。三是家庭原因。父母的期望不切实际,缺乏家庭温暖,或袒护溺爱,许诺不管学习好坏都有好工作,或片面地认为无背景找不到工作等。四是个人原因。这是最主要的原因,其中包括,中学时学习目的很明确,考上大学就感觉船到码头车到站,缺乏远大的理想;对所学专业缺乏兴趣,被迫无奈学习;缺乏自我效能,学习自信心低,特别是错误归因,即将学习失败完全归咎于社会、家庭、学校,或归结为自己运气不好等外部因素或不可控制因素。

因此,增强大学生学习动机的力量来自社会、学校、家庭和个人4个方面。其中,只有个人因素是大学生自身能够控制与改变的。首先,应明确自己的学习目的,因为盲目地学习不会给人以长久的动力。其次,为长远的学习目的而设置具体的学习目标,并制定切实可行的学习计划。同时,应主动培养学习兴趣。兴趣是引起和维持注意的一个重要内部因素,是学习过程中一种积极的心理倾向。学习兴趣是可以在学习过程中逐步养成的。爱因斯坦曾经说过,我认为对一切来说,只有兴趣和爱好是最好的老师,它的力量远远超过责任感。

2.学习动机过强

学习动机过强,不论是内部的抱负和期望过高,还是外部的奖惩诱因过强,都会使学生专注于自己的抱负和外部的奖惩,而不是专注于学习本身,因而在实际上阻碍了学习。

大学生学习动机过强主要表现为:成就动机过强,急于取得成就并超过他人,所树立的抱负与期望远远超过自己的实际能力和潜力,给心理上造成很大压力;奖惩动机过强,一心只想获得奖励,避免受到惩罚。奖惩动机过强的大学生大多是被动学习,以考试为中心,上课小心翼翼记笔记,下课认认真真对笔记,考试前辛辛苦苦背笔记。这类大学生考试得分通常较高,但学得呆板;学习强度过大,不善于休息,通常处于过度疲劳状态。

造成学习动机过强的原因主要来自大学生自身。对自己的能力认识不足,估计过高,所树立的抱负与期望远远超过自己的实际水平;自尊心过强,过分看重荣誉;补偿心理,这类大学生除学习外,大多无其他特长和爱好,不能在校园生活中引起他人关注,因此想从学习上得到补偿;性格原因,内向、沉默寡言,不善于交际的大学生更容易引起学习动机过强。

学习动机过强的自我调节可以从以下几方面入手。客观评价自己的能力,量力而行,确立适当的学习目标,不对自己过分苛求;正确对待外部诱因,淡化名利得失,克服虚荣心理,调整心态,不盲目攀比;培养广泛的兴趣爱好,积极参加各类文化娱乐活动,注意劳逸结合,重视综合素质的提高。

（四）学习方法和习惯问题

学习方法是人们在学习过程中获取知识、技能的途径、程序和手段的总和。学习方法经过长期的运用，就会形成比较稳定的学习习惯。成功者的实践证明，只有掌握科学的学习方法、养成良好的学习习惯，才能更好地发挥天赋的智慧和才能，才能收到事半功倍的学习效果。对大学生来说，学习方法是完成学业，是学习成功的手段，而它本身又是大学生重要的学习内容，对终身学习具有长远的战略意义。大学生在学习活动中产生的许多困惑与问题，都与没有掌握科学的学习方法、形成良好的学习习惯有关。

世界上没有对一切人、一切场合都通用的“最佳”学习方法。但是，对于大多数人都适用的学习的基本原则是存在的。

第一，学习时间的管理。学习时间的管理渗透于学习的全过程，关系到学习效率和学习成败。可以用2～3周的时间详细记录自己每天的时间轨迹，对时间利用作适当归类，例如：一天的活动包括必不可少的活动（上课、自习、睡觉、吃饭等），必要的活动（集体活动、社会工作、体育锻炼、个人卫生等），消遣活动，其他活动等。然后进行分析：时间分配是否合理？有哪些浪费？如何改进？这样做，可以强化时间意识，养成惜时习惯，实际上提高了生活质量，延长了自己的生命。当然，科学管理时间的首要条件是珍惜时间，然后才是科学地运筹时间。

第二，科学用脑的方法。主要包括适度用脑，劳逸结合，保证睡眠，起居有规律。科学休息大脑，脑力劳动者的休息最好采用活动休息的方式，即在一定的脑力消耗之后，做一些不剧烈的活动，如散步；在进行某种脑力劳动之后，可以采用“换脑筋”的方式，看与刚看过的内容截然不同的东西，或者看一些消遣性的书籍，听听音乐等，都有助于消除大脑的疲劳；善于利用自己最有效率的学习时间进行学习。

第三，考虑自己的个性，及时消除焦虑。如果数量给你压力，做作业时先做容易的、由易到难；如果最难的课程给你最大的焦虑，那就先做难的。即根据自己的情况，先消除导致焦虑的最大原因，这样焦虑可以得到迅速缓解。

第四，培养自我监控的学习能力。学会时间管理与科学用脑都是自我监控能力的体现。同时,自我监控始终贯穿于具体的不同领域、学科的学习过程中。主动关注学习过程,对知识进行再建构,将有助于提高学习效率和自我效能感。

第五,学会自我激励。学习只靠外部激励并不长久,而更要靠内在的动力。只要达到小目标,或者有进步,就给自己精神或物质的奖励。

(五)自我发展定位问题

大学生自我发展定位是指大学生根据社会期望和自身发展的需要,确立奋斗目标和发展方向的过程。横向上,它涵盖了大学生知识、能力、素质等方面的发展目标定位;纵向上,大学生在各个年级、各个时期都应有自己的近期、远期目标。可以说,目标定位是大学生自我发展的出发点和归宿,它制约着大学生自我发展的整个过程。科学、合理的目标定位不仅可以为大学生的自我发展提供导向,也有利于调动大学生的积极性、主动性和创造性。大学生自我发展定位主要包括以下几方面内容。

1.知识学习的目标定位

普通高校本科阶段4个年级,可解释为知识学习的4个层次,在每一个层次,学生都应有一个适合自己的目标定位。一般而言,大学一、二年级重在打好基础,并且重视方法论的学习和探索,增强自己的文化知识底蕴,促成各科知识的综合与内化,找到自己的兴趣点。大学三年级对专业知识的学习至关重要,同时要探索适合自己的突破点,如果准备考研或向某一方向进一步深入发展,这时可以开始做准备工作。四年级毕业论文、实习是检验大学生创新精神与实践能力的关键时刻,大学生应把目标定位在创新、实践上。

2.能力发展的目标定位

能力发展内容很多,其中实践能力、创新能力的发展是重中之重。高校对于培养大学生的实践、创新能力固然责无旁贷,但大学生自己对于实践、创新能力的培养也要有目标定位的意识,要有目标、有计划地付诸行动,如参加一些感兴趣的大学生社团学生会,或参加课外活动,尤其是科技活动;参与专项课题、社会实践、创作发明展示等,提高自己的创新精神和实践能力。

3.素质提高的目标定位

根据现代社会对人才知识、能力、素质的要求,我们可将大学生的综合素质概括为思想道德素质、专业素质、文化素质和身心素质4个方面。为了促进大学生素质的全面提高,大学生自身也要发挥积极主动性,确立全面提高自身素质的目标。以身心素质中的心理素质为例,在大学阶段要以适应大学生活,明确需要兴趣为目标;之后是对于自我认知能力的培养;再次是学习、人际交往、情绪调节等心理素质的提高;最后是对于职业心理的探索等。

4.择业定位

目前,大学生在择业上存在的最主要的矛盾和问题就是择业目标不明确,定位不准。主要表现在包括不能正确评价自己,自卑、缺乏自信,或盲目自大,就业期望值过低或过高;不从自身实际和社会需求出发,盲目攀比;焦虑忧愁,即非常关注择业去向,但择业目标不明确,对就业既感到向往、兴奋,又感到压力、无奈,因而急躁、焦虑不安,影响正常的学习与生活状态。如何为自己的职业生涯进行良好的规划,首要,明确自我的人生目标,即对自我进行人生定位。其次,针对未来的需求,设计自己的素质结构。大学生应在学校学习期间,培养自己的综合素质,掌握扎实的专业知识,形成基本的专业知识框架;积极参与社会实践活动,锻炼实际动手能力。自觉培养诚实正直的品质、团队合作精神、服务意识以及适应新事物和接受挑战的能力。再者,小城镇和农村将是大学毕业生最大的就业市场,因而勇于深入基层的毕业生将大有作为。最后,自主创业天地宽,不仅为自己解决了就业问题,同时也为其他人提供了一些就业机会。

第三节 大学生健康的学习心理的培养

一、树立正确的学习观

学习观就是人们对学习的看法,存在于每个人的头脑之中。学习观直接涉及大学生在校期间乃至终身关于学什么和怎么学的问题。也就是说,无论是学习态度的树立,学习内容的选择,还是学习方法的改进,都直接与有什么样的学习观念密切相关。面向未来社会和个人的发展,我们既要继承人类几千年学习史上形成的正确有效的学习思想和观念,又要根据21世纪经济、社会、科技发展、人的个性发展以及社会对高级专业人才的要求,积极吸收、大胆借鉴世界先进的学习思想和观念,努力用符合时代发展的学习观来指导大学生的学习。

(一)全面学习观

为了面对21世纪的挑战,各国都在调整教育的培养目标,努力造就适应未来社会需要的合格人才。他们在对未来社会的预测和现行教育制度进行反思的基础上,得出的共识是:只有全面发展的人(联合国教科文组织称为“完人”),才能称得上合格人才。因此,大学生首先要树立全面的学习观,正确处理德与才,通与专,知识、能力与素质,全面发展与个性发展等方面的关系。

1.关于德与才

德,主要是指人的政治立场、政治观点和道德品质。它由认知、情感、意志、行为、信念5个方面的要素构成,是一个综合性范畴。才,主要包括才识、才能和才学,是完成某种活动所必需的各种知识、能力和素质的结合。德才是一个不可分割的有机统一体。一方面,才是德的基础,是人得以发展和成功的基本条件。一个人只有具备了相应的才能,方能显示其德行。另一方面,德是才的方向和灵魂,是才发展的内在动力。一个人也只有具备了高尚的德行,才能使才按正确的方向得以施展。

2.关于通与专

对于高级专业人才的培养,国际上存在两种影响较大的基本模式:一种是以美国为代表的“通才”模式,它比较强调人才的基础性、综合性和适应性,从而培养出基础理论扎实、知识面宽、适应性强的人才;另一种是以苏联为代表的“专才”模式,强调按国民经济具体部门和某些地区的要求“对口培养”精通业务的“现成专家”,因而专业面相对较窄,但对专门知识与技能方面的要求则比较严格。中华人民共和国成立初期,我国采用的是苏联的人才培养模式[①]。

近年来,通过对教育思想的讨论,目前比较普遍的意见是:在我国应是“通”与“专”的结合。一方面,“通”是“专”的基础。没有广博的基础,“专”也深入不下去。另一方面,“专”对“通”又有极大的促进作用。真正精通一门专业知识,通常使人能够很快掌握相近或相关学科的知

①李墨池.现代大学生心理健康教育[M].天津:天津科学技术出版社,2018.

识。因此,大学生既要加强“通”的学习,又要掌握一定的专业知识与技能,要在“通”的基础上有所“专”,掌握一定的专业知识而又能融会贯通。根据我国的实际和21世纪社会经济、科技发展的需求,我国高等教育应着重加强“通”的教育和学习。

3.知识、能力与素质

从重知识到重能力,然后到重素质,这是世界教育发展的一种趋向。大学生要使自己成为21世纪的合格人才,就必须将知识学习、能力培养和全面素质的提高结合起来。这是教育思想的一大转变,也是教育模式的一种突破。人的素质的形成和提高,有2个十分重要的过程:一是发展,即充分发挥个体的身心潜能,在环境、教育的影响下,通过自身的努力,去发展生理与心理的、智力与非智力的认知与意向的各种因素。二是内化,即把那些从外在获得的东西,内化于人的身心,形成一种稳定、基本、内在的个性心理品质和体质。这两种过程交替发生,循环往复。人的素质就是在这种不断内化与外显中推进的,而作为素质的东西,实质上就是去掉了一切外在东西之后潜在于人的身心之中的品质因素。

4.全面发展与个性发展

21世纪合格人才必须具备2种基本品质:一是全面发展的基本素质。二是充分发展的优良个性。什么是个性?“个性就是人性在个体的表现与反映,是人们在生理、心理、社会性诸方面的一系列稳定特点的综合,是人的共同性与差别性的统一。”所谓个性发展,就是要在人的共同性的基础上,充分地把人的差别性显示出来,从而使每一个人都具有高度的自主性、独立性和创造性。这也是人类世世代代所追求的一种共同理想。

全面发展与个性发展是相辅相成的关系。全面发展不是平均发展,个性发展也不是自由无序。一方面,个性发展是全面发展的条件。个性发展是目的,是要确立主体意识,培养独立人格,发挥创造才能。个性发展的最终结果必将促进人的全面发展,没有个性的健康发展就不可能有高层次的全面发展。另一方面,全面发展又是个性发展的基础。全面发展的目的不是要消灭差别,泯灭个性,而是要在注重学生各方面素质全面提高的基础上,尽可能培养、鼓励和发展学生的个性。全面发展表现为个性的不断扩展和丰富，个性发展也必然伴随全面发展而不断地升华和完善。

（二）自主创新学习观

大学生尤其要建立自主创新学习观，其原因主要有以下几点。

1. 从大学的任务看

大学学习是为培养高级专业人才打基础、做准备的。一个高级专业人才必须具备自学能力、独立工作能力以及分析问题和解决问题的能力，而这些能力的培养和提高必须以大学生能很好地开展自主创新学习为前提。

2. 从大学的学习条件看

大学有学识渊博、知识密集的教师群体，有设备先进的实验场所，藏书丰富的图书馆等优越的学习条件，这些为大学生自主创新学习提供了物质保证。

3. 从大学教学管理方式看

现在的许多大学正在试行学分制，学分制要求学生根据自身情况，有计划、主动地选读不同课程获取知识，组成自己的知识结构，并允许学生跨专业、跨系选修，使自己的知识结构由单一化向多样化方向发展，而这些要求能否实现，取决于大学生是否有相当高的学习自觉性，是否能主动地、创造性地学习。

4. 从大学生自身的身心发展看

他们的生理与智力趋于成熟，辩证思维能力达到较高水平并趋向于成熟和完善，人生观、世界观正逐步形成，这些有利条件的获取为大学生的自主创新学习准备了良好的身心基础。与此同时，从大学生的智能发展看，大学生的智能只有通过自身的自主学习，才能获得较快地发展。

自主学习是建立在“学生是学习主体”认识基础上的，这是一种适应时代特点的、崭新的学生观和学习观。一个人的学习活动，任何其他人都不能代替，也不能强制。社会、家庭、学校、教师的作用，只能是引导、帮助和促进其发展。因为从根本上讲，学生个体的发展，无论是知识的获取，智力和能力的形成，还是思想品德的提高，都要通过学生自己的积极思考和主观努力才能得以实现。

学生树立了自主学习的学习观，就有了主人翁感，从而才能在受教育过程中发挥主动性、积极性和创造性，逐步增强自我教育的意识，形成独立学习的能力，进而才能不断探索学习的规律，达到驾驭学习，适应科技迅猛发展而不断更新知识的需要。

（三）终身学习观

终身学习是21世纪知识经济、知识社会发展和人的发展的必然要求，它的内容涵盖以下几个方面。

1.21世纪是科技发展日新月异和知识、信息呈爆炸式膨胀的时代

据权威人士预测，未来30年，人类的科技知识总量将在现有基础上再增加100倍。随着知识总量的迅猛扩张，知识更新速度的加快，一个大学本科生在校期间所学知识仅占一生所需知识的10%左右，而其余90%的知识都要在工作中不断学习和获取。人类只有不断学习、更新知识，才能跟上时代的步伐。

2.21世纪是经济结构和就业结构发生重大变化的时代

其变化特点为：①服务业对劳动力的需求越来越高于物质部门。②脑力劳动者在数量上所占的比例越来越高。③对体力劳动者的脑力劳动要求越来越高。

因此，必须终身不断地学习，才能更有效地从事知识劳动。终身学习已是人们生存的基本手段。

3.21世纪是人们的职业和岗位变动更加频繁的时期

在过去的15年，由于自动化技术的发展，8000多个原有的技术工种消失了，与此同时出现了6000多个新的技术工种。美国人平均每人一生工作流动12次，经济合作和发展组织国家每人平均5年改换1次工作。这些情况表明，以往那种人们梦寐以求的“终身职业”已成为明日黄花，一次性学校“充电”，一辈子工作中“放电”的时代已成为历史。时代的发展要求从“学历社会”走向“学习社会”。

二、建立明确的学习目标

大学生建立学习目标要考虑几个方面的问题。

1.学习目标必须适应社会、经济、学科和人的个性发展的需要

这是树立学习目标的首要原则。一个人价值的大小，主要是以他对社会贡献的大小来衡量的。要使自己能够对社会做出较大的贡献，

就必须根据社会的需要树立学习目标。如果不考虑社会发展的需要，只顾个人的兴趣爱好，就可能使自己的学习与社会需要之间产生较大的差距，因而很难适应社会。因此，大学生要适应社会，并善于把社会需要和个性发展结合起来，正确确定自己的学习目标。现在，社会需要集中体现在高等教育的培养目标和培养规格上。要充分考虑培养目标和培养规格的要求，使其贯穿于整个学习目标之中。

2.学习目标要考虑到超前性和超越性

一方面，大学生必须对社会发展的趋势有一个基本正确的预测和判断，要有前瞻性，必须放眼未来，要有较长远的眼光，尽可能使自己的学习目标超前一些。另一方面，大学生要意识到自己的不足，并且决心克服自己的欠缺，才可能产生学习的欲望和动力，如果认为自己现在的情况非常完美，当然也就觉得没有继续学习的必要，也就不可能有学习的动力。因此，要注意建立超越自我的学习目标。

3.学习目标要考虑个人条件，要切实可行

应充分认识自己，扬长避短，制订出既适合自己的条件，又能够超越自我的学习目标。自我认识的内容包括生理和心理的主要特征、基础知识储备情况、学习能力以及工作能力等方面。否则，如目标定得太高，其结果轻则难以实现，重则伤害自己的自尊心，甚至损害自己的身心健康。学习目标要体现德、智、体、知识、能力、素质全面发展。

4.学习目标确立后，要根据情况的变化，修正和调整自己的目标

大学生学习目标的内容主要有：身心素质目标、科技基础知识目标、学习能力目标、创新能力目标、专业知识与技能目标、人文素质和文学艺术修养目标、品质素质目标等。

三、掌握科学的学习方法

根据大学教学形式的基本特点和教学情况，大学生应着重掌握好以下几种学习方法。

（一）制订科学可行的学习计划

凡事预则立，不预则废。科学可行的学习计划，是主动学习、实现理想目标的重要手段。制订大学期间的总体学习计划要注意以下几点。

1.全面分析主客观条件

制订科学可行的学习计划,要全面分析主客观条件,对自己今后的发展方向以及采取的对策有一个总体上的要求。

2.充分了解自己所学专业

了解和掌握自己所学专业方向的性质、发展历史、课程构造、学科与学科之间的关系等,以便从总体上认识和把握专业状况,认识和了解每门课程在专业课程体系中的地位与作用。这样,有利于自己建立比较完整的知识和能力结构。

3.了解学校对本专业的教学计划

要了解学校制订的本专业教学计划,包括开设的基础课、专业基础课和专业课程,包括哪些是选修课和必修课以及各课程开设的时间、顺序和主要课程中的教学目的要求等。这是提高学习效果,加快成才的基本条件。在这个基础上,在自己可支配的时间内,决定做什么事,看什么书。

4.要规划和善于管理好时间

时间就是金钱,时间就是效率。大学生正处在人生的黄金阶段,处于成才的关键时期,不仅要抓紧时间学习,还应该讲求时间的科学利用和分配。大学整个学习期间应该规划自己的学习进度、时间和内容,使学习合理有序。同时,要注重学习效率,对时间进行有效管理、监控和统计,努力提高时间的利用效率。

5.了解与本专业相关的资讯

要重视本专业及其有关的发展信息、专业杂志、报刊、网站以及学术报告会等是即时报道专业研究新进展的重要载体,要注意经常浏览,把它们作为业余时间阅读的重要资料。

(二)课堂教学的学习方法

课堂讲授是班级教学的基本形式,与此相适应,听课是学生学习的主要方式,是课程学习的中心环节。要最大限度地获得课堂学习的效果,必须把握好以下几个环节。

做好课前预习,课前预习有多方面的好处。首先,能跟着教师的讲课思路去听课,化被动听课为主动听课;其次,可以带着问题去听课,使听课有针对性;再次,听课时可以有重点地分配精力。提倡课堂上的积极思维，听课时要随着教师讲课的思路，积极思维，多方联想，善于无声地提出一些问题，主动地去探索知识。

做好笔记，大学教材内容较多，教师在课堂上只讲授重点，而且讲的内容书上不一定有，所以学生需要边听课边记笔记。记笔记需要同时运用多种感官，耳听、眼看、手记并举。总体来讲，记应该服从于听，听懂是第一位的，记好是第二位的。复习、遗忘规律决定了复习的重要性。复习可分为课后日常复习，章节或阶段小结复习和课程结束后的总复习。日常复习一般采取课后回忆、系统复习、整理笔记、多做习题几个步骤。

（三）实验课的学习方法

大学的实验课一般分演示性实验、验证性实验、设计性实验3种。不论何种形式，要做好实验必须注意以下几点：①实验之前，必须做好预习。应预习实验指导书上的内容，了解实验的目的、内容和要求，熟悉操作过程和仪器的使用方法。②实验中，要高度集中注意力，详细观察实验中出现的现象，认真分析实验所产生的每个现象与理论是否一致，有何特殊现象，应如何解释等；对于在实施过程中发现的问题，必须记下来，认真思考，具体分析；实验中要求操作规范，力求准确、迅速，养成良好的操作习惯。③对实验中的原始数据，要认真记录并妥善保存，最好附在实验报告后面备查。④写好实验报告。

（四）外语的学习方法

学习外语主要围绕语言知识（语音、语法、词汇、语义）、语言技能（听、说、读、写、译）和交际能力（在特定环境中语言的得体使用）进行有意识地训练。尽管具体方法因人而异，因学习环境和训练目标而异，但一些基本方法仍具有普遍意义。就语言知识而言，大多是跟读学语音，做题学语法，阅读记单词；就技能而言，要多听、多读、多说、多写，这符合用进废止的规律。目前大学生在学英语中存在一些误区：平时背单词而不读课文；打钩画圈做练习而不写完整句子；阅读、听力只对答案，不求甚解；热衷于做模拟题，不爱看原著和读物。以下是一些以往学习者们总结出来的一些方法。

第一，以朗读为龙头，带动听、说、读、写。第二，巧记单词，扩大词汇量。单词记忆,有几种方法:①词义联想法。当单词第一次映入眼帘,给予多一些词义联想,以加深第一印象,获得鲜明记忆。②构词分析法。英语词汇除一部分基本同外,还有大量合成词和派生词,利用构词法,识记各种前缀、后缀,可以迅速扩大词汇量。③同义词、反义词对比法。学习新词,联想学过的与之意义相同或相近的词,联想到起反义词,通过词的联系,加深记忆。④词族归类法。将词汇按种类和功能进行归纳记忆。第三,比较英语和汉语的异同,提高使用英语的准确性。精泛结合,在准确的基础上求流利。学习语篇分析,培养整体阅读习惯。用好词典,提高自学能力。

(五)自学的方法

善于自学是学会学习的基本途径。通常,学习有两种基本形式:师授和自学。广义的自学是指自学者通过自己独立地,有目标、有计划地学习,取得知识和技能的一种途径。狭义的自学则是指学生在课堂授课以外,通过自己学习来获取更多的知识。

学生自学一般分为限定性自学、主动性自学和自主性自学等几种类型。自学是一种以独立学习为主获取知识的活动,要实施这一活动并高效率、高质量地达到活动的目的,必须具备相应的能力——自学能力。

自学能力是多种智力因素结合和多种心理机制参与的一种综合能力。培养自学能力除了首先要学会正确选择学习目标之外,还需要学会制定学习要求,学会充分利用和创设自学的环境和条件,掌握自学的方法和技巧。首先学会科学运筹时间。所谓科学运筹时间,就是有计划地支配时间,并使之在单位时间内取得最大的学习效果。一天的时间是有限的,除去上课、休息等外,所剩时间不多,那么自学时间从哪里来呢?一要靠合理计划,有序安排,提高时间的利用率;二要靠挤,充分利用零碎时间。鲁迅先生说:“时间就像海绵里的水,只要愿意挤总是有的。”合理计划的基本模式就是要求自学者制定一个最适合自己情况的学习计划时间表,遵循时间表完成计划的各项任务。

四、培养良好的学习品格

大学生应具备的良好学习品格是多方面的,主要包括:崇高远大的学习理想、热烈浓厚的学习兴趣、勤奋向上的进取精神、严谨求实的治学态度、坚忍不拔的钻研精神、热情饱满的学习情绪、谦虚谨慎的学习风尚等。它们融会在一起，就形成了一股强大的内在力量，这种内在力量对完成学习任务、实现学习目标将是一种有力的保证。学习品格属于非智力范畴，与智力因素一样有先天遗传的影响（如性格、气质等），但主要是由后天“习得”决定的。因此，大学生加强自我修养，培养良好的学习品格，对于搞好学习、学会学习非常重要。

（一）学习动机的激发和形成

动机由人的需要产生，是需要的具体表现。学习动机有高尚和低级之分。高尚动机同社会责任感紧密联系，如为了祖国而学习，为了全面建成小康社会建功立业而学习等。低级动机同低层次需要相联系，如为了追求个人享受而学习。树立崇高的志向对学习具有很重要的意义。大学生有多种多样的学习动机，现在我国大学生学习动机的主流是健康的、积极向上的。据有关高校对2420名大学生的调查，对学习目的的社会意义的认识，具有不同的层次表现：①为祖国富强，献身社会主义事业的占34%。②既为祖国富强献身国家四化，又为有高尚的职业的占47%。③报答父母养育之恩的占10%。④个人出人头地的占9%。

有的同学具有远大志向和正确的学习目标，但学习成绩和效果一直不理想。究其原因，很重要的一点是这些同学的志向、目标停留在抽象的认识水平上，还没有将它转化为情感和自觉行为。要实现这样的转变需要不断地学习和生活磨炼。在这个转化过程中：①要把远景动机与近景动机结合起来。远景动机就是长远的奋斗目标，近景动机就是阶段性的奋斗目标。远景动机必须体现在一个个具体的阶段性的奋斗目标之上。它要求我们从每天做起，从每一件事做起，千里之行始于足下。正是一个个具体目标的实现，才构成通向远大抱负的阶梯。②要善于把外部原因转化为积极的学习动力。学习动机通常是由外部原因引起的。

（二）培养良好的学习兴趣和坚强意志

学习兴趣是积极探寻某种事物或事理的心理倾向。它和一定的情感体验相联系，学习感兴趣的知识，就会体验到愉快。有了学习兴趣，就能减轻学习压力,即使很艰苦也会乐在其中。

要培养良好的学习兴趣,就必须注意:①要培养好奇心。好奇心会引起对某一方面或某些方面的兴趣。②要引导兴趣适应变化的形势,不断向更高层次发展。③兴趣既要广泛,更要有中心。④要在学习过程中不断强化良好的学习兴趣。⑤兴趣要从努力学习中培养。原来没有兴趣的,经过努力学习,不断积累知识,就可以变成有兴趣。但是,不顾学习本身的特点,一味追求兴趣,想把学习的一切都兴趣化,是不可能的,也是不应该的。

学习是一种艰苦的劳动,兴趣能帮助我们更好地学习,但是不能代替艰苦的劳动。大学的学习内容新、课程深、要求高,是一项复杂艰苦的脑力劳动,在学习过程中会遇到许多困难和挫折。大学生要想顺利完成学业,取得优秀的学习成绩,掌握更多的科学文化知识,必须树立坚强的学习意志,保持坚韧不拔和不屈不挠的钻研向上精神,在学习中不怕困难,努力克服困难,发扬主动学习的态度,自觉攀登科学的高峰。

第四节 森田疗法与神经症

一、神经衰弱与神经症

对于神经衰弱这一术语,大学生们并不陌生,几乎被认为是知识分子的职业病。主要表现如头痛、失眠、精神疲惫、思想不集中等。

神经衰弱这一术语最早是被欧洲人使用的,大约在19世纪初期,就被学术界广泛采用。但最初的神经衰弱的症状几乎包罗万象,概念不明确,界限模糊不清。因此,神经衰弱的概念在19世纪末20世纪初,曾经盛极一时,但随后其适用范围逐渐缩小。1930年左右,随着弗洛伊德精神分析理论在全世界的传播,神经衰弱的使用频率在西方开始下降,到20世纪60年代,这个词几乎被焦虑所取代了。也就是说,自1930年开始,焦虑和抑郁的概念在逐步扩大,神经衰弱的概念在逐步缩小甚至逐渐被抛弃不用了。

焦虑这一概念是弗洛伊德提出来的,它实际上是除了抑郁以外几乎一切不良心境和情绪反应的总称。因此,我国有关专家和学者认为,在20世纪50～60年代，我国医生对神经衰弱的诊断确实是使用得太滥了，近10年来，这种情况正在得到纠正。

那么，神经衰弱这一术语是不是没用了呢？当然不是。首先，神经衰弱、焦虑症和抑郁症都属于神经症中的一种，而且神经衰弱的症状并不完全等同于焦虑症和抑郁症。其次，从中国人的传统心理分析，对焦虑症和抑郁症，大家心理上难以接受，很容易和精神病画等号。但对于神经衰弱，众人心理上并不反感，只认为是知识分子的劳累造成的，能够接受。

由此说来，经常被神经衰弱困扰的大学生朋友们应该知道，第一，神经衰弱属于神经症的一种，神经症并不等于精神病。第二，神经衰弱的概念是一个含糊不清、范围不明的术语，目前，医学界已经很少使用。第三，神经衰弱到底是怎样一回事，它的病理机制是什么，至今尚在争论之中①。

二、森田疗法与神经症

我国是一个有14亿人口的大国，为神经症或被神经衰弱困扰的人是相当多的，在大学生甚至中学生以及在知识分子中发病率更高。而且，森田理论认为，无论是谁，都有神经症的倾向，都或多或少地带有轻度的神经症症状。所以，了解神经症发病的原因及自我调节的方法，很有实际意义。

（一）森田及森田疗法

森田疗法全名为森田心理疗法，是由日本著名的心理学家森田正马教授于1918年前后创立的，经过半个多世纪的治疗实践，被日本人认为是治疗神经症最佳的心理疗法。

森田是一个十分讲求科学态度、注重实事求是的学者，他的所有治疗手段，都是经过亲身实践验证过的。森田自幼就有明显的神经症倾向，因此使他对神经症的治疗尤为关注。森田疗法也可以说是森田本人年轻时与疾病苦斗体验的结果。

（二）神经症发病的原因

森田对神经症心理治疗最为重要的贡献是揭示了神经症发病的真

①施旺红，王晓松．中国森田疗法实践[M]．西安：第四军医大学出版社，2013.

正原因。森田认为，神经症患者“想长寿”“想超脱”“想得到赞扬”“想向上发展”“想有丰富的知识”等欲望非常强烈。森田将这些欲望统称为“生的欲望”。这些“生的欲望”是每一个健康人都有的。所不同的是，健康人都是建设性地利用这些欲望。而因为某种契机，一直用于学习和工作的精神能量或“生的欲望”改变了方向，指向了自己的身心，并为之所困，就会形成所谓的神经症。

三、神经症患者的个性特征

神经症患者的个性特征非常复杂。森田认为，无论是谁都或多或少地带有这些特征。也就是说，无论何人，都有神经症倾向。在一定的场合，任何人都有可能被某一事物所困扰而出现神经症的症状，即任何人都有发生神经症症状的可能性。因此，森田理论的个性论，虽然是以神经症的个性为对象但不必仅仅局限于神经症，对希望健康成长、生活美好的人们，都能起到有益的帮助作用。神经症的个性所具有的特征具有以下几个方面。

（一）内向与外向之争

人的性格按其思维方向可以分为内向型与外向型两种类型。当然，任何人身上都会同时带有内向型和外向型两种倾向，但其程度有极大的差异，即有的人外向型占主导地位，有的人则内向型占主导地位。

有的人认为，内向型性格特征的人精神的能量是指向心理内部的，不愿与人交往，容易自寻烦恼，也容易患神经症；而外向型性格特征人的精神能量是指向外部的，一般不会自寻烦恼，而且乐于助人，上进心强，喜欢言谈，乐于交往，因此外向型性格特征的人不易得神经症。这种看法是否正确呢？专家们的回答是：“否！内向型和外向型的人都有因某种诱因而出现神经症的可能。”

一般说来，内向型性格特征的人都有很强的自我批判、自我反省的倾向，做事小心谨慎，不鲁莽。有的人像一架自我调节器，一直在检测自己身心有何弱点，有无疾病等，而且特别容易出现自罚反应。

自罚反应是相对于他罚反应而言的。在日常的实际生活中，一个人总会遇到对自己不利的事情，这时，有的人习惯于把全部罪责都推向他人，向他人发起攻击，这在心理学上称为他罚反应，特别是带有歇斯底里倾向的人,常有这种反应。反之,内向型性格特征的人习惯于把罪责归于自己,认为是自己的失误才给自己带来麻烦,即有某种自我攻击的倾向,这在心理学上称为自罚反应。无论是自罚反应,还是他罚反应,如果超过了一定的限度,都会出现不正常的反应。

内向型自我反省、自我批判精神是一个正常人应该具有的不可缺少的良好的个性品质,是一个人不断加强自身修养、不断改进自我、超越自我的内在的精神力量。但这种自我反省和自我批判的精神不能过度,如果过分地谨慎小心,只注重于保全自身,而不敢或不能去做本应该做好或本可能做好的事情,就会适得其反,出现神经症的特征。

至于外向型性格特征的人,为什么也可能会得神经症呢?这是因为内向型和外向型性格特征不是一成不变的。人在顺利之时,情绪高涨,容易外倾;而失意时,容易内倾。所以,内倾的人易患神经症,外倾的人也会转换为内倾,也会患神经症。事实上有很多焦虑性神经症的患者,在患病前十分开朗,是标准的外向型性格,但由于遇到了挫折或不顺心的事,就很快地出现心脏神经症或焦虑神经症的症状。所以,外向型性格的人一样会患神经症。有的人平常表现为外向型,但一旦患有神经症,便立刻变得畏首畏尾,做事过分谨慎小心起来。也有的人是表面上外倾,实际上内倾,表面上大大咧咧,实际上小心谨慎,实属外松内紧。所以,无论是内倾型的性格特征还是外倾型的性格特征,都可能会患神经症。

(二)理智型的倾向

易患神经症的人,大多都有理智性倾向。所谓理智型倾向,即非常理智,对自己要求非常严格,容易对自己不满,经常进行自我检查,从学习成绩上看,多数在中等以上,劣者为少数;在人际关系上,较为拘谨,有很强的自我防卫意识。

(三)强烈的完善欲

易患神经症的人,都有极强的上进心,有极强的自我发展欲望,对自己各方面的要求都特别高,有一点微不足道的弱点、缺点,便会夸大成重要问题而感觉苦恼。

一个人争强好胜，有强烈的上进心和完善欲，这是积极的因素，是一个人前进的动力，但如果太过分，则会向相反的方向转化，使自己成为完善主义者，对任何事物都求全责备，力求完善，而使自己陷入无休止的烦恼之中。

(四)敏锐的感受性或过于敏感

一个人有丰富的感受性，会给生活带来积极的作用，但易患神经症的人，通常过于敏感，他们会感受到一般常人感受不到的不安和痛苦。

(五)没有反社会的倾向

一般而言，神经症的患者，常会感到烦恼和不安，有时爱发牢骚，在某种程度上会对社会不满，但没有反社会的倾向，他们绝不会违法，因为他们都是具有上等素质的人，如慎重、细致、较强的忍耐性，敏感、认真、诚实等。

四、森田疗法治疗神经症的要点

森田疗法治疗神经症的要点可以归结为4个字：顺其自然。神经症患者的症状一旦固定，就很难很快地将其去除。甚至可以说是越想去除就越去除不了，如失眠的人越想快点睡就越睡不着；对人恐怖的人，越想在人面前镇定自若，就越沉不住气。因此，要“顺其自然”，就是要对遇到的一切全盘接受，如失眠了，不要强行入睡，而是一切听任睡意的自然来临，这样就会因睡眠的本能而很快入睡；其他的症状也是如此。换句话说，要带着症状去做自己认为该做的事情，有时甚至是强迫自己去做。但有一点要注意，顺其自然不等于放任自流，要有自己的意志作用。

例如，不洁恐惧症的患者出现了洗手的观念后，总想洗手。如果他永远洗下去，不加以克制，就是放任自流，如果他有了洗手的冲动之后，让这种状态存在着，该干什么就干什么，努力坚持正常地工作，就是顺其自然。

又例如，有的学生上课注意力不集中，容易走神，因此很苦恼，怎么办？正确的做法是，不去理睬它，发现自己走神之后，把心收回来，继续专心致志地听课就是了，不必为此烦恼不已。反之，如果总想着我原来上课从来不走神，我怎么才能将注意力集中起来呢？这样一来，反而将注意力集中到上课是不是走神等诸如此类的与学习无关的杂念上来，结果事与愿违，不但解决不了走神的问题，还会造成恶性循环。

五、慢性神经性失眠症的本质与治疗

因为很多在校就学的大学生都有过失眠的经历，也为失眠得不到根治而苦恼不已。森田教授的学生，现代森田学派的代表人物，日本的学者高良武久先生，在其所著《森田疗法与新森田疗法》一书中揭示了慢性神经性失眠症的本质，对于患失眠症的大学生来说，应该说是一种帮助。

高良武久先生认为，失眠的原因和状态各种各样，有的是伴随兴奋而出现的精神障碍，也有的是由于抑郁症，这类患者多患有失眠症。对于那些真正的失眠症，只要把引起失眠的原发病治好，失眠也就自然会好转。而对于慢性神经性失眠症，则需要了解其真正致病的本质。

慢性神经性失眠症的患者最多的是入睡难，另外也有睡眠过浅，易醒、多梦、醒后再难入睡等，其中还有的患者快到天亮时才入睡，却一直到中午时才醒来。这类失眠症患者多伴有心身疲劳感、头重感、反应迟钝感、注意散乱、记忆力衰退、倦怠感、精力减退等症状。患者自己主观武断地认为这些症状都是由于失眠而引起的，于是更加害怕失眠，进一步甚至害怕黑夜，每到夜晚睡眠时，就如临大敌一般。

为了弄清神经性失眠症的本质，森田正马对这类患者住院后的情况进行了认真的观察，结果发现，这类失眠其实不是真正的失眠，而是一种对失眠的恐惧。不能胜任工作、疲劳感、记忆力衰退等都是患者自己主观臆造出来的。实验结果表明，患者的生理功能几乎都在正常的范围之内。在森田的指导下，日本慈惠医大的堀田繁树对患者的睡眠状态做了直接的观察和实验。

他采用的方法是在主诉有失眠症的患者睡下之后，每隔30min，呼唤一次患者的名字，如果呼唤一次患者没有答应，便继续呼唤，直到患者能够回答为止，这样就可以从开始呼唤到患者回答之间，呼唤的次数上，测定出患者睡眠的深度。如呼唤一次，患者能立即回答，说明患者处在清醒或极浅睡的状态，如果连续呼唤五次，患者才能勉强回答，证明患者已处在相当深的睡眠状态。在堀田实验的病例中，只有一例是几乎彻夜未眠，另有一例是在测试的第一夜里出现失眠，但到第二天夜里却睡得非常好。除此之外，其他十几例患者，都得到了几乎与正常人毫无差异的睡眠曲线，由此可以证明，患者都得到了充足的睡眠。

但问题是，患者自己并不同意医生的意见，他们早上醒来，诉说自己昨夜的睡眠量总比实际测定的少得多。无论医生怎样解释，患者总是不相信。

因此，森田证实了失眠者实际上不是失眠，而是受失眠的一些主观臆想、一些杂念及对失眠的恐惧等的困扰而已。因此，高良武久先生告诫受神经性失眠症困扰的人应该注意明确如下问题。

第一，人的睡眠是一个自然的过程，人应该服从于这个自然的过程而不要强迫自己赶快入睡，也就是要采取能睡多久就睡多久的态度。人只要没有特别的病理性兴奋（如出现某种精神障碍），就会由于睡眠的本能，保证每天睡足6~7h时。当然，由于个人的差异，有人需要较长时间的睡眠，有人只需要4~5h就够了。因此，睡眠时间不能一概而论。但只要做到服从自然，就会睡足所需要的时间。

第二，失眠症的患者无论能否入睡，每天都应该保证7~8h的卧床时间，而且要按时起床。也就是说，无论睡着还是睡不着，都要按时起床，要像正常人那样进行正常的工作和学习。

第三，人总想睡眠，实际上是一种"一睡万事休的逃避态度"。因为，人只要在清醒的时候，就会有各种各样担心的事情。所以，人都希望处于一种无忧无虑的状态。而只有在睡着的时候，才感觉不到任何的忧虑和痛苦。所以，人们也想尽可能地多睡一会儿，甚至想得到超过生理需要的睡眠。人们有了这种心理，就很容易为睡不着而痛苦。当然，抑郁症也有失眠的症状出现，但这种失眠与神经性失眠完全不同，必须根据专科医生的诊断，接受正确的治疗。

第七章 大学生的人际关系与心理健康

第一节 人际交往及其基本要素

一、人际交往的概念

人际交往一般来说它包括2个方面的含义。

从动态的角度说，是指在社会活动过程中，人与人之间的信息传递、情感交流、思想沟通以及相互间施加影响等心理联系过程及物质交换的过程。当我们与他人交谈，通过眼神、表情及其他身体语言来表示我们的意见、情感或态度时，这就是在与他人进行信息沟通。当我们去买东西、送别人礼物或进行其他物质交换时，这时的互相作用，既有物质的交换，也有信息的交流。

从静态的角度说，人际交往指人与人之间已经形成起来的关系，亦即通常所说的人际关系。这种关系是通过直接交往所产生的情感的积淀，是人与人之间相对稳定的情感纽带。人是有意识、有情感的动物，任何人，只要彼此之间有直接的交往，都会导致一定的、性质不同的人际关系的产生。所以说，人际关系是人与人之间最具普遍性的联系，它对人的生活及其发展有着根本性的影响。

从心理联结的性质来看，两个人（或多人）间的人际交往可以分为以下3类。

第一，以感情为基础的人际交往。这类人际交往的特征是存在于人与人之间的心理联结依靠感情来维持。根据感情性质的不同，这类人际交往又可以分为2种：一种是亲情交往，指亲人间的人际交往；另一种是友爱交往，指朋友间与爱人间的人际交往。

第二，以利害为基础的人际交往。这类人际交往的特征是存在于人与人之间的心理联结依靠认知来维持。当事人对利害的认知不仅包括经济方面，还包括社会、权力、政治等方面。社会上一切“交易”式的活动，都是以利害为基础的。

第三，缺乏任何基础的陌路交往。这种人际交往存在于路人之间，彼此间不存在心理联结。人际交往是人的社会性需要是否得到满足的心理状态的反映，人际交往的疏密是以人的社会性需要是否能够得到满足为依据的，其发展变化也取决于交往双方社会性需要的满足程度。不同的人的社会性需要是不一样的，即使是相同的需要，也可能有程度上的差异，因此，人与人在交往过程中会相互选择。相互选择的结果是人际交往中既有友好、信赖、喜欢、亲近等积极关系，也有冷淡、疏远、反感、厌恶等消极关系，甚至是敌对关系①。

二、人际交往的发展过程

相互交往是人际交往建立和发展的重要条件，没有人际交往，就不可能建立人与人之间的心理关系。人际交往建立之后，还需要通过不断交往加以巩固和发展。交往范围的大小，决定了人际交往的广度和宽度。因此，建立、巩固和发展良好的人际交往需要人们积极地进行交往。人际交往的外延很广，包括朋友关系、夫妻关系、亲子关系、同伴关系、师生关系、同事关系等。

社会心理学家认为，任何人际交往都离不开认知、情感和行为因素。其中，认知成分是人际知觉的结果，反映个体对人际交往状况的认知和理解，是人际交往形成的前提条件；情感成分是交往双方在情感上的态度体验，反映了交往双方对交往过程中亲疏关系和满意程度的评价，是人际交往的调节因素；行为成分是双方实际交往的一切行为，是人际交往的外在结果和具体表现。人际交往的发生、发展和变化，都是这3种因素相互作用的结果。

人际交往的发展过程大致可以分为5个阶段。第一个阶段，双方互不相识，甚至未注意到对方的存在。第二个阶段，单方（或双方）注意到对方的存在，也可能知道对方是谁，但从未有过接触。第三个阶段，单方（或双方）受对方的吸引，与之（或彼此）接近，构成表面接触。在表面接触时，作为他们之间的媒介通常是学业或工作上的往来。在这一阶段所获得的第一印象对于人际交往的发展很重要，如果单方（或双方）对对方的第一印象不深，可能他们之间的人际交往就会到此为止。每

①孟建安．人际交往语言学[M]．北京：世界图书出版公司，2019.

个人在日常生活中，都与很多人维持着这种关系。第四个阶段，双方在心理上有一个重要的改变，开始将对方视为知己，愿意与对方分享信息、意见和感情。这种对人开放自我的心理历程，称为自我表露。第五个阶段，人际交往发展到彼此都能自我表露的程度，那就到了建立友谊的阶段。个体在日常生活中，能使他人自我表露的对象并不多。

就朋友间自我表露的程度而言，有的朋友间重在信息与意见的交换，而在感情上则表露得较少，这种友谊关系一般是以事业为基础的友谊关系。有的朋友间除了交换信息与意见之外，更重视感情的表露，在感情上达到相互依赖的地步，特别是当自己处在痛苦、快乐等激动的情绪状态时，会特别渴望朋友在自己身边。人际交往发展到第五个阶段时，同性之间通常会成为莫逆之交，而异性之间，如果在感情上又添加了性的需求，奉献与满足的心理成分，就会成为爱人。

三、人际交往的特点

人的一生离不开与他人的交往，在社会生活中，每个人都在不同的场合与不同的人交往。充分了解交往中的一些特点，将有助于我们分析、评价和改进自己的交往习惯，把握自己的交往过程，提高自己的交往能力。那么，人际交往有哪些特点呢？

（一）人际交往是一个过程，而且无时不在

人际交往是不断变化的和持续发展的一系列活动，把交往看作是一个过程，意指人的每一次交往只是一系列活动中的一部分。每一次交往必然与以前的一些相关情况有着密切的联系，而且每次交往后的经验，又足以影响到以后的交往。如你去某商场购物，发现了以前你不曾了解的一些信息（如营业员的态度、物品的质量、价格等），这些信息必然影响你今后再次购买此商品，因此，交往是动态的而非静止的。

交往又是无时不在的，当你双手托腮、独立在窗前沉思时，你即便不出声，也没动，但你已传出了信息，每个走过你身旁的同伴都会看出，你想独自一人静静地思考，不想与人交谈。可见一切外在的行为举止，都会传播信息，这些信息有时还远远超过我们所能意识到的范围。无声的信息也能起到交流的作用。

（二）交往是个复杂的过程，且需要全身心投入

交往是复杂的。说它复杂是因为看似两人之间的交往，很简单，其实每次交往至少会有6个"人"参与，这6个"人"是：你心目中的自己；对方心目中的你；你认为对方心目中的你；对方心目中的他自己；你心目中的对方；对方认为你心目中的他。这样的交往，可能会出现多种关系，每种不同的关系又都会产生不同的交往效果，使人际关系呈现出复杂的局面。想要降低交往的复杂性，这就取决于你对6个"人"的感知准确性。交谈中的诚实，能使你的感知准确性提高，感觉越是准确，就越有可能最大限度地降低交往的复杂性。

交往是一种难以观察的心理活动，交往的效果是因人而异的独特的内心体验，交往者的内心活动和行为举止是交往过程中的主要因素，因此交往需要双方整个身心的投入，它是交往双方个人特质的碰撞。

（三）交往是相互作用的，而且确定着某种关系

交往是一个相互作用的过程，交往双方既要关心自己向他人发出的信息效果，还应该了解、注意对方在接收信息后做出的反应，然后根据新的信息，来改变和修正自己的想法，再做出反应。在实际的交往情景中，双方在任何时候都可能发出新的信息，同时又可在瞬间接收和感受到对方发出的多种信息，这种互相作用的效果不断引起新的反应。

每次交往还都确定着某种关系，如果你问一位男士："和我下一盘棋好吗？"这句话说明你与他的交往是平等关系；而如果这个建议是他提出来的，他命令道："过来和我下一盘棋！"这句话暗示着一种不平等关系——从属关系。人际交往中所产生的问题，不在于内容方面，通常在于关系方面，交往的内容产生歧义时比较容易得到解决，而交往的关系出现了问题就不太容易解决，有人常以为自己在为所说的话而争论，实际上他争论的实质是关系问题。

四、人际交往的基本要素

人际交往的行为因其目的的不同而具有丰富多彩的形式，但任何交往都具有最基本的要素。人除了睡觉，70%～80%的时间都在交替地运用这些要素，进行人际交往。人际交往的基本要素是：信息源、信息、信道、信息接收者的反馈和干扰。

信息源:是指信息的发送者,他是主动与别人沟通、交流的人。

信息:是指信息发送者(信息源)所要表达的内容。如要发布消息,说明一种思想,表明一种态度或愿望和要求,表达某种情感等。

信道:信息的载体。即信息发送者所采用的能够表达信息的各种符号和能够传递这些符号的媒介物,包括语言符号及其媒介物(说话、文字及作为载体的报纸、刊物通信器材等),无声语言符号(表情手势姿态等)。

信息接收者:信息的投向目标。信息的发送者(信息源)将信息通过信道传递给接受者,并希望对方能对信息予以理解与接受。

反馈:信息接收者在收到信息时对信息发送者给予的表示(接受、同意、反对、有待商议等)。如口头表示、点头、摇头、微笑等。也可以通过信道作逆向传递。一般有反馈的沟通是双向沟通、正常沟通,给予反馈和注意寻求反馈是实现有效沟通的重要环节。

干扰:指在信息传递过程中妨碍、阻止信息流动的各种要素。物化因素:噪声干扰、无线通信干扰等。非物化因素:在信息传递过程中,人为的、主观的“添油加醋”或“扣压截流”,使信息失真、语言障碍、教育背景差异等。

在交往过程中,每个人都可能是信息的传递者,或者是信息的接受者,也可以是传递者、接受者同时皆有。

五、人际交往的类型

大学生人际交往类型的划分是为了充分描述和正确认识大学生的人际交往。根据不同的标准,大学生人际交往可以划分为不同的类型。

根据大学生人际交往的对象,大学生人际交往可分为同学关系和师生关系,这是大学生在大学生活中最为普遍的人际交往。在同学关系中,最容易出现障碍的是同室关系,住在一个寝室里的几个同学,成长背景不同,价值取向各异,生活习惯多样,个性特征鲜明,如何相处是同室关系的核心内容。师生关系主要是指大学生与任课教师、辅导员和班主任的关系。与任课教师的关系有可能直接影响大学生的学习情况,例如,有些学生会因为喜欢某个教师而喜欢某门课程,因为讨厌某个教师而不喜欢某门课程。与辅导员的关系可能会影响大学生的个性发展。

根据大学生人际交往的需求,人际交往可分为情感性关系和工具性关系。情感性关系是大学生为了满足相互间情感交流的需要,形成良好的心理气氛而建立起来的一种融洽的关系。工具性关系是大学生为了达到某一种目的而建立起来的相互依托的关系。

根据大学生人际交往的类似性媒介,人际交往可分为地缘关系和趣缘关系。地缘关系是大学生因为曾经在同一个地方居住、生活或学习而建立起来的一种人际交往,例如,老乡关系、校友关系等都属于地缘关系。相似的文化背景,使这种关系带有文化趋同和乡土色彩。趣缘关系是大学生因为兴趣爱好相同而建立起来的一种人际交往。共同的兴趣是维持这种关系的纽带。在大学生的课余生活中,因为趣缘关系而产生的人际交往最为普遍。

根据大学生人际交往的喜欢程度,人际交往可分为吸引性关系和排斥性关系。大学生如果互相喜欢、亲近,就容易形成吸引性关系。几乎每个大学生都渴望和异性同学交往,但是如何正确地交往,特别是如何处理恋人关系,常常是大学生非常关心的问题。大学生如果互相厌恶、疏远,则容易形成排斥性关系。这种关系在大学生中虽然不一定以公开的形式表现出来,但交往的双方都心知肚明。这种关系一旦形成,就很难化解。恋人关系如果处理得不好,就很容易演变成这种关系。

当然,根据其他划分标准,还能将大学生人际交往分为其他类型。在大学生的各种人际交往中,有些是自然形成的,如同学关系和师生关系,有些是能够选择的,如朋友关系和恋人关系。在自然形成的人际交往中,大学生的主要任务是处理好相处,而在自由选择的人际交往中,大学生的主要任务是处理好交往。

六、构建大学生和谐人际关系的措施

良好的人际交往是人本质的体现,是人全面发展的需要。人在实践中不断地创造社会关系,从而不断地磨炼自身、铸造自我、丰富着人的本质。因此,构建和谐的人际关系是大学生社会化过程中的关键环节。

(一)构建大学生良好人际关系的条件

大学生和谐人际要坚持以人为本,确立和谐群体的共同愿望,共创和睦相处的文化环境。和谐群体及其所拥有的共同愿望是和谐人际的基本保障。共同愿望不仅是群体中成员的某种见解和主张,更是群体中成员身体力行的一种精神状态。它可以帮助大学生适应人际关系的微观环境,从而帮助大学生去改造环境,化解冲突。同时,和睦相处的文化氛围会潜移默化地影响着大学生的人际交往。

(二)构建大学生良好人际关系的指导内容

要帮助大学生正确认识、选择和处理人际关系。美国著名人际关系学者卡耐基认为:“一个人事业上的成功,只有15%是由于他的专业技术,而85%要靠人际关系、处事技巧。”可以看出他对良好人际关系所带来的良性效果的肯定。因此,帮助大学生正确看待、选择和处理人际关系可以引导大学生克服人际交往的认知、观念偏差和方法障碍,使其具备健康积极的交往理念。从而外化为行为,改善人际关系环境,满足其社会化需求。

(三)构建大学生良好人际关系的指导方法

可以采用咨询法和实训法相结合的方法。人际冲突的存在并非只有害而无利,其关键在于如何处理。不打不相识,说的就是这个道理。咨询法可以通过心理测试、学生心理社团等方式,帮助大学生找寻人际冲突的原因,从而调整心态、转变观念、增强解决人际矛盾的能力。而实训法主要是致力于对大学生进行实践锻炼。它可以帮助学生在实际操作中学会如何与人相处,如何建立良好的人际关系,如何恰当处理人际问题。从而更好引导大学生学会认识并能够恰当地选择和正确处理人际关系。

总之,现代大学生在处理人际关系的过程中,面临着与以往相比更为复杂、更为多元的观念和价值判断,从而使得大学生面临着不同程度的人际交往困难。把握症结、深入分析、综合利用多学科知识,有效开展思想政治教育,是顺利实现大学生构建和谐人际的关键。

第二节 大学生交往心理的特征

一、大学生交往观念的特征

（一）自我意识的开放性

大学生的自我意识不断增强，逐渐摆脱父母的左右，且不愿意受以往交往观念和传统习俗的束缚，呈现出强烈的自我意识的开放性，他们结交伙伴，珍重友谊，尤其在今日开放的社会环境氛围下，大学生都希望广交朋友，并把获得友谊视为生活中最迫切的需求。而朋友关系又增强了大学生的自我意识，因为友谊的一个重要组成部分是积极的自我意识。

（二）交友范围的广泛性

观念的解放，使他们的交往呈现出拓展的趋势，不仅与同性的同学交友，结成朋友关系，也和异性同学交往，建立纯洁的友谊；既能与比自己年龄小的同伴一块儿玩耍，相互交流，也能与比自己年龄大的同伴凑在一起，发表见解、评价事物，进行观念上的碰撞。网络的兴起，更使大学生的交友打破了时间、空间的限制，交友范围更为广泛。

（三）择友标准的深刻性

孔子曰："益者三友，损者三友。友直、友谅、友多闻，益矣；友便辟、友善柔、友便佞，损矣。"（《论语·季氏篇》第十六章）大学里广交有思想有涵养的朋友，可以大大促进彼此身心的发展。不是因为一些外在的虚有的事物与他人来往，与正直善良、积极勇敢的人通常才能交往的长久。

（四）交往过程中注重尊重

心理学研究表明，人际交往中，人们都有明显的维护自尊的倾向。如当人们取得成绩时，常解释为是自己的能力比别人强，而别人取得成绩时，就解释为是别人机遇好。这样的解释就使个人自尊得到维护。一个人的自我价值来自交往中别人对自己的反馈，别人的肯定使我们感到有价值、有尊严；别人的否定则使我们没有价值感，觉得自尊受到伤害。

因此,当交往中来自对方的信息是否定性的,为了维护自尊,维护自我价值,于是我们逃避或远离否定自己的人。根据这一原理,交往时肯定、接受别人,意味着肯定、支持别人的自我价值,维护别人的尊严,他人感到被尊重,于是对我们产生亲近的情绪。反之,交往中否定别人,无异于向别人的尊严挑衅。出于自我价值保护倾向,别人对你产生强烈的拒绝和排斥情绪而逃离你,从而难以建立良好的人际关系,即使已建立的人际关系也可能遭到破坏。当然,维护别人的尊严并不意味着交往中处处逢合别人,而是在尊重别人的前提下进行有效沟通,尊重别人,也尊重自己[①]。

尊重引发别人的信任、坦诚、亲近等情绪,缩短交往距离。大学生自尊心都较强,交往中注意在态度上、人格上尊重同学,平等礼貌地待人,语言文明,不开恶作剧式的玩笑,不乱给同学取绰号,尊重同学的生活习惯,不损伤他人名誉,承认和肯定他人的能力与成绩,尊重别人的选择,尊重别人的隐私,维护别人的尊严,珍惜别人的给予。

(五)诚信

无论人际交往如何讲究技巧与方法,诚信才是最持久、主流的做人处世之道。诚即真心实意,言行与内心一致,不虚假;信,即信任、守信,诚实无欺。真诚的交往使交往者的友谊地久天长,信任能从积极的角度理解他人的动机和言行,而不是胡乱猜疑,相互设防。

“善大,莫过于诚。”真诚是做人之本,是美好品德的体现。人与人之间以诚相待,才能使双方建立信任感。交往中,向别人传递真实信息,不掩盖或歪曲事实;诚实无欺,信守诺言。诚信就是诚恳待人,以信用取信于人。中华民族自古有诚信的传统美德,素来把诚信看作做人之本、立事之基。对一个人而言,若没有诚信,已失去做人的意义,对一个民族来说,如果没有诚信,那将是可怕而又可悲的。

在一个成熟的社会,诚实是一个人的信誉,没有信誉就无法生存。孔子说“自古皆有死,民无信不立。”在现代社会中,诚信不仅是一种品德,更是一种准则;不仅是一种道德,更是一种责任。个人的诚信,是一个人自身道德与修养的反映;社会的诚信,则是一个地区、一个国家、一

①郑航月,夏小林.大学生心理健康教育[M].重庆:重庆大学出版社,2018.

个民族精神素质和整体水平的衡量器。学生诚信在一定意义上,是大学生的道德底线,是大学生成人的基础。人与人之间需要信任,需要守信。

诚信是一个现代中国人的“安身立命”之本,也是人的现代化必备的素质。若诚信缺失,不仅会动摇人们对尊重、承诺关怀、合作信任等维护社会健康发展准则的信念,还会使人的安全需要严重受挫,不得不随时防备别人的背信弃义。恶劣的信用环境,会摧毁一个地区或一个民族的经济,会影响到一个国家的人文环境和社会环境。一个人如果在人们的心目中毫无信用可言,那么他也不可能有自己的安身立命之地,甚至可能被朋友、社会所抛弃。只有以“诚信”作为人际交往的信条,才会有双赢的选择、双赢的合作。

(六)宽容

宽容是一种美德,人与人相处需要宽容。交往中,学会宽容就能化被动为主动。对待异己的观念和信仰秉持公正、理智的态度,在不妨碍他人的前提下,容许别人自由的行动和独立的思想。宽容与褊狭相对。褊狭以自我为中心,唯我独尊,对他人之所思所信,所为和所在一律嗤之以鼻。褊狭的人自以为真理就在自己手中。宽容则是一种自尊,一种自信,一种成熟,是一种表面柔弱而内心坚韧强大的表现。它是一种超然的大智若愚,并非懦弱和恐惧,更不等于为了换取太平就放弃对真理的追求,或者对一切漠不关心,听之任之。

有了宽容,生活将达到一种恬静、超脱的境界,不至于承受憎恨与报复的压力,从而可以化干戈为玉帛,变嫉妒为欣赏。生活中,我们常常不宽容别人,如容不得别人指出自己的错误,或者对别人的错误耿耿于怀,或者容不得不同于自己的意见、观点、看法和做法。实际上,犯错误是人的天性,而且是一种颇具价值的天性,因为通过在正确和错误之间进行选择才使我们的思维向前发展。这意味着一个人如果不经常犯错误,其自身所蕴藏的潜力就无法发挥。有了这样的观念,自然就需要尊重和珍视别人的错误,接受并感激别人发现自己的错误,这就向宽容走进了一步。

大学生年轻气盛,交流时难免有意见分歧,是措辞生硬、直道其详还是设身处地、换位思考、委婉地让对方接受自己的意见,效果完全不同。因此,在交往中我们需要学会容许别人犯错误,容许别人指出自己的错误,容许不同于自己的意见、观点、看法和做法。在希望别人接纳容忍自己、承认自己个人价值的同时,也要学会接纳、容忍别人、承认别人的价值。

(七)求同存异

在增进人际吸引的因素中,彼此存在一些相似性,可以比较容易建立人际关系,如来自同一地方这种地缘关系。彼此个性上的一些相似或志趣相投也会相互吸引,产生亲密感。因为有共同语言,有相同或相似的情绪体验,彼此的思想感情、行为得到互相强化,产生共鸣。

求同就是在相异中寻找共同之处。两个性格完全不同的人,有着共同的文学爱好,这就是同,双方以文学爱好作为切入点,在相互交流中,感情会逐渐融洽,若彼此从性格上去挑剔,则无缘成为知音。求同存异,把共同之处摆在主要位置,把彼此差异、不同摆在次要位置,在这样的前提下,就比较容易建立人际关系。当然,有时一个独立性强的人与一个依赖性强的人在一起很融洽,一个脾气急躁的人与一个耐心的人也能很好相处,这是一种需要的互补,各人的特点正好适合对方的需要,各得其所。

这也体现了交往是寻求彼此需要的满足。大学生交往求同彼此需求的东西,朝着矛盾的解决或关系的密切这一方面求同,从而建立和谐的人际关系。

二、大学生交往行为的特征

交往行为是人际关系的外在手段和表现,交往行为在总体上有一定的定式和种类。大学生的人际交往,也同样存在着共性的规律,具体的行为表现有以下几个方面。

(一)援助行为

当他人遇到困难,面临紧急事态时,向他人伸出援助之手,提供帮助的行为。援助行为有2种类型:一种是出于个人目的和需要的有偿性质类型;另一种是出于互惠目的和完全出于自愿,无须补偿性质类型。

(二)攻击行为

这是一种在交往过程中,相互对心理、身体有伤害的行为。一般来说，在交往中，当人的某种欲望没有得到满足，私欲膨胀，情绪难以克制，就容易采取攻击行为。攻击行为对自身和他人的伤害结果都是消极的。严重的攻击行为还会触犯法律。

（三）亲近行为

认同对方的观点意见，互相间有好感，彼此就会信赖，就会产生亲近行为。大学生在交往中寻求友谊，实际上就是在寻求亲近的行为。他们在相互密切接触、交往中，体察出人际间的友爱和温情，尤其是在一人有难、众人相助的时候，不仅受助者得到极大的安慰，众多伸出援助之手的人也感到了群体的温暖和力量，从而达到更亲近的心理凝聚。大学生之间的亲密程度，有时甚至会超过对自己的长辈和亲属。

（四）疏远行为

人际交往中的一种退缩和回避行为。当一个人受了挫折，对自己失去信心，继而产生自卑、沮丧、压抑等消极心理时，就会情绪低落，交往行为处于被动状态，不信任他人，疏远他人，远离群体，封闭自己，其结果既不被人理解，又得不到友谊和帮助。

（五）支配行为与服从行为

当双方需求相适应、认识相一致时，支配和服从的行为就会产生出效果。在现实生活中，各种综合意识越强烈，其支配行为就越有影响力。一般来讲大学生人际关系中支配行为的结果，通常不取决于职务、权力，而更多地取决于其自身的素质，品质高尚、博学多才、平易近人的人，其支配行为就能得到响应，且不带强制性，属自然性。

而服从行为受从小对父母、对老师的服从意识的影响，人们把服从权威作为一种不容怀疑的正确观念而接受，但随着社会权威意识的减弱，自我意识的增强，不加分析地盲目服从行为将越来越少。当支配行为与服从者的意愿、价值规范相一致时，就不会出现抗拒行为，但如果不相一致，就会出现不服从甚至逆反行为。

在个人交往之间，出现的支配与服从行为，更多的带有情感色彩，如朋友、恋人之间。此外，还有合作与竞争，协调与冲突等交往行为，这在大学生人际交往中都是客观存在的，它们既互相联系，又互相对立。

三、大学生交往心理的特征

（一）相互理解

相互理解意味着相互尊重与信任。寻求理解、尊重与信任是现代大学生交往心理的特征。随着改革开放和信息沟通渠道的迅速扩展，大学生的横向联系越来越广泛，除了同学间、师生间的交往，由志趣、爱好和友谊为宗旨的不分年龄、职业、性别的各类自发性的小群体不断地涌现，尤其是网络的兴起，使得沟通无局限。许多大学生由内向型交往转向外向型交往，有的大学生更是全方位出击，社会交往已成为大学生社会生活中的一项重要内容和需要，他们最渴求的就是社会、家人、朋友间的理解、尊重与信任。

（二）对社交目标具有选择性

大学生具有选择、评价的能力，对社交目标是有选择的确定；大学生具有解决问题的知识与能力，对成功交往有着积极的心理准备；大学生积极参与社会交往，并在复杂多变的社会交往中培养自己的洞察力；大学生在学习与别人打交道中运用理智与逻辑并学会平等待人；大学生在交往中，注意不以自我为中心，注意进行交往投资。

（三）交往愿望强烈

大学生迈入大学校门，生活环境发生了变化，面对的是无数陌生的面孔。与此同时，没有了父母的“包办”，大部分事情要得由自己来解决。这时，他们渴望尽快与同学、老师建立友好关系，寻求一种心理上的依赖感和归属感。

大学生由于生理、心理上逐渐成熟，渴望了解他人、了解社会，也希望得到他人的理解、尊重与承认。在与人交往中证明自身的价值。此外，大学生求知欲望强烈，渴望通过扩大人际交往面来获取大量信息，以此补充自己的大脑。以上这些因素都增强了大学生交往的愿望，这体现了现代大学生积极活跃、乐观向上，渴望融入社会、在社会中施展抱负的健康心态。

（四）交往的平等性

大学生都处在同一身心发展水平上，他们年龄相同，知识能力水平相似，社会经验阅历相仿，思想观念相近，不存在较大的利益冲突。此外，他们在学校没有层级差距和地位分化，只有共同的学习任务和学习目标。因此，大学生的交往大多是在地位平等的情形下进行的。同时，大学生在人际交往中追求精神上、态度上的平等，需要同学间的平等相待、以诚相见，使他们在交往中充分体会到了人格独立和个性自由。

（五）交往注重感情

大学生注重交往的情感是指大学生受到过较好的环境陶冶，又具有青年人感情丰富的特点，在人际交往中十分注重感情的交流，强调交往的感情色彩。在择友上，从情感相融出发，注重情投意合，而不是从对方的家庭背景、经济状况、学习成绩等方面考虑，较少带有明确的功利性目的。二是指大学生人际交往的目的是获得感情需要的满足。这种满足既表现为寻求友谊、消除孤独，在同性同辈中找到情感交流的对象，也表现为通过与异性同辈的交往来满足友谊与爱情的需求。

（六）交往富于理想性

大学生社会阅历浅、接触的人少，尚未体会到社会上人际交往的复杂性，这在客观上造成了大多数大学生把人际关系看得比较单纯和容易处理，对人际关系过于理想化追求。他们希望人们能够相互帮助、相互理解、真诚相待。然而，现实中的人际交往并不是像他们想象得那样简单，理想与现实的矛盾会给大学生带来很大困惑和苦恼，他们常常对自己现有的交往不满意，感到人间缺乏友情，少数人会因此消极地自我封闭，拒绝与人交往，甚至会引发一些心理疾病。

（七）交往的时代性

大学生对社会的参与意识逐渐增强。表现为他们在人际交往上更加丰富多样，更加具有时代特征。比如，高校内的协会、社团、沙龙等就是大学生自发组织的。无论是班级、年级还是专业、性别等，都不会成为大学生交往的障碍，而且大学生也正在努力地把自己的交际领域扩大到校外乃至社会。随着信息社会的来临，计算机网络的飞速发展，现代通信工具的普遍应用，上网交友成为现代大学生人际交往的热点。

第三节 大学生中常见的交往心理障碍

一、交往过程中的心理障碍

人际交往的过程是一个心理沟通的过程，而所谓的人际心理沟通，是指人们在共同的活动中，彼此交流各种理想、信息、感情、情绪、爱好、兴趣等，所有这些都属于人的心理活动和倾向，也可看作是信息，因此心理沟通过程，也是信息交流的过程。大学生在这个过程中，会出现以下几个方面的心理障碍。

（一）语义上的障碍

人与人之间的信息沟通主要是借助于语言来进行的（口头语、书面语），语言是交流思想的工具，是用来表达思想的符号系统，它并不是思想本身。但由于人们的语言修养不同，表达能力不同，对同一种思想、观念、事物，有的表达得很清楚，有的表达得不清楚；对同一组信息，有的人一听就明白，理解了，有的人怎么听也不知其所以然；有的听后这样解释，有的听后那样认为，特别是在大学校园里，有来自全国各地的同学，他们操用各种方言，即使用普通话，也总会带有各地的习惯用语，这样来表达思想观点，表达事物，通常会产生听不懂、曲解或断章取义的现象，这就形成了语义上的障碍。

（二）社会感知与归因层次上的障碍——“第一印象”“刻板印象”“晕轮印象”

“第一印象”就是在与陌生人交往的过程中，所得到的关于对方的最初印象。人能否操纵自己在心理交往中的形象和地位？人生交往的资本是什么？社会心理学家的研究表明：人生交往的资本是良好的第一印象。

“良好的开端是成功的一半”，交往世界里的开端——第一印象，在与人认识和交往中起着重要的作用，它直接决定一个人的交往活动。“先入为主”就是对“第一印象”作用的最好概括。大学生需要友谊，渴望爱情，在校园内外编织人际关系网时，应当首先想到的是：照照镜子，留心举止，在别人的心目中留下一个良好的第一印象。有一个例子很说明问题,国外有一个著名的“看照片”实验:给两组大学生看同一男子的照片,并对他们传输第一印象,对A组说:“这是个违法人员”,对B组说:“这是个学者”,结果两组大学生对同一张照片做出截然不同特性的解释。A组认为此人目光冷酷,性格强硬;B组认为此人目光深沉,思想深刻。在大学生中常有人因为受“第一印象”的影响,交了不应该交的朋友,或者错过了应该交的朋友,有的甚至因此而留下终身的遗憾[①]。

“刻板印象”是认知范围更为广泛的一种社会认知现象,是指人们对某一类人或一群人进行固定化判断和评价的认知倾向,刻板印象一旦形成,就较难改变,且会沿袭传播。如评价商人不易打交道、知识分子文质彬彬等。

刻板印象因为是对同一类人或一群人的共性认知,而不是对人的个性判断和评价,虽然它有助于人们对众多的人进行概括了解,但这种认知通常缺乏充分的客观依据和科学分析,所以极易引起判断上的错觉与偏差。大学生中有的因为自己是本地人而对外地同学产生偏见,有的因为自己是外地人而对本地同学有意见,其结果势必造成同学之间的误解和矛盾,从而影响交往的正常、良好进行。

“晕轮印象”是一种人际认识情境中的认知倾向,它是从一个人的某一点出发,进而扩展到其他方面的一种认识。如看到一个人仪表堂堂,潇洒大方,就推断此人有修养,能力强。这也就好像我们在刮风时所看到的月亮周围的圆环(月晕),好像是月亮光的延伸扩大一样,故称“晕轮印象”,也叫“光环印象”。

“追星族”就是一种典型的“晕轮印象”的结果。“晕轮印象”在人际认识中靠猜测和推论形成对他人的印象,这通常会给人带来认知上的错误和偏差。“晕轮印象”有积极的作用,但更多情景下是起消极的作用,关键取决于认知者对最初获得的认知材料进行怎样的综合和处理,如果经过综合处理,符合客观实际,或接近客观实际,那么则会起到积极的作用;而如果不符合客观实际,就只会起消极作用。如大学生在恋爱中的以貌取人,这就是“晕轮印象”在他们的认知过程中起的消极作用而出现的偏差。

①刘晓燕.当代大学生交往障碍及调适研究[D].山东:中国海洋大学,2010.

(三)互动层次上的障碍——自我意识障碍

大学生离开和摆脱家庭的束缚,成人感和独立意识增强,面对新的学习环境和同伴,展望未来的事业,他们要重新进行自我塑造。但由于大学生所接触的社会领域有限,自身与社会成人标准的距离较大,原有的心理平衡被打破,新的心理矛盾加剧;他们关心自己的发展,自我认识更加主动,随着自我认识的不断发展,大学生的自我情感体验也更加深刻、更加丰富、更加内含,出现了"情感闭锁性"。

即当自己的情感与别人的情感相同,自己的言行举止被别人所接纳时,就表现出愉快、喜悦。反之,就把自己的情感体验埋藏于心底,表现出寡言少语,精神不振,回避与人交往,翻开大学生的日记,便会发现埋藏于心底的情感体验的自白。于是,他们常常抱怨找不到知心朋友,即使想与同学谈心,也难以跨出第一步或者根本不想跨出第一步以致有些同学大学几年,仍是孤家寡人。

二、个性心理品质引起的心理障碍

心理活动是人所共有的,但每个人都有自己的个性,即"人心不同,各如其面",这是因为每个人的生理、心理发展水平不同,主要是社会化程度不同,常常表现出较为明显的个性差异。心理学把这些在一个人身上经常地、稳定地表现出来的心理特点称之为个性心理特征。个性心理特征包括:气质性格、能力、兴趣等。

就气质而言,一般多血质、黏液质的人容易与人交往;胆汁质、抑郁质的人则不易与人交往。就性格而言,外倾型的人心理活动倾向于外部事物,适应能力强,对人对事都能很快熟悉起来,表情丰富,情感外露,善于与人交往;内倾型的人,心理活动倾向于内部事物,环境适应性差,不轻易相信别人,沉静、愿独处、反应敏感、多思虑、好疑心,故不善与人交往。就能力而言,各种能力比较强的人,特别是交往能力比较强的人,容易与人交往;反之,各种能力比较缺乏,且交往能力更差,则容易产生交往心理障碍。就兴趣而言,兴趣广泛的人不仅容易且也愿意与人交往,反之,则不易与人交往。

在现实生活中,每个人的个性品质都有长,也有其短。大学生在交往过程中都喜欢诚实、热情、友好的人,而讨厌自私、奸诈、冷酷的人,在选择朋友时，也首先考虑的是一个人的品质的好坏，而后才是其他不同情况下的不同要求。因此，大学生在交往中应注意扬长避短，让自己深受别人的喜爱。

三、常见的交往心理障碍类型

（一）自卑心理

自卑是个人由于某些生理缺陷或心理缺陷及其他原因而产生的轻视自己，认为自己在某个方面或几个方面不如他人的情绪体验。自我认识不足和过低的自我期望是形成自卑心理的最主要原因，内向型的性格也是形成自卑心理的一个因素，挫折的经历与不恰当的归因更会导致自卑心理的形成。

（二）嫉妒心理

人有要求成功的愿望，有超越别人的冲动。但有的人看到别人成功了而他自己又成功不了，想超越又做不到的时候，所产生的一种由羞愧、愤怒、怨恨等组成的复杂情感，这就是嫉妒。人类有竞争就会有嫉妒。嫉妒心理或起积极作用或起消极作用，如有的人嫉妒是出于不服与自惭而不甘居下，奋发努力，力争上游，这是积极的心理与行为；但在交往中，嫉妒心理通常有着强烈的排他性，并伴有情绪色彩，如中伤别人、怨恨别人、诋毁别人，而强烈的嫉妒心理还夹裹着报复性。

（三）猜疑心理

猜疑是一种完全由主观推测而产生的不信任心理。人们在交往时，有时会因某些误会而产生一些怀疑或顾虑，这是正常的。但有猜疑心理的人则是在无中生有的基础上自圆其说，结果本来并不存在的东西，就被他们说得像真的一样，从而越陷越深。

以前有这样一个故事，一个猜疑者怀疑邻居偷了他家的东西，他从这个毫无根据的目标出发，观察邻居的言行举止、神色态度，发现全是偷东西的样子，猜疑思考的结果进一步巩固和强化了原先的猜疑，于是他一口咬定邻居是小偷。由此可见，当一个人产生了猜疑，他对信息的摄取范围就会缩小，且将一切分析、推理、判断都建立在只证明自己猜疑的信息上，使其“信”更为真，从而“圆”了其说。这也说明人在思考问题时的思维出现了偏差，就会导致猜疑的产生。还有些人自认不如别人,因而总认为别人在背后议论自己,看不起自己,算计自己,这说明对自己缺乏信心,也会造成猜疑。

人的生活需要交往,需要朋友,猜疑束缚人的交往欲望,使人不敢交往,而长期不与人交往,会导致一个人心理状态和心理特征的恶性循环,形成自我封闭,阻隔外界信息的输入和人间真情的流露,个体的心理状态将更孤僻、更自卑。

(四)羞怯心理

羞怯是指一个人过多地约束自己的行为,以致无法充分地表达自己的思想感情,阻碍了正常的心理交往。羞怯是人际交往中的暗礁。从心理学角度看,羞怯源于神经活动过分敏感和后来形成的消极性自我防御机制。

有的大学生过于内向,或者是抑郁气质的人,他们习惯于内向活动,在大庭广众之下,不善于自我表露;有的大学生自卑感较强,或者过分敏感,也会在与人交往中因过分重视别人对自己的评价,而显得行为畏首畏尾,语言吞吞吐吐,浑身不自在。此外,幼时所处的环境、所受的教育及已有的挫折经历也会影响个体的交往,使大学生形成羞怯心理。偶尔的羞怯在所难免,但在社交中经常为羞怯心理所困惑,就应注意加以克服了。

(五)恐惧心理

恐惧指个体在面临某种情境并企图摆脱而又无能为力时,所产生的情感体验。大学生中比较常见的是社交恐惧,即在社交时出现的一种带有恐惧色彩的情感反应,如见生人害羞、脸红,说话紧张等。

恐惧心理有的是属于气质性恐惧,如抑郁质的人,生性孤僻,害怕与人交往,常怀有恐惧心理,举步投足都顾虑重重,胆战心惊。有的则属于挫折性恐惧,如有的人在某次较大场合的交往中受到一次较大的刺激,从而产生了一种恐惧情感,并形成条件反射,构成一遇交往就恐惧的不正常的心理状态。有的是怕别人发现自己的弱点,出于自卑,形成一种心理上的自我保护,其表现就是不愿意也不敢与比自己优秀的人交往。此外,社会实践少,心理平衡与调节能力得不到应有的锻炼,也会形成恐惧心理。

（六）报复心理

报复是人类行为强有力的动机之一，这种动机常发生在心胸狭窄、个性品质不良者遇到挫折的时候。社交报复心理是在社会交往中以攻击方式发泄对那些给自己带来挫折的人的怨恨或不满时的一种情感体验。它极富有攻击性和情绪性，无论是公开的行为还是隐蔽的报复，其结果通常给报复对象造成很大的危害，同时也是对自己的一种心理伤害。

报复心理及行为的产生不仅与个性特点有关，也与对挫折的归因有密切的关系。由于环境及与报复有关的线索的存在，第三者的挑动，都会导致报复心理与行为的产生。某大学一男生因恋爱不成而伺机杀害他的恋爱对象，这就是一起极端的报复行为。

（七）孤独心理

孤独是因为缺乏人际交往而产生的寂寞感与失落感，是宁可独处也不与别人交往所产生的一种心理。孤独是一种主观上的心理感受，不一定与外在的行为表现相一致。相关调查表明，由于在学习、生活中遇到的困难以及所关心的问题没有及时得到解决，65.85%的大学生有某种程度的孤独感，4.19%的大学生有较深的孤独感。孤独是大学新生普遍存在的心理问题。满怀愁绪，无处倾诉时，会感到寂寞；生活困难，求助无门时，会感到寂寞；失业、失恋后缺少关怀时，也会感到寂寞。

在这些情况下，出现寂寞心态是难免的，也可以说是正常的。若在多人参与的生活环境中，或在非常热闹的场合里，仍然感到寂寞，那就是孤独了。孤独与独处不同，孤独是一种心理上的寂寞感与失落感，孤独的人是不快乐的；独处只是在身体上离开别人，而在心理上却未必不快乐，甚至有人甘愿独处，享受宁静中的快乐。高傲、孤僻的大学生容易产生孤独感，他们看不上别人，感觉别人很庸俗，所以不愿与别人交往，不想依靠别人，也不想求助于他们。孤独会使他们丧失活力，丧失健全的人格。孤独过甚者，有的试图到神那里去寻求精神寄托，有的过度饮酒，自我放弃。

孤独产生的原因大致包括以下几种：缺乏社交技巧，不能在与别人接触时适当地表现自己；以自我为中心，忽略别人的需求；缺乏同情心与同理心，无法获得别人的感情回应；与别人交往时过分患得患失，因害怕失败而逃避社交活动;与别人交往时不能坦诚相见,因此无法获得别人的欣赏与尊重。

孤独的人一般缺乏人际交往,大学生要战胜人际交往中的孤独心理,可以从以下几个方面努力:①融入集体中。心中包容整个世界,把个人永远融入集体中,这样才能正确处理好个人与社会的关系,发挥个人的聪明才智,这也是战胜孤独心理的根本。②多参与社交活动。多掌握社交技巧,并借这个机会让别人认识、了解自己。③矫正不良性格。高傲、孤僻等性格通常会使别人与你疏远,应该加以矫正。④培养慎独的功夫。失意与独处是不可避免的,大学生应注意培养慎独的功夫,使自己在独处时不会感到孤独、寂寞。

(八)社交焦虑

社会焦虑是指在与他人交往的过程中表现出不自然、非常害羞的心理,主要的行为表现是脸红、动作不自然、出汗等。

大学生可以采用以下几种方法克服社交焦虑心理:①学会放松,缓解焦虑。参加体育活动、洗热水澡等方法有助于放松身心,缓解焦虑。②提高自我意象。大学生要积极地看待自己,想一想自己有哪些长处可以发挥,再制订一些能反映这些长处的目标。另外,进行自我评价时,停止对自己的消极评价,强调积极的一面。这样,良好的自我意象就会逐渐建立起来。③增加社交吸引力。首先,要注意自己的外在形象,如留一个好看的发型、穿合适的衣服。其次,要勇于参加各种社交活动。开始的时候可以去自己比较熟悉的地方,然后试着去其他的自己比较感兴趣的地方,逐步扩大活动范围。再次,要敢于和不同类型的人交往,扩大自己的社交接触面。最后,必须要有耐心,还要付出努力。没有人天生就具有社交吸引力,只要你努力,持之以恒,就一定会取得成功。

第四节 大学生交往心理障碍的排除

一、交际方法的学习

在现实生活中,有些人很有才华和能力,但总是不得志,其重要原因是没有稳定和良好的人际关系;有些人虽然认识到了人际交往的重要性，但却不知从何下手。其实人际交往也是一门艺术，它有自己的原则、策略、方法和技巧，你学习并掌握了它们，就会在纷繁多变、复杂难测的社会中变得机智灵活、游刃有余。

（一）遵守人际交往的原则

人际交往的原则关系到一个人在社会交往中的人格和魅力，它是作为衡量一个人从内在修养到外部气质而体现出来的整体风貌。了解、尊重信任对方是人际交往的基础；接纳自己、了解自己是交往成功的重要因素；健全的人格与良好的品质是人际交往的通行证；与人交往要学会宽容、志趣相投、心理相容，与人交往要讲求适度，找准自己所要扮演的角色，克服人际障碍。

（二）端正为人处世的态度

如果说交友艺术是对外关系不可缺少的技能，那么一个人为人处世的态度则是其自身修养的问题了，因为一个人的内在涵养、心理素质和对外界的处事态度是决定人际关系动向的万本之源。与人交往要经常注意关心别人，对人要诚心赞扬、善意批评，要善于倾听、学会说话。发牢骚要适可而止，吹牛皮要注意分寸，与人谈话不要自以为是，做一个智慧的谈话者，不要居功自傲，过于骄傲必遭失败。与人交往没有小事，不要忽略每一个人，示弱是与强敌交往的办法，反省自己能说服他人。

（三）掌握广泛交友的艺术

我们这一生会结交许多朋友，但不同的朋友会有不同的特点，需要有不同的交往方法，这就要求我们掌握交友的艺术。首先要掌握好几个“度”。

一是分亲疏。对知己像自己人，来去自由，不用迎来送往，碰到问题首先想到的是他，这样的朋友交心交底，最可信赖。对这种朋友如果你客客气气反显生疏。对生疏朋友，在交往中不能过于随便和不讲礼节，否则对方会觉得你不重视他。分亲疏是用“礼”适度。

二是分远近。对远方的朋友，用情要细腻，关心要细致，问寒问暖、问吃问穿，谈见闻、聊趣事，不厌其烦，这显示彼此间的交融相通。对近前的朋友，用情要粗放，谈些大事、乐事，高高兴兴，才不显彼此间关系庸俗,也不易生是非。分远近则是用“情”话度。

三是分个性。每个人的脾气秉性是不相同的,我们在交朋友时,要注意交他的长处,不是一定要与其性格类同。对于真朋友来说,意见相左时,可以争论于公堂,而握手于私宅,不会因争论而失和。其次,了解与掌握“沟通的程序”。“沟通的程序”是形成人际交往、人际沟通的良性循环的秘诀,它会使你朋友遍天下。

微笑,是友好的信号,人际交往的基本功;是接纳的信号,人际沟通的桥梁;它的力量举足轻重,它能导致理解、激励斗志、净化心灵,而且还是对外的手段:微笑外交、微笑服务。微笑显示的是你为人热情,富有修养。自然的微笑可打破僵局;轻松的微笑可淡化矛盾;坦然的微笑可消除误解。若要人接纳与喜爱,请奉献出你的微笑。

认同,是人际沟通的切入点。发出微笑以后,就要走近对方,“没话找话”“没事找事”,但绝不是找碴,而是找共同感兴趣的话题。有了认同就会产生共鸣,就能拉近彼此间的距离,为自己与对方创造接触的机会。

谈兴,是交往的发展。有了共同感兴趣的话题,接下去就要交谈了,能否谈下去,是友谊发展的关键。保持谈兴的技巧是,耐心倾听并及时鼓励对方谈下去。表示自己认同时可以讲:“我也这样认为”,有了知音,对方会谈得更来劲。在倾听别人谈话时,要习惯用些应答语,如“嗯”“哦”“是吗?”“真的?”有了正常的反馈,对方才更有信心,更有激情地把话谈下去,而不至于扫兴中断。当自己是谈话人时要注意:对初识者谈吐要有分寸,要说真话,并投其所好;不论在什么场合,不论面对谁,不论是对一个人还是许多人,谈话都不可绝对,要留有余地,进退有度[①]。

感谢是真情的回报。人与人交往不是一次性买卖,想要交个真诚的朋友,就要学会感谢。在交往中少说“我”,多说“您”,随时注意说“谢谢!”最后,交友中要注意克服自身的一些心理弱点,如自卑、害羞、恐惧嫉妒、自傲、虚荣心等。要善于制造亲近感,要懂得人情味能增进亲密感;谦虚能赚得好人缘;尊重能赢得合作。

①钟平艳,阳立兵. 论大学生人际交往中心理障碍的成因及排除[J]. 云南社会主义学院学报,2013(3):122-123.

(四)建立自己的交际圈

“一个好汉三个帮”,在当今这个信息时代,建立自己的社交圈子,进行人际关系投资,创造一个有利于发挥个人能力的宽松环境,是十分重要的。建立自己的交际圈,首先,不要沉湎于自我孤独中。做人要豁达大度,要拿得起放得下,保持乐观的态度,抛掉伤感,投入群体的怀抱,勇于改变自己不良的性格特征和坏习惯。

用求助的方式来结交新朋友是最有效的。如在餐厅同一张餐桌上,恰时地说:“对不起,请帮我照看一下位置,我去去就来。”但要掌握求助的内容是对方轻易就能做到的,求助后便表示感谢。再次,主动是结识双方能否由陌生走向熟悉的关键。注意要用愉快的、轻松随意的方式与对方交谈,一般用询问开头,如询问:“《财富大考场》节目你看吗?”是为了发现与对方的共同点,这样你就可以引出一些双方都感兴趣的话题。当与新结识的朋友握手告别时,你可以打开你的电话簿,请对方留下通信方式,你也把自己的名片递上去。这样,当你们再次碰到时,对方一定会热情地招呼你。

当然,结识新朋友的同时,也不能忘记老朋友,从长计议,进行人情投资,在交往中寻找人生知己,寻找自己的支持者,并成为他们中的一员。

二、交往行为的训练

(一)与陌生人的交往训练(个体训练)

个体训练目的:学习初次交谈的经验,包括语言与非语言的经验,具体体验人际交往中的愉悦与问题。

在社交场合,遇到陌生人时你可以用下列方法结交新朋友:①主动打招呼,介绍自己。②坦白地说出自己的感受。“我很怕难为情”“这里许多人我都不认识”,这比拘谨、冷漠好得多。③从周围环境中找到与人交谈的话题。如谈当时的情况或活动。④友好地以对方为话题,奉上几句赞美。如“哇,你的发型很漂亮”。⑤提出问题。许多难忘的谈话都是从一个难忘的问题开始的。⑥留心倾听。不倾听就不能真正的交谈。⑦对对方正在做的事表示感兴趣。如在地铁上邻座正在看书,你可以说:“我听朋友说起过这本书,到底怎么样?”⑧给对方一些东西。

如在旅游车上借报纸、杂志给邻座。

（二）交往形象训练（团体训练）

目的：通过训练提高自己对人际交往的认识，从不同的方面去揭示人生的由来，看到人性的本质特征，从而认识人际交往的复杂性，并不断提高人际交往的能力。

具体操作方法有：①每人若干张白纸，相熟的人分成4～5人的小组。②每人先用一些时间思考自己的人际交往的心理特点，写在第一张纸上。如：善解人意等。③请思考同学眼中的你，他们会选用人际交往的哪些词来形容你，写在第二张纸上。④再思考师长眼中的你，他们会选用哪些词来描述你与人相处的特点，写在第三张纸上。⑤在小组讨论中，可以把大家的描述放在一起（都不写自己的姓名）每人轮流抽出一张来读，请大家猜写的是谁，像不像，像在什么地方，哪里不像，这些问题。⑥对自己不满意的人际交往形象，请组员帮助看看如何克服。

对写得较准确的人，组员认同率高的，如三张纸上的内容，组员都猜中是谁的，要给予鼓励。并请他谈谈自己此时此刻的感受。

（三）说服训练、角色扮演（团体训练）

目的：一个人的成长与事业的成功都是从沟通开始的。通过沟通中的语言、非语言训练增进友谊，把握交往中恰当的语词、语气、语调及行为表现，使对方理解你的心情和用意，达到互相沟通。

说服训练的具体操作如下。

准备：请同学们分组就某一劝说的情景进行讨论，然后分组轮流扮演角色，各组同学观摩后点评。

具体操作（角色扮演）：①宣布确定的词语。②宣布要求。参加者必须是一男一女组成一组；参加者用必要的语气和体态重复表达这4对语词对话。每一组要用4种身份来表演：一种是正常的朋友；一种是想确定恋爱关系的朋友；一种是有成见、见面就讨厌的人；一种是公安人员与小偷。③组成评分小组，宣布评分标准。④表演特殊要求。组织者可以按前面各节介绍的指定做法，如对话是委婉含蓄、诙谐、蛮横、训斥等各种语气，动作又要不同人有不同的身段、动作姿态等。⑤操作。找到配合对手，组成小组（每两人一组）；各组练习；准备好的小组先上场表演,其余人围圈观看;每小组表演4种不同的人物;裁判宣布评分结果,选出最佳表演者;大家谈表演的感受与体会。

三、交往心理的调适

交往心理的调适是一种积极主动的心理活动,是指个体根据环境的变化不断地调节自己的交往经验、交往行为方式、交往认知结构与交往情绪状态,使自己的行为方式、认知结构与情绪状态顺应环境变化的积极主动的心理过程。

大学生正处在学习知识、了解社会、探索人生的重要发展阶段,面对人际交往关系出现的问题,首先应该想到的是进行自我心理调适。而人际交往方面出现问题或障碍时,自我调适的主要方面应该是认知与行为两方面。因为改变认知是改善人际关系的根本,而改变行为则能使自己与环境更为融洽。

(一)改变认知

就是对不合理的信念进行自我调适。精神分析学家弗洛伊德认为,人的非理性的一面是我们极其不愿意去正视但又无法摆脱的一面。当人们以某种非理性的思维和信念去认知世界时,无法排解的心理或情绪上的困扰就会随之而产生。

针对这个问题,美国心理学家艾利斯提出了情绪ABC理论,创导了合理情绪疗法。旨在帮助那些具有不合理信念的人改变自己的思维方式,科学地进行逻辑思维与分析,以合理的信念替代不合理的信念;以客观的、合理的思维代替旧的非理性的思维。这是一个再教育的过程,其关键是当事人要检查出自己身上不合理的信念,并与之进行辩论,从而使自己放弃不合理信念,以较合理的信念指导自己的生活。

(二)改变行为

就是开展和实施某些程序与方法,帮助人们改变他们的行为,以达到改进其生活的某些方面的目标。它包括通过改变环境影响行为的方法。改变行为的方法有以下几个方面。

第一,自信训练。在生活中,一些人一到社交场合就担心自己的行为举止失礼,畏首畏尾,在表达情绪、情感上总是顾虑重重、谨小慎微,不能充分地表现自己;与人交往时,按自己的本意做,对方会不开心,故不敢做，如果想办法去取悦对方，自己又感到不愉快；买了伪劣商品想去退，又担心辩解不清，只好自认倒霉。心理学家认为，如果你有这种体验，并已影响生活，那就有必要接受自信训练，改变自己的行为。自信训练是增强一个人社交能力的十分重要的途径。

第二，自我奖励。这是一种极有价值的心理疗法。当你在社交场合为自己的某个动作、某个谈话内容、某个表情感到懊恼、自卑时，不妨来个自我奖励，这是你前进的动力，是增进身心健康，开发潜能的极有价值的方法。自我奖励的主体、客体都是“自我”，要想收到好的效果，就要掌握它的规律：首先要正确地认识自我；其次是确立适宜的奖励标准；再次是采取灵活多样的奖励方法；最后要提高自我奖励的效力。

第八章 大学生的人格与心理健康

第一节 人格概述

一、人格的概念

人格（personality）一词源于拉丁文"Persona"，其意是指面具脸谱。心理学家奥尔波特最早对人格的定义做过综述，他列举出50种不同的定义。自奥尔波特之后，仍有不少心理学家提出新的定义。如：人格是个体内在心理物理系统中的动力组织；它决定一个人对环境独特的适应。人格是个人的性格、气质、智力和体格相对稳定而持久的组织，它决定个人适应环境的独特性。人格是一个人区别于另一个人并保持恒定的具有特征性的思想、感情和行为的模式。

人格是指决定个体的外显行为和内隐行为并使其与他人的行为有稳定区别的综合心理特征。人格主要是与他人相区别的个人特征。喜欢学习、对自己要求很严格、对人热情、坦率、谦虚等，这些词语都是人格的表现。在和同学交往中，我们发现在某些方面很独特，而且是一贯的行为方式，这就属于人格特点。例如：有一个同学热情友好，而且在很多不同的情况下都会表现出这样的品质，我们说这位同学具有热情友好的人格特点。如果是偶然一次表现出这样的行为，这就不属于人格特点。人格特点能够持久而稳定地引导着人们的行为方式。因此，了解一个人的人格特点，能够帮助我们理解其在不同情境下会采取何种行为方式①。

二、人格的基本特点

（一）独特性

个性的独特性是指人与人之间的心理与行为各不相同。由于个性结构组合的多样性，使每个人的个性都有其自己的特点。人心不同，各

①段兴桥．当代大学生和谐人格塑造的德育思考[D]．石家庄：河北师范大学，2017.

如其面。在日常生活中，我们随时随地都可以观察到每个人的行为异于他人，各有其不同的能力、气质、性格、动机和价值观。强调个性的独特性，并不排除人与人之间在心理和行为上的共同性。文化能影响到社会中的每一个人，在他的个性中留下烙印。那么，受到同一文化影响的一群人在个性上应该具有相似的特征。

（二）稳定性

稳定性是指个体的个性特征具有跨时间和跨情境的一致性。“江山易改，禀性难移”“三岁看小、七岁看老”等，就是形容个性的稳定性。个性稳定性并不意味着个性是一成不变的，个性特征也可能发生变化。个性变化有2种情况：第一，在个性中具有核心意义的东西，如理想、信念和世界观，在生活过程中不断巩固，逐渐形成个人的典型特征。第二，人的个性表现由多种因素的影响而发展变化。

（三）整体性

虽然个性有多种成分和特质，但在一个现实的人身上，它并不是孤立存在的，而是密切联系、成为一个有机的组织。正常人的行为并不是个性的某一成分单独运作的结果，而是各个成分密切联系、协调一致所进行活动的结果。

个性的整体性是心理健康的表征之一。如果个性的整体性受到破坏，个体就陷入了病态。精神分裂症就是一种丧失了个性整体性和一致性的精神疾病。健康人的心理是多样性的统一，是一个有机的整体。

（四）功能性

人格能持久而稳定地引导着人们的行为方式。“性格决定命运”就是从这个意义上说的。面对挫折与失败，有志者认真总结经验教训，在失败的废墟上重建人生的辉煌；而怯懦的人一蹶不振，失去了奋斗的目标。当人格功能发挥正常时，表现为健康而有力，支配着人的生活与成败；当人格功能失调时，就会表现出懦弱、无力、失控。

三、人格研究的理论

人格心理学是心理学的一个重要分支。在人格心理学的园地中，各大心理学流派争奇斗艳，主要有精神分析、行为主义、人本主义、认知理论、特质理论。

（一）精神分析

精神分析的代表人物是弗洛伊德，弗洛伊德的人格理论包括人格结构理论和人格发展理论。弗洛伊德认为，人格结构有3个组成部分：本我、自我、超我。

本我是遗传下来的本能，具有满足基本的生物要求，毫无掩盖与约束。这种要求若有迟缓或减弱就会感到烦扰、懊恼，其结果不是这种原动力消失或减弱，而是企图满足的要求更加迫切。自我是人格结构的表层，但也只是部分意识而已。本我需要得到人格中的自我检查。

在与环境的交往中，儿童不仅发展了自我，而且还知道了什么是对的、什么是错的，能够对正确与错误做出辨别，这就是人格中的超我。超我遵从理性原则，从理性角度思索，什么是可以做的，什么是不可以做的。

在人格结构中，本我、自我、超我这3种心理成分如果保持平衡，就会实现人格的正常发展，如果三者之间发展失调就会导致神经症和心理疾病。弗洛伊德的人格发展主要指本能，特别是性本能的发展。他认为，每个人生来就具有某种程度的心理能量，这种心理能量驱使人追求享乐和满足。人格的发展与否取决于是否获得适当满足。

弗洛伊德的人格理论重视无意识，即本我对人格的影响及儿童早期生活经历对人格的影响。其错误在于，以本能的发展解释人格的发展，忽视环境及社会实践活动对人格发展的影响。

（二）行为主义

行为主义的主要代表人物是华生、斯金纳、班图拉。行为主义将人格看作是个体的独特行为方式或这些方式的组合。华生认为，人格由不同的习惯系统组成，在新的环境下，旧的习惯系统被改变，新的习惯系统得以建立。华生的观点虽强调了教育和环境的作用，但把人格看成环境的消极产物，带有明显的机械论色彩。斯金纳对心理学的杰出贡献在于，发现了操作条件反射的基本原理，推进了对行为的研究。班图拉的理论被称之为社会认知行为主义。班图拉在其观察学习的研究中，注重社会因素的影响，强调有机体与环境的相互作用及过程。认为，行为的个体差异取决于特定的学习经验，而不是天生的人格特质。

(三)人本主义

人本主义心理学产生于20世纪60年代,是继精神分析、行为主义之后,西方心理学中的"第三势力"。其代表人物主要有罗杰斯、马斯洛。罗杰斯强调人格的完整性,强调人格中自我的作用,注重健全人格的培养。罗杰斯理论的不足在于,主观色彩过分强烈,而且其理论体系建立在存在主义哲学和现象学的方法论之上。在人本主义心理学阵营中,最具有代表性的是马斯洛。马斯洛以整体和动力的观点探讨人的心理,提出了动机理论和自我实现理论,对健康人的心理探讨具有杰出贡献。马斯洛理论的缺点是,强调个人价值、潜能的自我实现,忽视社会价值的实现,把个人的自我实现同社会发展对立起来。

(四)认知理论

凯利是认知理论的主要代表人物。凯利认为,人类行为的差异大多来自各自构建世界的方式不同,无论是心理正常的、还是异常的人,他的行为都是决定于他们对环境中人、事、物的认识、期望、评价、思维的结果,而非决定于他的动机或需求。个人在其生活中经由对环境中人、事、物的认识、期望、评价、思维所形成的观念称为个人构念(personal construct),每个人的生活经验不同,个人构念自然也因人而异。因此,个人构念就代表他的人格特征,一个人的人格是由个人构念组成的多元统一体。

(五)特质理论

特质理论的主要代表人物是奥尔波特、卡特尔、艾森克。奥尔波特是人格特质理论的建构者,他认为,特质可分为个人特质和共同特质2大种。个人特质指某个人身上的特质;共同特质为群体都具有的特质。人格心理学应该研究个人特质而非共同特质。卡特尔最早应用因素分析法研究人格,卡特尔认为,特质是人格基本结构的元素。人格特质包括表面特质和根源特质2大类。表面特质是指经常发生、外部表现能直接观察到的行为或特征;根源特质是制约表面特质的潜在基础。卡特尔用因素分析法筛选出16种人格根源特质,它们是乐群性、聪慧性、稳定性、恃强性、兴奋性、有恒性、敢为性、敏感性、怀疑性、幻想性、世故性、忧虑性、激进性、独立性、自律性、紧张性。卡特尔编制的16种人格因素测验应用十分广泛。

艾森克采用因素分析方法,提出了人格的3个基本纬度:外倾性,表现为内、外倾的差异;情绪稳定性,表现为情绪稳定性的差异;精神质,表现为孤独冷酷、敌视等偏于负面的人格特征。从这3个基本纬度可以描述人格的正常或异常。在此基础上,艾森克编制了艾森克人格问卷(eysenck personality questionnaire),简称EPQ。

四、与身心健康相关的人格

(一)积极情感倾向和消极情感倾向

在生活中,情绪会经常出现变化。一次考试失败,会让人情绪低落;朋友的一个电话,有可能令我们高兴起来。这种具有感染性的、比较微弱而持久的情绪体验称为心境。尽管强度十分微弱,但却使人的一切活动都感染上具有同样色彩的情绪体验,呈现弥漫性的特点,即所谓的“人逢喜事精神爽”“感时花溅泪”。情绪具有情境性、外显性的特点,较之情绪,情感体验更深刻,持续时间更长。

每个人都会有高兴和悲伤的时候,有的人常会用乐观的眼光看待事物,总体上有一种健康的心态;有的人通常用悲观的眼光看待人和环境。前者称为积极情感倾向(positive affectivity,简称PA),后者称为消极情感倾向(negative affectivity,简称NA)。人们在情感上存在着这两种主要差异,这种差异决定了人们的行为方式。心理学家将之看作是人格中的重要因素。

(二)A型行为模式

在我们身边,有种人总是忙忙碌碌,竞争意识强烈,又易发怒。还有一种人与此相反,总是很放松,不爱竞争,并且很随和。这两种人分别代表着人格的两个极端。前者是A型行为模式(type A behavior pattern),后者是B型行为模式(type B behavior pattern)。A型的人表现出高度的竞争意识、性格急躁和有较强的时间急迫感。B型的人表现得截然相反,他们要冷静和松弛得多。A型行为特征的人似乎寻求高水平的压力,他们会承担许多工作,但这种行为更容易受压力的负面影响。压力会引起各种各样的健康问题,损害身心健康。因此,A型行为模式是对健康有害的人格。

A型行为的人因为缺乏耐性和急躁，容易发脾气，顶撞别人，常会出现人际关系不良现象。A型行为的人总是比B型的人会引起更多的冲突。

（三）自我效能感

自我效能感（self-efficacy）是个体对自己有能力完成一项具体任务的信心。当涉及具体任务时，自我效能感并不是人格的一个重要方面，而当一个人对自己的能力、信心有一贯的看法，可以被看作是人格中的重要方面。具有这种稳定特点的人，面对同一任务，就可能有迥然不同的表现：自我效能感强的人表现非常自信，能够成功地完成任务；自我效能感弱的人表现得顾虑重重，经常打退堂鼓。当一个人对自己成功的能力感到乐观时，就会加紧努力，排除万难；当一个人感到成功的希望渺茫时，很可能就不会再去争取，而只是放弃了。因此，具有高度自我效能感的人常会对学习、工作持乐观态度。

自我效能感的形成涉及2个主要因素：直接经验和间接经验。直接经验是从过去的类似学习中获得的反馈；间接经验是对别人完成学习任务过程的观察。根据这些信息，对一项学习所要求的技能以及他们是否拥有这种能力做出判断。自我效能感是可以改变的，人们可以学会在特定的条件下用比较积极的眼光来看待自己的能力，这种改变将会对他们的事业产生巨大的影响。

（四）自我监控

为人处世，有的人会根据不同的环境变换行为方式，尽可能地给人们留下积极的印象；而有的人则奉行“该怎样就怎样”的原则。人格的这一方面被称为自我监控（self-monitoring），指的是为适应环境而改变行为方式的不同倾向。自我监控力强的人处于各种环境中都会发挥他们的明显优势，即给人留下深刻的印象。他们愿意通过改变自己的行为方式来适应环境，也会想方设法激发别人的积极反应。

自我监控力强的人容易获得更多的机会，身处新的环境，他们会问自己，“这种情形要求的是什么样的人，我怎样才能成为那样的人？”自我监控力弱的人可能只会问，“在这种情形下，我要怎样做才能表现出自我本色？”结果是前者更快地适应了环境，获得了更多的机会。自我监控力强的人能够设身处地去理解他人,他们能“用别人的眼光看世界”或“急人所急,难人所难”。

自我监控力强也有不利的一面。因为他们善变,会被看作是不可信任,变化无常的,与之建立的人际关系较为不稳定,较为肤浅。而自我监控力弱的人因为变化少,因而他们会建立起较少的,但更为持久深入的人际关系。

(五)成就动机

同学中存在这样的差别:一些同学比另一些同学更追求成功,他们竞争性强,希望在每一个场合都可以取得成就。这种促使一个人去克服困难、取得成功,比别人做得更好的力量称为成就动机(achievement motivation)。具有强烈成就需要的人,渴望提高学习或工作效率,将事情做得更为完美,以便获得更大的成功,他们追求的是在争取成功的过程中获得克服困难、解决难题努力奋斗的乐趣,以及成功之后的个人成就感,他们并不看重成功所带来的物质奖励。

追求成功的动机和逃避失败的动机,这两种相反的动机形式被看作是个体人格中的稳定特征。阿特金森将个体分为成就定向者和失败定向者。他们之间最明显的区别在于,对不同难度任务的不同选择:成就定向者喜欢对成败机会参半的工作去冒险挑战,对太难或太容易的工作都没有兴趣;失败定向者不愿意承担风险,他们只对非常容易的工作或极难的工作有兴趣,以此来维持积极的自我形象。

成就动机强的人可能比其他人要获得更大的成功,但这种特点也有不利于成功的方面。在学习生涯发展过程中,对成功的追求能帮助他们有一个高起点,但随着学业的发展,他们的成功会受到影响,因为他们不愿意面对最艰巨的挑战。另外,他们过分注重结果,会强烈地渴望得到别人反馈,迫切希望了解自己到底表现如何。

第二节 人格与心理健康的关系

在现实生活中,有一些人智力正常,思维也很有逻辑性,但由于在成长过程中,心理的某些方面发育不成熟和发生畸变,导致人格明显偏离正常(人格障碍),表现为以不良的方式持久地对待周围事物和做出极度的情绪反应,以致影响正常的生活、学习和工作,甚至发生极端的破坏性行为,对社会和他人造成危害。那么,究竟什么是人格和人格障碍?怎样才能做到人格健康?

人格是一个人素质的重要组成部分,也是一个人心理面貌的集中反映。心理卫生学认为,作为认识社会、改造社会主体的人,其人格发展状况、人格所呈现的面貌不仅直接影响着社会生活的质量,而且也间接地关系整个人类社会是否能得到健康、和谐的发展。大学生身心发展正处在青年期,这期间不仅身心会发生急剧的变化,自我意识也将由分化、矛盾冲突逐渐走向统一,这正是大学生人格发展、完善的重要时期。所以每个学生都应关注自己的人格状况,积极主动地塑造自己,逐步使自己的人格走向健康、完善。

一、人格及其特征

每个人都有比较系统、完整的关于自己以及对所接触的人的行为、品行的看法,不论你是否意识到它的存在,它实际上就是一种潜在的“人格理论”。这种理论帮助你随时随地解释和预测他人的行为并控制自己的行为。那么究竟什么是人格?概括地说,人格是心理特征的整合统一体,是一个相对稳定的结构组织,在不同的时空背景下影响人的外显和内隐行为模式的心理特征。人格标志着一个人具有的独特性,并反映人的自然性和社会性的交织。与其他心理过程和心理特性相比,人格有以下特征。

(一)整体性

人格是标志一个人表现在行为模式中的心理特性的整合体。是一种心理组织,它构成个人内在的心理特征结构。它不能被直接观察,却经常体现在人的行为之中,使个体表现出带有个人整体倾向的精神风貌。

(二)稳定性

由许多个性特征组成的人格结构是相对稳定的,在行为中经常地、一贯地予以表现。这种稳定性具有跨时空的性质,即通过个体人格,各种情境刺激在作用上获得等值,产生个体行为上广泛的一致性,但是这种稳定性是可变的、发展的,而不是刻板的。

(三)独立性

人格结构组合的多样性,构成了不同人之间的个体差异性。尽管不同的人可以有某些相同的个别特征,但他们的整体人格不会是完全相同的。

(四)动机性与适应性

人格"支撑"行为,它驱使人趋向或回避某种行动,寻找或躲避某些刺激,人格是构成人的内在驱动力的一个方面,它的动机性与内驱力或情绪不同,它似乎是"派生的",情境刺激通过人格的"折射"引导行为,致使行为带有个体人格倾向的烙印,成为一定的行为模式。人格的这种驱动力反映着人格对人的生活活动具有适应性的品质。

(五)自然性与社会性的综合

人格蕴含着人的自然属性和社会文化价值两方面。人格是个体在生活过程中形成的,它在极大程度上受到社会文化、教育教养内容和方式的塑造,然而它以个体的神经解剖生理特点为基础。

二、大学生人格发展的影响因素

在人格发展的问题上,历史上有两种极端的观点,一种是遗传决定论,另一种是环境决定论。现在持这两种极端观点的人已经很少了,一般都认为人格的形成和发展是遗传因素和环境因素相互作用的结果,其中遗传因素是人格形成和发展的生物学基础,遗传为人格发展提供了可能性和发展方向。在遗传和环境相互作用的过程中,环境(主要是社会环境。包括家庭、社会文化等)把这种可能性转化为现实。大学生的人格发展也不例外,它是在实践活动中,在人和环境的相互作用过程中形成和发展起来的。

(一)遗传因素

在心理学研究中,双生子研究法是用来研究人格形成和发展中遗传因素作用的方法。同卵双生子的遗传因素是完全相同的,异卵双生子则如同兄弟姐妹。比较同卵双生子和异卵双生子的人格特征,就能大致看出遗传因素在人格形成和发展过程中的作用。

我国发展心理学家林崇德教授研究了人格特征各个方面的遗传作用，结果表明：同卵双生子对社会、集体和他人的态度方面的相关系数是0.61，异卵双生子的相关系数是0.54，两者差异是显著的：同卵双生子对自己的态度的相关系数是0.71，异卵双生子的相关系数是0.6，两者的差异也是显著的；同卵双生子在人格的情绪特征方面的相关系数是0.72，异卵双生子的相关系数是0.57，两者存在着非常显著的差异；同卵双生子在人格意志特征方面的相关系数为0.67，异卵双生子则为0.61，两者没有显著的差异；同卵双生子和异卵双生子在品德方面也不存在显著差异，并没有发现品德不良与遗传因素有关。由此可见，遗传因素对人格特征各个方面的影响程度是不同的[①]。

（二）家庭因素

家庭对一个人人格的形成和发展具有重要和深远的影响。家庭是儿童的最初环境。社会和时代的要求，通常是通过家庭在儿童心灵上打下烙印，许多精神分析家认为，从出生到5~6岁，是人格形成的最主要阶段，这时一个人的人格类型已基本形成。在这个阶段，绝大多数儿童在家庭中生活，在父母抚养中成长。因此，父母的教养态度对于一个人人格的形成和今后的发展起着重要的作用。

到了青年期，父母与子女关系开始发生巨大的变化。青年们开始从自诞生以来至儿童期为止一直保持着对父母的依赖和从属的关系中解脱出来，自主、独立的要求日益变得强烈，但同时，在经济方面及精神方面又不能离开对父母的依存，在迷茫和困难面前，很多人仍然期待父母的帮助和安慰。

在这一时期，如果青年过于长期依赖父母，就很难培养自主、独立的人格特征，形成依赖的、消极的态度，不能很好地适应青年期的伙伴集体。另一方面，父母对子女的态度，对其人格的发展有很大的影响，父母溺爱孩子，或管束过严，会阻碍孩子的发展，影响其心理成熟，但是，如果孩子受到父母的忽视和拒绝，则有碍自尊心的发展，容易滋长人格中不安和自卑的因素。

①吴忧．大学生人格特质、情绪调节策略与心理健康的关系及干预研究[D]．武汉：华中师范大学，2018.

(三)社会文化因素

人格是人们在长期认识世界的过程中,将社会关系和文化特质内化到主体文化心理结构中所形成的相对稳定的价值观念、心理特质和行为方式。同样,大学生人格的表现方式、成熟程度,不仅由生物性的因素决定,而且也受到特定社会的规范、价值及对青年期人格成熟的期待等各种各样的社会文化因素的决定性影响,大学生作为社会中知识层次较高的人群,他们思想敏锐,接受和同化新文化的速度较快。因此,不同的社会、文化背景,常常给大学生的发展增添上特殊的、具体的个人色彩。

中国的青年学生的人格特征与中国的社会结构和传统文化有着千丝万缕的联系。其中,中国人的社会化过程中依赖、从众、谦逊、自我克制、自我满足等训练形成了他们人格结构中的集体倾向、他人倾向、关系倾向、权威主义倾向和服从性、抑制性和脆弱性。但随着我国改革开放、社会主义市场经济体制的建立和各种西方文化的进入,现代青年学生的人格特征也有了新的变化,主要表现在个人倾向、自我倾向、竞争倾向、平等倾向、自主性和表现性等方面在逐渐增强。

三、人格理论

关于人格问题的研究,有许许多多的理论学派,从不同的侧面进行了多维度的探讨,其中比较典型的是弗洛伊德的人格论、阿尔波特的人格论以及马斯洛的人格论。

(一)弗洛伊德的人格论

弗洛伊德(1859-1939),生长在19世纪中期至20世纪初的一位医生和心理学家,是精神分析学派的创始人。因受到19世纪物理学和生物学思想的影响。他认为人的行为也遵循能量守恒定律,人的心理也被一种能所激奋,这种能来源于神经生理的兴奋状态,这种能就是以愿望和冲动为中心的"本能",而人格就是释放或转换这种本能的一个系统。

在弗洛伊德看来,"本我"是遗传下来的动物本能,是一种动力机制,其目标是毫不掩饰地满足生物要求,内部充满了非理性、反社会和破坏性的冲动。"本我"是人格的深层内涵。"自我"是"本我"的调节者,它处于"本我"的对立面,是检查和把关的门户。"自我"有部分意识参加,它的任务是使“本我”与外界社会更好地协调,并采取某种方式转移不能被社会所接受的本能冲动。“自我”是人格的表层。“超我”是充满清规戒律和类似于良心的人格层面,它是来自内心的道德理念。它在很大的程度上依赖于父母的影响,是在儿童成长过程中逐步形成的。一旦“超我”建立,“自我”就可以按照“超我”提供的价值观和“本我”的要求进行调节,以采取合适的方式行事。

(二)阿尔波特的人格论

阿尔波特(1897-1967),一位美国的心理学家。他有句名言:“同样的火候,使黄油融化,使鸡蛋变硬。”他认为,“人格是个体内部那些决定个人对其环境独特顺应方式的身心系统的动力结构”,他强调了人格的个别特点,创立了人格特质论。

这种人格特质理论认为,人格以特质迎接外部世界,用特质来组织经验,构成一个人完整的系统,由此而引发人的思想和行为。阿尔波特把特质分为两种,一种为个人特质,是在某个具体人身上的特质;另一种为共同特质,是群体都具有的特质。阿尔波特的特质是指能够代表人生“生活综合”的测验单元,可分为3种类型,并且认为三者在人身上是重叠交叉的。第一种特质是枢纽特质,是一个人的一切行动都受其影响的特质,它渗透于这个人全部活动的所有方面:第二种是核心特质,是一个人具有一般意义的倾向,其渗透性差一些,但也有相当的概括性,是人格结构中的主要构成因素:第三种是次要特质,是不受人注目的一致性和一般性都较少的那些人格特质,其渗透性极小,与习惯和态度有关,情境性、突发性较强。

阿尔波特反对精神分析学的观点,认为人格不是已经形成的东西,而是正在形成的东西,一个不断变化着的动力组织。他借用了古希腊名言“没有已成的,一切都在变成中”,说明了他对人格不确定性的解释。

(三)马斯洛的人格论

马斯洛(1908-1970),美国心理学家,人本主义心理学的创始人。马斯洛认为以往的心理学家都把目光投向人类消极、阴暗和病态的一面,他把这种心理学称为“残疾”心理学。而他的研究是基于人是一个有思维、有感情的统一体,研究的对象是一些有成就的著名人物,因而创立了研究人类积极的本性和因素的健康人格心理学。

马斯洛对人格内部的分析重心是动机和需要理论,他主张人类有一些本能化的需要,同时也有一些高层次的需要,这些需要就是生理的需要、安全的需要、交往(从属和爱)的需要、尊重的需要及自我实现的需要。

他认为在人类的进化和作为一个主体的人的生长过程中,一种低级的需要满足后就会被更高的一种需要所代替,一直走向"自我实现"的需要。

"自我实现"的人是马斯洛推崇的具有理想人格的人,他详细描述了"自我实现"者的特征。他认为自我实现者是"充分地利用和开发天资、能力、潜能的,这样的人似乎竭尽所能,使自己趋于完美"。他的人格理论为我们正常人发现自己的潜能,使自己的人格日趋走向完美提供了许多宝贵的启示。

四、人格与气质、性格

人格理论所涉及的内容很广,包括对人的特性的最基本的概括,对人行为的动机和目的的了解,对生活危机和转折点的认识,还包括价值观、信念的形成与选择的条件。理解自己和认识世界的过程是怎样形成的等。

在人格的形成和发展过程中,人格与气质、性格的关系最为密切。就人格与气质的关系而言,可以说没有离开人格的气质,也没有缺乏气质的人格。就人格与性格的关系而言有些心理学家认为性格即狭义的人格,从严格的意义上来划分,性格是对人格的评价,而人格则是对性格的再评价。由此可见人格、气质、性格三者之间的紧密联系。因此,对气质与性格的研究,对人格的形成与发展,特别是对青年的人格塑造有重要的意义。

(一)气质

大自然就是这样的奇妙,在芸芸众生中,很难找到相同的两个人,就像没有两片相同的树叶一样。有的人热情奔放,有的人沉着稳重,有的人刚毅坚强,有的人优柔寡断。人为什么会如此这般不同呢?人的这种差异,从天赋或遗传的角度观察是与人的气质有关的。

一谈到气质,有很多青年朋友会联想到自己所看到过的著名电影演员或遇到过曾对自己产生强烈影响的人的外貌特征,来评价这些人如何如何的气质不凡等。其实这里所讲的气质,更多的是从气度上去评价而已。不可否认,气度是体现人的气质的外表,但从心理学上谈气质,则更多是指人的脾气、秉性,是人所谓的“江山易改,禀性难移”的那个秉性。

对人的气质的研究,在我们中国的典籍中早有记载,其中像《周易》《尚书》《内经》等著作中,就有解释人的气质类型的阴阳五行说。

从“气质”一词的渊源上说,它最早起源于古希腊。公元前5世纪,古希腊著名医生希波克拉底和他的学生们观察到,不同的人有不同的脾气,对此他们认为,有机体的状态,主要取决于机体内液体(血液、黏液、黄胆液和黑胆液)的数量关系,根据这些体液的混合比例中哪一种占优势,就把人划分为哪一种类型。这种体液的混合比例在古希腊语中叫作“克拉西斯”。几个世纪之后罗马医生哈林又用拉丁语表示了这个概念,其大概思想是指“各个部分应有的相互关系”,泛称之为气质。由此,希波克拉底的气质概念一直沿用至今。

那么气质到底是什么呢？从心理学上讲,气质是一个人生来就只有的心理活动的动力特征,是高级神经活动类型在后天行为或活动中的表现,是一个人心理活动发生的速度、强度、稳定、灵活性和指向性等动力方面特点的综合。

心理活动的动力,是指个体在认识过程中,存在着知觉的速度、思维的灵活程度、注意力集中与稳定的时间长短等方面的特征;在情感活动中,个体也存在情感发生的强弱、深浅、持续长短的差别;在意志行动中,也会表现出意志努力程度的差异;在心理指向性上,有人倾向于外部,有人倾向于内部,由于这种气质的差异性,使得一个人的全部心理活动都染上个人独特的色彩。

1.气质的类型

从气质的类型上看,人们一般把气质分为4种,即多血质、黏液质、胆汁质和抑郁质,4种不同的气质类型具有不同的心理特征。

(1)多血质

多血质属于敏捷而好动的类型。由于神经过程平衡且灵活性强,这种人更易于适应环境的变化,性情开朗、热情,喜闻乐道,善于交际;在群体中精神愉快,相处自然,常能机智地解脱窘境;在工作和学习上肯动脑筋;常表现出机敏的工作能力和较高的办事效率;对外界事物有广泛的兴趣,不安于循规蹈矩的工作,情绪不够稳定,易于浮躁,时有轻诺寡信、见异思迁的表现。

(2)黏液质

黏液质属于缄默而安静的类型。由于神经过程平衡且灵活性低,反应较迟缓,无论环境如何变化,都能基本保持心理平衡;凡事力求稳妥、深思熟虑,一般不做无把握的事,具有很强的自我克制能力;外柔内刚,沉静多思,很少流露出内心的真情实感;与人交往时,态度持重适度,不卑不亢,不爱抛头露面或做空泛的清谈;行动缓慢而沉着,有板有眼,严格恪守既定的生活秩序和工作制度。因此,能够高质量地完成那些要求有坚忍不拔、埋头苦干的品质和长时间集中注意力的工作。其中不足之处是过于拘谨,不善于随机应变,有墨守成规的表现,常常沉稳有余、灵活不足。

(3)胆汁质

胆汁质属于兴奋而热烈的类型。表现为有理想和抱负,有独立见解,反应迅速,行为果断,表里如一;在言语上、面部表情和体态上都给人以热情直爽、善于交际的印象;不愿受人指挥而喜欢指挥别人,一旦认准目标,就希望尽快实现;遇到困难也不折不挠,有魄力,敢负责;但通常比较粗心,自制力较差,容易感情用事,有时有刚愎自用、鲁莽的表现。由于神经过程的不平衡,工作带有明显的周期性,能以极大的热情投身于事业,一旦精疲力竭,情绪顿时转为沮丧而心灰意冷。

(4)抑郁质

抑郁质属于呆板而羞涩的类型,精神上难以承受或大或小的神经紧张,常因微不足道的小事引起情绪波动。极少向外表露自己的情感,但内心体验却相当深刻;喜欢独处,交往拘束;兴趣爱好少,性格孤僻;在友爱的集体,可能是一个很易相处的人;对力所能及的工作认真完成,遇事三思而后行,求稳不求快,因而显得迟缓刻板;学习工作易疲倦，在困难面前怯懦、自卑、优柔寡断。

因为人的气质更带有自然的属性，所以气质类型在比较时不能进行社会意义的评价，也就是说，它们之间没有好坏之分。气质的各种类型及其特点都是客观的，虽然参与到人们生活的各个方面，但它并不决定人的智能水平和成就的高低，它影响的仅仅是智能活动的特点，而不是智能的水准。任何一类气质的人在现实生活中既可以是优秀的人才，也可能成为碌碌无为之辈，问题的本质不在于气质类型及其心理特征，而在于对生活的信念和追求。

当然，气质在人的行为方式上，也会因类型的不同而各具特点，具体地讲：多血质的人，既可表现出聪明好学，肯动脑筋的特点，也可表现出爱耍小聪明，满足于一知半解的情形。黏液质的人，学习踏实有条不紊，但同时会让人感到不开窍，反应迟钝。胆汁质的人，学习有韧性，有独立见解，但也比较自负和傲慢。总之，每一种典型的气质类型，既有积极的一面，又有消极的一面，不能简单地断言哪一种好哪一种不好。在这里，我们还特别强调指出，以上我们所讲的气质类型及其心理特点和行为方式，都是典型的气质特点，并且这种特点又具有极端性。在现实的社会生活中，这种典型气质的人只是少数，大多数人都属于非典型气质类型的，只不过是哪一种类型的特点比较突出罢了。

尽管人的气质类型是与生俱来的，更多地打上了自然的烙印，但并非不可改变。事实证明，青年人随着年龄的增长，在环境的影响和熏陶下，经过自身的修养，气质是可以发生某种变化的，这种变化使得人格的塑造更加完美。

2.气质补偿

气质是人格中的重要组成部分。与人的多种心理现象有密切关系，认识气质及其心理特征，有利于认识自己、认识他人，即所谓的自知之明和知人之明，也便于更好地发挥自己的优势。特别是在人际交往、升学就业、人才培养、职业选择以及婚姻家庭等方面获得成功。

所谓的气质补偿，包括两方面的内容，一是个体在活动中气质的扬长避短，另一个是群体生活中气质类型与人际关系的和谐问题。个体在气质上补偿的核心问题是，怎样做气质的主人，面对学习和工作任务，根据自己的气质特点，如何发挥自己的气质优势，避其劣势，同时采取积极的改进措施，进而有效地达到预期的目标。

比如，跨世纪的大学生，面临着纷繁复杂的世界，知识经济时代给我们许多信息，要求我们提高素质，改变观念，掌握前沿知识，适应社会的需要。以多血质和胆汁质气质类型为主的人，可以凭借自己的自信、灵活、外向的特点去适应社会的需要。以黏液质和抑郁质气质类型为主的人可以凭借自己的稳健、坚毅和沉着品质去适应社会的需要。前者要克服盲从和不求甚解的毛病，后者要克服呆板和故步自封的缺点，同时二者要相互学习，这样就可以大大提高掌握知识、信息的质量，而这一切，都需要每个人进行自觉的训练。

就群体生活中的气质补偿问题，也是显而易见的，也就是说，在一个群体中，不同气质类型的人聚集在一起，生活才是五光十色的。一个群体只有一种气质类型的人是很难想象的。比如说，胆汁质的人聚集在一起，或者抑郁质的人聚集在一起，那么这种群体，要么是一个到处充满“火药味”的“爆炸性”群体，要么是一个到处充满“宁静”的冷漠的群体。这种单纯性气质特征的群体，不会有心理空间，是一种“可怕”的群体，当然也是一种不可能存在的群体。

现实生活的丰富多彩，在很大程度上取决于人们气质特征的丰富多彩。作为生活在群体中的青年，认识这种多彩的人生气质，并对此做出客观地评价，是非常重要的。人们的气质类型是不同的，正是这种不同，才使我们的生活汇成了一首优美的交响曲。正是通过气质类型的差异，才能形成人际关系的心理空间，如若能够进行恰当的调节，就可以创造良好的生活氛围。

这种调节的艺术，并不是与生俱来的，而是需要学习和研究，需要对周围的人进行观察和分析，要通过对其气质特征的鉴定，认识人的行为方式，并采取因人而异的处事方法，达到对人的理解与团结，取人之长，补己之短，从而使群体形成健康向上的生活空间。

（二）性格

什么是性格？从心理学上看性格，它是指具有核心意义的个性心理特征，是指一个人对周围事物的一种稳固的态度和与之相适应的习惯化了的行为方式。

性格是人们具有核心意义的稳定的个性心理特征。这里有两种性格是人们对客观现实的主观反应。神经类型是性格的自然基础，但它并不是性格。性格产生的机制是神经类型和后天生活环境所形成的暂时联系系统的合成。与人的气质一样，性格也是有差异的，也可以划分为多种类型，一般的划分方法有以下几种：①按照理智、意志、情绪在性格特征中哪种占优势。划分为理智型、意志型和情绪型。②按照个体心理倾向。划分为外倾型和内倾型。③按照个体独立程度。划分为独立型和顺从型。④按照人际关系同时考虑其他心理品质。可以划分为A型（行为型）、B型（一般型）、C型（平稳型）、D型（积极型）、E型（逃避型）。

性格的分类一般是在各种性格特征相互联系的基础上把人们加以划分，从而找出每个具体的人的性格中的典型特点。到目前为止，各种分类方法都有不完善之处，但毕竟提供了基本的思路与方法。在日常生活中，了解并正确地划分性格类型，有助于加深同学间对彼此性格的了解，合理调整自己的工作和学习，充分发挥自己的潜能。

1.性格的形成和发展

性格的形成与发展并不是一次完成的，而是在后天学习的过程中逐步实现的，主要包括以下几个时期。

（1）性格形成期

主要指学龄前3～6岁这一阶段，儿童主要生活在家庭及周围环境之中，性格的形成与家庭教育密切相关，家庭是孩子性格形成的第一所学校，父母是孩子的第一任老师。

（2）性格发展期

主要指学龄期，即7～17岁，这时孩子入学，扩大了生活范围，并参加一定的社会活动。他们对各种新奇的事物都有强烈的好奇心，模仿力强，但分辨是非的能力相对较弱。凡是有影响力的集体舆论或社会思潮，都可能熏染他们的性格，表现出性格形成过程中较大的可塑性。因此，正确巧妙地引导，加之健康和谐的生活环境的影响，对其性格发展十分重要。

（3）性格定型期

一般是18～25岁，这时人已进入青年中期，进入大学或开始跨入社会，在生理和心理上都日益接近成人，世界观逐步形成，有了一个比较稳固的态度和与之相适应的稳定的行为方式，对社会环境的能动作用也不断加强。

(4)性格成熟期

一般是指青年后期和中年期，性格已定型，虽然随着社会环境的变化、个人生活中的重大事件仍可能改变其性格，但已不是一朝一夕可以完成的，成熟的性格是一个人独特的稳定的“标志”。

性格完善并非随心所欲的而是有标准的。如何测量性格品质？其完善的标准如何？社会心理学家的研究表明，良好而成熟的性格，应该是能够最大限度地发挥自己的精神力量，并与环境建立起和谐的关系。美国人本主义心理学创始人马斯洛通过对“自我实现的人”的研究，认为这些人在性格上应具有共同的特征，这些特征虽不能完全涵盖我们所有的性格特点，但具有借鉴的作用。

2.塑造良好的性格

有的人锋芒毕露，挫折不断；有的人孤僻高傲，怀才不遇；有的人大智若愚，青云直上；有的人热情大度，生活快乐；有的人刻意求全，郁郁寡欢，甚至家庭破裂等。这一切都与人的性格有直接的关系。所以良好的性格是成功和成才的基础。塑造良好的性格有许多途径。

(1)确立积极向上的人生观

人的性格归根到底还要受到世界观、人生观的制约与调节。青年人有了坚定的人生目标与生活信念，性格就会自然受到熏陶，表现出乐观、坦荡、自信等良好的性格特征。反之，如果失去了人生目标和生活的勇气，性格也会变得孤僻和古怪。

(2)正确分析自己的性格特征

人贵有自知之明，对自己的性格特征进行科学的分析与评价才能使自己不断地进行性格的学习与磨炼，不断形成良好的性格。分析过程，是一个深化自我认识的过程，是性格不断完善与发展的重要环节。

(3)重视在实践中磨炼性格

性格体现在行动中，也要通过实践、通过实际行动来塑造。实践应具有广泛性。学习实践、生产实践都可以磨炼自己的性格。特别要注重在艰苦生活中，培养一种乐观向上的精神，培养不怕困难、勇于斗争的生活品格，从而适应社会的需要。

(4)重视环境对性格的影响

群体生活具有一种类化的作用,对人的性格会有深刻的影响,因此在正确的指导思想下,形成良好的群体风格,有助于人的良好性格的形成与发展,加速性格的强化与改造。所以说,群体是环境中的最重要的载体,需要刻意加强群体建设。

第三节 大学生的人格障碍及调适

人格是个人心理特征的稳定结构,是个体与他人相互区别的特质。健康的人格是我们孜孜以求的,但并不是每个人都有健康的人格,在大千世界里,人格障碍、人格缺陷也在困扰着许多人的生活,使美好的人生陷入了误区,这确实应该引起大学生足够的重视。因为这种误区是人生的障碍,是大学生成才的大敌。

一、人格障碍及其形成的原因

(一)人格障碍

人格障碍又名病态人格,指不伴有精神症状的人格适应缺陷,对外界适应不良,明显影响其社会和职业功能。大学生中人格障碍问题主要表现为人格发展过程中程度较轻的缺陷或弱点,或称人格缺陷,经过科学的调整是可以改变的。

(二)人格障碍的基本特征

有些人把人格障碍看作是精神病,这种观点是错误和有害的,人格障碍是一种介于精神病与正常人之间的行为特征,因而患者既不是“精神病”,又不能算是正常人。它一般有以下这些共同特征。

人格是从小逐渐形成的,一般始于儿童、青少年期,人格障碍患者的异常情绪反应与行为方式,都是儿童成长过程中习得的,通常在儿童期就有征兆,到青春期开始显著。但年龄越小,人格的可塑性就越大,所以在青春期以前不能轻易诊断人格障碍。

人格障碍患者社会适应性差,情绪不稳、感情淡漠,自制能力较差,易冲动,常与别人发生矛盾冲突,人际关系紧张,做出不符合社会与道德规范的事情。常把自己所遇到的任何困难归咎于命运或别人的错误他们不会认识到自己的缺点，有什么需要改正，而常把外界的一切看作是荒谬的、不应该如此的。

认为自己对外界无任何责任可言，如对不道德行为没有罪恶感，伤害别人而不觉得后悔，并对自己的所作所为都能做出自以为是的辩解。他们总是把自己的想法放在首位，自己的利益高于一切，不管他人的心情或状况如何。极端地猜疑，他们的嫉妒心极强，思维意识狭隘，其行为特点不受新环境氛围的影响。他们的行为所导致的后果常常伤害其他人，使左邻右舍鸡犬不宁，而他们自己却泰然自若①。

否认自己的人格障碍。患者对自己的怪癖和不良行为并无自知之明，通常是由他人予以告知。上述特征并不是每个患者都有的特点，有的只具有其中的几项。从这些特征我们可以看出，人格障碍主要是自我评价、选择行为方式和情绪控制的障碍，所以心理学上把人格障碍分成三大类群：第一类是自我评价的人格障碍，以固执、自大和行为怪僻为特点。包括偏执型、分裂型。第二类是情绪控制的人格障碍，以情感强烈、不稳定为特点。包括癔症型、自恋型、反社会型、冲动型等。第三类是选择行为方式的人格障碍，以紧张、退缩为特点。主要有回避型、依赖型、强迫型等几种类型。

(三)人格障碍形成的原因

人格障碍形成的原因较复杂，大量的研究资料和临床实践表明，遗传、心理、社会环境等因素都会对人格形成产生影响，因此人格障碍是某种不健全的先天素质，或是在后天不良社会环境因素的影响下形成的。

1.生物遗传因素

俗语说："龙生龙，凤生凤，老鼠生来会打洞。"这说的是生物界的遗传现象。人类作为万物之灵，其延续和发展也是离不开遗传的。心理学家们对人格障碍的遗传因素进行了许多研究。例如，对家谱研究表明，人格障碍患者亲属中此症的发生率与血缘关系成正比，即血缘关系越近，发生率越高；斯莱特调查8对同卵孪生子和43对异卵孪生子，发

①刘新民．大学生心理健康的维护与调适[M]．3版．合肥：中国科学技术大学出版社，2017.

现人格障碍和神经官能症的发病率:同卵为25%,异卵为20%。这都说明遗传因素对人格障碍的形成起着一定的作用。

2.病理生理因素

虽然尚未发现人格障碍患者在神经解剖生理上存在病变,但一般认为他们在神经系统的先天素质方面有不健全的地方。大脑不健全有可能妨碍病人学习,所以他们不能从经验中取得教训。心理学家里肯和哈尔曾针对人格障碍患者缺乏焦虑和内疚的情况,进行了非常有价值的研究。他们发现,在经典条件反射实验中,人格障碍患者的皮肤电反应活动程度比非人格障碍患者低。在完成一项工作时,发现出错一次就给一次电击,结果人格障碍患者出错率比非人格障碍患者高得多,从而证明人格障碍患者没有预期的焦虑。哈尔又对原发性、继发性人格障碍患者和正常人的表态反应、紧张反应进行了测量,测量包括皮肤电反应、心跳和呼吸,发现人格障碍患者对静态和紧张刺激的自主反应程度比正常人低,从而进一步证明了人格障碍患者倾向于缺乏焦虑,因而不能从经验中吸取教训,这就表明人格障碍在某种神经系统功能上是存在障碍的。

3.社会环境因素

这是形成异常人格的关键因素。行为主义心理学家认为人格障碍患者的异常情绪反应与行为方式,都是在儿童成长过程中学习的结果。儿童通过观察、模仿,可以习得许多情绪反应和行为方式,包括一些社会适应不良的行为,并可通过条件反射机理而固定下来。追溯人格障碍患者的童年,我们也常可发现不良外界环境对其人格偏离所产生的影响。父母的离异、死亡,父母中有精神病患者或过度饮酒、偷盗、吸毒等不良行为,父母对子女的遗弃、虐待、专制或溺爱、放纵,都可能形成儿童的异常人格。此外,学校教育中教育方法的不当,坏伙伴的引诱教唆,社会动乱不安,都易于形成儿童的异常人格。另外,成年人在长期严重的精神打击下,也会产生显著性的人格改变。

总之,促成人格障碍的因素是多方面的,它们可能综合地起着作用,只是在每一个具体病例中所占地位的主次或比重略有不同而已。人格障碍形成后,通常具有很大的恒定性,要改变并非易事。古人云“江山易改,本性难移”,就是这个意思。但是,“天下无难事,只怕有心人”。只要加强自我调适和积极地进行各种心理治疗，人格障碍是可以加以纠正的。

第四节 大学生健全人格的塑造

一、大学生健全人格的前提

大学生爱与积极关注需求的满足、对社会规范的认同和内化、自我约束力的形成、成长需要的满足被认为是健全人格的前提。

二、大学生健康人格的标准

健康人格是指各种良好的人格特征在个体身上的集中体现。健康人格具有以下标准。

（一）和谐的人际关系

人际关系最能体现人格健康的程度。人格健康的人乐于与他人交往，并与他人建立良好的关系，与人相处时尊敬、信任等正面态度多于嫉妒、怀疑等消极态度；常常以诚恳、公平、谦虚、宽容的态度尊重他人，同时也受到他人的尊重与接纳；具有良好的社会适应能力，能够和社会保持良好的密切接触，以一种开放的态度主动关心社会、了解社会、观察所接触的各种事物和现象，看到社会发展的积极面和主流，在认识社会的同时使自己的思想、行为跟上时代的发展，与社会的要求相符合，能很快适应新的环境。

（二）正确的自我意识

自我意识是个体对自己和自己与他人、与周围世界关系的认识。具有健康人格的人对自己有恰如其分的评价、充满自信、扬长避短。在日常生活中能有效地调节自己的行为，使之与环境保持平衡；缺乏正确自我意识的人常表现出自我冲突、自我矛盾或自恃清高、妄自尊大，做力所不及的工作或自轻自贱、妄自菲薄，甘愿放弃一切可努力的机遇。健康人格的人心胸通常比较开阔、善解人意、尊重自己也尊重他人，对不同的人际交往对象都表现出合适的态度，既不狂妄自大，也不妄自菲薄，其观点、行为和情绪反应与周围人协调一致，在人际交往中具有吸引力。

（三）乐观的生活态度

积极的人生态度是人类在社会实践中获得的本质力量的表现。乐观的人常看到生活的光明面，对前途充满希望和信心，对自己所从事的工作或学习抱有浓厚的兴趣，能发挥自身的智慧和能力，即使在遇到困难和挫折时，也能不畏艰险、勇于拼搏。大学生的主要任务是学习，对学习的兴趣可反映出对生活的基本倾向。人格健康的学生对学习怀有浓厚的兴趣，表现出观察敏锐、注意力集中、想象力丰富、充满信心、勇于克服困难，通过刻苦、严谨的学习过程，获得学习的满足感和成就感。人格健康的人对未来的成就充满希望，这种成就动机和能力相结合引发出巨大的创造力，而这种创造力会激发兴趣、维持动机，形成良性循环。

（四）良好的调控能力

人格健康的人有积极健康的人生态度和正确的价值观，需求合理、言行一致、自信并善于运用信心，能自我控制、调节好内心世界与外部世界的关系，保持其和谐一致。这是人格内在统一性的表现。情绪标志着人格的成熟程度，人格健康的人情绪反应适当，具有调节和控制情绪的能力，经常保持愉快、满意、开朗的心境，并富有幽默感，当消极情绪出现时，能合情合理地宣泄、排解、转移和升华[①]。

三、大学生人格缺陷的干预

（一）克服自卑

如何走出自卑的阴影？正确认识自己、悦纳自己，人有所长也有所短，有所短也有所长，不要为自己的所短而自卑；进行自信心磨炼，制定切合实际的目标，多积累成功的愉悦体验；确立合理的评价参照系和立足点，若以强者为标准则可能自卑，应寻找适合自己的评价标准。俗话说："人比人，气死人"，多与自己做纵向比较，而不是一味地与他人作横向比较，有了足够的自信心，自卑感就会悄然而退。

（二）克服害羞

害羞之心人皆有之，但过分害羞，不该害羞时害羞，尤其害羞成了

①尹文旺. 德育在大学生健全人格塑造中的作用研究[D]. 南昌：南昌大学，2015.

一种习惯，则是有害的。它会导致压抑、孤独、焦虑等不良心理状态，还会阻碍人际交往，影响一个人才能的正常发挥。可通过脱敏的方法进行有意识调节，也可使用下述方法进行改变。

1.增强自信心

许多害羞者在知识才能和仪表方面并不比别人差。美国心理学家研究表明，怕羞的女大学生自以为长得不美，但不相识的男生凭照片都认为她们与那些社交活跃的女生一样动人。因此，要正确评价自己，多看到自己的长处。

2.放下思想包袱

不要过于计较别人的议论，每个人都会说错话、做错事，世上没有完美的人和事，但即使不完美你依然很独特，因而放下思想包袱，使自己变得更洒脱。

3.要有意识地锻炼自己

胆量和能力是锻炼的结果，要敢于说第一句话、迈第一步。上课、开会时尽量坐到前排去；走路时抬头挺胸，把速度提高1/4；主动大胆地和别人尤其是陌生人、异性、老师讲话；与人说话时，敢于正视对方的眼睛；在高兴时开怀大笑等。

（三）避免怯懦

在挑战与机遇并存的现代社会，怯懦者会失去很多成功的机会，并可能成为落伍者。积极迎接挑战，争做生活的强者才是明智的选择。改变怯懦的最好办法是要敢于抓住机遇，积极锻炼、不怕失败、不怕丢面子、不怕担子重，多给自己鼓励，在生活的词典中尽量去掉“不敢”二字。

（四）消除懒惰

处于懒惰状态的大学生也常以此感到内疚、自责、后悔，但又觉得无力自拔，心有余而力不足。这主要是因为他们通常想得多、做得少，缺乏毅力所致，要克服懒惰应充分认识其危害性，做到自己对自己负责、振作精神、“起而行之”，从日常小事做起，并努力做到不给自己找借口，不原谅自己的偷懒，力争今日事今日毕、多与人交往、多关心外部世界、多参加有益身心的社会活动。为此，一个坚定而有价值的理想是非常重要的。

（五）挣脱狭隘

克服狭隘，一要胸怀宽广坦荡、一切向前看。正如歌德所言“比海洋更广阔的是天空，比天空更广阔的是心灵”。二要丰富自己，视野越开阔，越不会陷入狭隘之中。这就是所谓的“站得高，看得远”。三要学会宽容、宽以待人。

（六）改变拖拉

改变拖拉，首先要充分认识其危害性，找到自己拖拉的原因，下决心改变；其次要科学安排时间，凡事有轻重缓急，要讲究科学的学习和工作方法；再次要敢于做不合心意或者需要花大力气的工作，必须完成的事，与其拖着、欠着，不如及早动手干，完成后会有一种如释重负的感觉，会有一种欣喜感、满足感、成就感，而拖拖拉拉只会带来疲乏、松垮及焦虑。

（七）克服过分自我中心

克服过分自我中心的途径包括：第一，树立健康的人生观，自觉地将自己和他人、集体结合起来，走出自己的小天地；第二，恰当地评价自己，既不低估也不高估，既不妄自菲薄，也不自高自大；第三，尊重他人，只有尊重和信任才能获得友谊：第四，设身处地地从他人的角度思考问题，将心比心、真诚地关爱他人，从而做到“我爱人人，人人爱我”。

（八）改变过强的虚荣心

改变过强的虚荣心，首先要对其危害性有清醒的认识，有勇气有决心改变自己。其次应当努力认识自己，了解自己的长处与短处，扬长避短；第三要树立自信和健康的荣誉心，正确表现自己，不卑不亢；第四，不为外界的议论所左右，正确对待个人得失。

（九）克服焦虑

改变认知要意识到积极态度所带来的力量，要坚信希望和乐观能引导你走向胜利。即使处境危难也要寻找积极因素，不放弃争取转机的努力，以乐观的态度营造克服困难的勇气；以幽默的态度来接受现实中的失败。有幽默感的人，才有能力轻松地克服厄运，排除随之而来的倒霉念头。既不要被逆境困扰，也不要幻想出现奇迹，要脚踏实地、坚持不懈,全力以赴去争取胜利。无论多么严峻的形势向你逼来,也要发现有利条件,不久,你就会发现,自己会有很多小的成功。

这样,自信心自然也就增强了,焦虑就会变少。在你的闲暇时间努力接近乐观的人,观察他们的行为,通过观察培养起你的乐观态度,乐观的火种会慢慢地在你内心点燃。此外,培养多方面的兴趣与爱好,多参加集体活动,多加强体育锻炼,多看幽默剧、相声等给人带来笑声的节目,都有助于培养乐观的性格,会大大减少焦虑度。

四、大学生健康人格的塑造

人格是稳定的,也是可变的,大学生既可以积极自觉地培养良好的人格品质,也可以改变不良的人格品质,即使是某种程度的人格障碍也是可以矫治的,为此应着重做到以下几点。

(一)确定人格塑造的导向

为了有效地进行人格塑造,应深刻理解人格塑造的意义,充分了解自己的人格现状,明确人格塑造的目标、内容、途径和方法。人格塑造是为了人格优化以达到人格的健全,人格优化包括人格品质的优化和人格结构的优化。

人格塑造有2种基本方法:一是择优,二是淘汰。择优的方法就是选择某些良好的人格品质作为自己努力的目标。如:自信、开朗、勇敢、热情、勤奋、坚毅、善良、正直等人格特征常为人们所称颂,可作为人格塑造的依据。淘汰的方法就是针对自己人格上的缺点、弱点予以纠正。如:自卑、沉郁、胆小、冷漠、懒散、任性、粗心、急躁等。多数情况下,择优和淘汰通常是一起进行的,择优的过程就是弥补不足的过程,而改正缺点亦是培养优点。

(二)培养良好的性格

性格的发展经历了童年的雏形阶段、青少年的成型阶段、成年的自我调节修养阶段,并逐步走向成熟。大学生应加强自己性格的修养,培养良好性格,避免形成不良人格。

(三)建立自尊自信

自信心也是大学生性格中必不可少的特征之一。自信是在肯定自己存在价值的基础上,了解自己的长处和短处,在工作学习中扬长避短，并相信自己的能力和努力。自信是对自己、对他人的悦纳。自信并不意味着没有失败、没有风险，而是具有面对失败的勇气、战胜失败的信念和把握成功机会的能力。自尊是人格健全的标志之一，自尊心是性格中一种高尚的品质，自尊的大学生关心自我形象、积极向上，有追求目标。大学生在学习过程中为了证明自己的能力而发奋努力，不论是力求成功，还是避免失败，都源于自尊需要而产生的成就动机，自尊促使人积极向上，但过度的自尊通常是自卑的表现。

（四）自我控制

自我控制是一个人良好性格的重要标志之一。自我控制主要靠后天的自身修养。首先，要明确自己的人生目标，对该做的和不该做的事有清晰的认识，使自己的行为服务于目标；其次，要有坚定的意志，今日事情今日毕，要经常克服懒惰、消极、逃避、贪婪等缺点，凡事从长远考虑，不为眼前的一时而放弃未来。

独立和创新的精神是性格成熟的标志之一，大学生应该用自己的眼睛去观察事物，学会从新的角度去分析问题，并有所创新，在不断创新的过程中激发生命的活力，完善自己的性格。人格健全的人是独立的人，独立的人能最大限度地发挥自己的潜能，独立的人相信自己有能力改变生活、拒绝被动、不相信传统和权威，大学生在生活、学习和工作中应有自己的想法，并努力使之付诸实践，包括对职业、爱情、教育等方面的选择。

（五）发扬气质的积极面

虽然气质也会受后天环境的影响，但因气质的生理基础是人的高级神经活动类型，而人的高级神经活动特性的改变过程是漫长的，所以我们并不提倡改变气质本身，而应尽可能地发挥自己气质中的积极面、克服消极面。

胆汁质的大学生，应保持自己自信、热情、主动的长处，在生活、工作和学习中尽量发挥自己擅长独立思考的特长，用自己的坦诚、率真去结交朋友，成为一个受人欢迎的人，但要注意克服粗心大意、简单化的毛病，平时在日常生活中可有意“三思而后行”；对自己的信任应该建立在实事求是的基础上，否则就成了“刚愎自用”；对自己奔放的情感要有控制，并使其维持长久而不是灿烂一瞬。

多血质的大学生，可充分发挥机智活泼、善于适应环境变化的特长，在集体活动中出谋划策，以自己的朝气、生动的言语、表情为整个活动增色，但要注意保持情绪的稳定，不要忽冷忽热。反应灵敏、兴趣广泛并不意味着学习上可以要小聪明，要改正做事只求速度、不讲质量的缺点。

黏液质的大学生，学习踏实、工作有条不紊、情绪稳定、善于自我控制，这些都是要发扬的积极面，但稳定并非死板固执，尤其对新生事物应从新的角度、以新的方式来对待，不能墨守成规。在人际交往中冷静之外如能加上热情，相信会更加受人欢迎，平时可有意多参加一些集体活动，在集体活动中逐渐形成活泼机敏的习惯，与黏液质的良好特征相得益彰。

抑郁质的大学生，能体察到一般人不易察觉之处，感情细腻深沉，应保持"细致"的特色，认真地完成工作学习任务，但要防止细致过了头变成多疑，对生活中碰到的不愉快不必长时间地耿耿于怀，应多与人交往，学会正常地发泄情感的方法，这样生活会变得轻松许多、美丽许多。

（六）养成良好的习惯

良好人格的形成和不良人格的改变是一个过程，不能操之过急，应从大处着眼、小处着手，先养成习惯，再巩固成为稳定的人格。如果说童年的人格雏形主要受家庭环境的影响，那么大学生人格的稳定和成熟应该主要靠自己的修养。大学生的自我意识已经开始形成，有了一定的自我控制能力，希望自己各方面发展良好，从生理上、思想上具备了完善人格的条件，但愿望和实际生活却经常脱节。有的人希望自己有独立、坚强的人格，但却抄袭别人的作业，碰到小小的困难就采用逃避的方式，甚至仅仅为了睡懒觉而旷课。如果在小事情上可以对自己不负责任，在关键事情上又怎能保证自己的独立和坚强呢？习惯养成人格，良好的人格和不良人格的形成都是一个由浅入深、由表及里的过程，忽视平时良好习惯的养成，而想拥有良好的人格，无异于建造空中楼阁，所以，每个大学生都应该为每件小事情而负责，它们正是人格的体现。

（七）确立适宜而明确的人生目标

确立人生目标，首先应该对自己的能力、性格、兴趣、优点与不足有正确的认识；好高骛远容易导致受挫和失败，妄自菲薄定的目标太低又缺乏奋斗的动力和激情，因此要制定一个经过自己努力可以达到的目标。目标要避免空洞和模糊，将远大的目标分解为具体的小目标，便于操作和执行。

第九章 大学生的就业与心理健康

第一节 职业心理研究的主要理论

一、发展理论

这是从发展心理学的角度来研究人们的职业行为的理论。主要代表人物有美国的金兹伯格和萨珀。

(一)金兹伯格的职业发展三阶段论

金兹伯格等人依照心理发展的规律,认为职业选择是从模糊的空想向现实选择的过渡,他将这一逐渐成熟的心理过程分为3个阶段。

1.空想阶段(11岁以前)

他们希望快点长大成人,所憧憬的是引人注目、令人激动的理想化职业。这种选择的情感色彩很浓,带有很大的冲动性和盲目性。

2.尝试阶段(11岁~17岁)

这个阶段与青春期同时到来,其中又包括分别由兴趣、能力、价值观起主导作用的3个时期。起初,个人的兴趣占优势;随着成熟,逐渐认识到了自己独立完成工作的能力;接着,试图把兴趣和能力统一到开始出现的价值体系中去。这是职业观形成的最重要阶段。

3.现实阶段(17岁至成人)

在选择职业时,不仅要考虑主观因素,而且要注意主观与现实客观因素的协调统一。这个阶段又可分为3个时期:首先是探索期。尝试把自己的选择与社会需要联系起来。其次是成果化时期。这时的职业目标已基本确定,并开始为之而努力。最后是特定化时期。为了实现特定的职业选择,或是需要考入高一级学校,或是接受专业训练。

金兹伯格的理论有如下3个基本观点:①职业心理的形成过程是与人的心理发展水平相适应的,是具有连续性的。职业选择通常从幼儿期就开始,并要经过多次反复。②在青年期所做出的每一个决定都与他本人的经验有关,而且每个决定都会影响到他的未来。③每个人都应充分了解自己的兴趣、能力、价值观等心理因素，并要与社会需要之间实现平衡。

（二）萨珀的职业发展五阶段论

萨珀把自我意识的发展与职业心理的发展过程紧密联系起来，认为个体选择职业的范围取决于他所在地区的社会职业结构和动向，以及个人的兴趣、需要能力、价值观等与自我意识有关的因素。他将职业心理的发展分为5个阶段，各阶段的特点如下。

1.成长阶段（14岁以前）

通过接触家庭与学校，自我意识得到了发展。在这一阶段的初期，欲求和空想起支配作用。随着社会活动和现实体会的增多，兴趣和能力逐渐变得重要了。空想期（4~10岁）：欲求起支配作用，对未来的职业充满幻想。兴趣期（11~12岁）：爱好成为志愿和行动的主要因素。能力期（13~14岁）：开始结合个人的能力来思考未来的职业。

2.探索阶段（15~24岁）

通过在学校的学习、参加社会活动及少量的劳动，进行自我体会、职业探索和职能尝试。比较现实地考虑未来的职业，寻求自我理想的实现。暂定期（15~17岁）：在空想、议论、课程学习和社会实践中，对需要、兴趣、能力、价值观和雇佣机会都有所考虑，并做出暂时的选择。过渡期（18~21岁）：进入大学或进行职前培训时，更现实地思考职业，力求自我意识的实现。尝试期（22~24岁）：初步选择了适合自己的职业领域，并试图把它作为终身职业。

3.确立阶段（25~44岁）

经过努力，最终找到和确立了适合自己的工作领域。试行期（25~30岁）：有些人工作一段时间后，感到不满意，经过转换职业后，最终确定下来。也有的人从始而终，这在专业领域中比较常见。稳定期（31~44岁）：在职业类型确定后，开始努力稳定和维护职业生活，对于多数人来说，这是最富有创造力的时期。

4.维持阶段（45~64岁）。

这时所关心的是如何保住现有的工作岗位，并在此基础上有更大的发展。再去冒险追求新职业的人是很少的。

5.衰退阶段(65岁以后)。

随着精力和体力的衰退,工作活力变得迟钝,逐渐从职业岗位上退下来。他们的作用已经从参与者变成旁观者了。减速期(65~70岁):这是官方规定的退休年龄,这时能力减退、工作松弛。多数人从全天工作改为定时工作。引退期(70岁以后):退休的年龄虽因人而异,但引退是任何人都不可避免的。对有的人来说,伴随而来的是轻松和愉快;对有的人来说,却感到失望和气馁。

金兹伯格和萨珀的职业心理研究虽然在理论观点、年龄阶段的划分以及各阶段的名称上有所不同,但都强调了职业心理的发展是与整个心理发展水平同步进行的,经历了从模糊到明确,从空想到现实的逐渐成熟过程。职业的选择是自我统一性的重要部分,个人的志向、能力和价值观只有与社会需求完美结合,才能实现自我发展的目标。这些对于教师正确地指导学生进行升学与就业的选择是有帮助的。

二、人格类型理论

人格类型理论的创始人是美国著名的职业指导专家霍兰德。他强调了人格在职业选择中的重要作用,并从个性分类的角度提出了6种不同的人格特性以及与此相对应的6种基本职业类型。

这6种类型分别为:①现实型(简称R型)。这类人任劳任怨、脚踏实地、注重现实、不善交往。喜欢从事与使用工具、机械操作与维修有关的工作。②研究型(简称I型)。他们生性好奇、勤奋刻苦、善于钻研。适合从事数学、物理、生物、医学、天文等自然科学领域的职业。③艺术型(简称A型)。他们大多天资聪颖、感情丰富、创造性强、自由放任、不拘小节。乐于从事音乐、美术、戏剧、文学等方面的工作。④社会型(简称S型)。这类人一般都友好大方、责任感强、善于交往、易于合作。适合于教师、律师、服务人员等社会、教育、宣传活动方面的职业。⑤进取型(简称E型)。这些人多是雄心勃勃、精明强干、乐于领导、充满自信。善于从事与商业和企业经营管理有关的职业。⑥常规型(简称C型)。他们稳重顺从、认真细致,尽职尽责。适合于整理文件、处理信息操作计算、图书管理等方面的工作[①].

①曲燕.心理咨询的理论与实务[M].北京:中央编译出版社,2018.

霍兰德认为，每一个人都是这6种类型的不同组合，只是占主导地位的类型不同而已。工作的成功、职业的稳定以及工作是否顺心如意，在很大程度上取决于人格类型与职业类型的适应情况。他希望工作的安排应尽可能符合每个人的兴趣、性格、态度和价值观，这样才有可能更好发挥他的能力。在这个理论指导下，霍兰德还编制了测量人格职业类型的自我指导探索量表。

霍兰德的理论强调了人格与职业的对应关系以及个人职业需要的满足，对我们是有一定启示的。但职业的选择和定向是一个比较复杂的问题，它同时还要受到社会的经济发展水平、国家制定的升学就业政策、录用人员的方法以及家庭和社会等多种因素的影响。教师在对学生进行升学和就业指导时，应综合分析和考虑各种因素。

此外，霍兰德的理论毕竟源于西方，他过分地强调了尊重人格和个性自由，而忽视了个人价值取向与社会需求之间的适应关系，这一点，在教学和职业指导中应予以重视。

第二节 大学生的择业心态分析

一、大学生择业心态的特征

每一位大学生都对自己未来的职业有一定的意向，面临毕业之时，择业倾向表现得更加明显，其择业心态的变化在稳定性、倾向性中又表现出不确定性。根据近年来对大学毕业生择业心态的调查和分析，其择业心态呈现以下几方面特征。

（一）以追求职业的安全感和稳定性为主流

在我国传统的劳动人事制度下，人们的职业几乎是终生不变的，这种观念至今还在影响着人们的择业态度，大学毕业生也不例外。尽管集体企业或其他所有制企业对自己的发展有利，而有些国有企业相比较条件差一些，他们还是宁愿选择国有企业。其心态是求国有企业的相对稳定。与此相反，也有一些大学毕业生开始不再看重稳定性，愿意尝试新的就业形式，这种比例呈逐渐上升的趋势。

(二)对知识和技术性强的岗位持有高期望值

很多大学生对职业发挥个人才能的适宜性要求较高。他们对自己所学知识、掌握的技能能否在工作岗位上发挥作用非常看重。他们认为,如果选择的职业能够学有所用,发挥专长,发挥个人的创造才能,就能获得他人的尊重,得到精神的满足,这应该是最佳选择。

(三)追求职业的社会地位和社会声望是普遍心态

一种职业的社会地位和社会声望是社会对该职业的评价。那些有实权、有声望或经济实力雄厚的单位是毕业生普遍追求的目标。也有一部分毕业生产生“低就意识”,他们认为,条件好的乡镇企业,重视人才,收入较高,而且来去自由。这些乡镇企业也成为他们的选择目标。

(四)追求职业的经济报酬是择业的重要目的

市场经济条件下,大学生对经济利益的追求已逐渐成为重要选择意向。务实是现代大学生的显著心理特征,因为市场经济的社会对人的经济实力越来越看重,社会声望的获得很大程度上是经济报酬的多寡。而且大学毕业生要面临恋爱、结婚、建立家庭等需要大量经济支出的人生大事,这些都需要他们具有一定的经济基础。而目前经济收入的获得,主要是工资收入。因此,大学毕业生择业时对经济报酬的考虑是比较多的[①]。

(五)择业的依赖心理仍然存在

一些大学生对自主择业政策的实施感到高兴,因为这意味着选择机会的增多和择业自由的增大,他们可以按照自我设计的目标,自主选择理想的职业。但是,也有一部分大学生感到强烈的不适应,他们不敢也不愿意放弃传统的就业途径,依赖国家、依赖学校的心理仍然非常突出,他们“逼”家长四处为他们找工作,而自己在家坐享其成。

二、大学生各种不良的就业心理

近几年来,高校教育规模不断扩大,出现了高校一片繁荣,大学生的人数呈逐年上升趋势,暂时满足了家长及学校和社会的各种需求,在大学本科生、研究生扩招的背后,学生的就业问题则成了一个亟待解决

①陈佳.大学生职业生涯规划对择业效能感的影响研究[D].北京:北京师范大学,2010.

的问题，当前一些高校打着“自主择业”的旗帜，把学生推向社会，而社会所提供的工作职位又十分有限，家长又把过多的希望寄予学校，而大学生本身在学校又没能真正学到应对社会的基本技能，依赖、从重、自卑、虚荣等不良心理成为他们立足社会的严重障碍。

（一）不正确的自我定位

一部分大学生不切实际的自我欣赏，使他们在求职中期望值偏高，好高骛远。择业时不能从实际出发，而是这山望着那山高，总认为自己什么工作都能胜任。同时是我去择业，而非职业择我的错误观念根深蒂固，因此自负武断。攀比、挑优，导致判断偏差，错失良机。还有一部分大学生瞧不起体力劳动或者在他们眼中是“低层次人”做的工作，他们情愿待业，也不甘于体力劳动，而又收入甚微，因为这些低微的工作恰恰是学校里教师教他们所蔑视的。这样就耽误了就业的机会。这些不切实际的自我定位，致使他们错过了一次次就业的机会。

（二）过分的依赖心理

部分毕业生想凭借父母良好的社会关系的优势，耐心等待工作的到来。结果一等就是3年、5年甚至10年。本来完全可以利用自己的能力，做一番轰轰烈烈的事业，由于这种心态的影响，白白错过了一生中最宝贵的时间。由于对他人的依赖，即使找到了工作，也不踏实工作，总想着很快就离开这个“是非之地”，以致到被老板“炒”掉的时候才意识到自己失去的是什么。种种依赖心理的存在，致使这些大学生“耐心而焦急”地等待工作，造成社会资源的极大浪费。

（三）过分的虚荣心理

现代大学生大多缺少艰苦生活的磨炼，缺乏艰苦奋斗的创业精神。在毕业去向的选择上，考虑最多的是经济发达、城市繁华、生活水平高的地区，而边远省份、贫困地区则尽量不做首选，有的同学甚至为一个大城市的户口，一切都“在所不惜”，放弃专业，放弃特长，放弃施展才华的机会；有的同学脱离自身实际，盲目追求工作环境好、晋升机会大、年终奖金多、生活水平高、工作轻、离家近、管理松的单位。在择业虚荣心的作用下，职业选择面窄，形成千军万马过独木桥的局面，降低了求职的成功率。事实上，即使在小城市也有施展才华的机会，而且比大城市的机会更多，不应看城市的大小而应看是否最适合你。即使再小的城市，只要适合你，就一定能提供给你发展的平台，不会因为城市的大小而限制你发展的机会，一个人发展的潜能是由实际能力决定的。

三、保持良好的择业心态的意义

保持良好的择业心态，避免由于择业动机冲突引发的心理失衡对每一位毕业生都至关重要。随着我国由计划经济体制向社会主义市场经济体制的过渡，我国大学生的心理调适能力和心理承受能力有所增强，但他们的心理与市场经济的要求不相适应的问题仍然较为突出，表现为择业心态的失衡及心理冲突引发的心理危机日益严重。因此，增强大学生的心理调适能力，树立良好的择业心态，对大学毕业生顺利实现择业目标、保持身心良好发展都有重要的意义。

（一）有利于确立正确的择业目标

确立择业目标，是自己对未来职业的定位问题。这个定位是否准确，取决于大学毕业生首先要以冷静的心态，审视自己的能力性格和其他个性特点，也就是正确地认识自己。同时，以积极的心态去获得足够的、必要的择业信息，并分析、识别众多的信息，做出决策。

良好的心态可以使大学生在择业中客观地分析自我，客观地分析现实和社会需求，从而使自己的选择切合实际，找到自己的最佳位置。

（二）有利于顺利地实现择业目标

确立适宜的择业目标，就完成了自己对职业的定位。真正实现择业目标则是个过程，在现实条件下，大学生的择业是一个选择与被选择的过程，在这个过程中，调节控制好自己的情绪，消除动机冲突引起的困惑，调适择业受挫后的心理，保持良好的心态，以饱满的热情，冷静、成熟的心态不断地调整自己的择业目标，是成功择业的基础。

（三）有利于顺利实现角色转换和社会适应

大学毕业生走向社会，从心理学角度讲，首先意味着角色的变换，从一名在校生的角色转变为社会人的角色。不同的角色，社会对他有不同的要求，这就面临社会适应问题，出现心理应激现象。对这种新情况，很多毕业生不能很好地处理。从某种意义上讲，择业心态是就业前的心理准备，有充分的心理准备，就会顺利地实现角色转换，并很快地转入职业活动中。良好的开始是成功的一半，所以说，保持良好的择业心态就是使自己处于比别人更好的起跑点。

第三节 大学生的就业心理准备

心理学家埃利克认为，现代社会的青年一旦独立，就希望立即补偿自身的价值，否则就会对现实产生不满，牢骚满腹。埃利克所指出的这种青年心态当然是不可取的，然而，许多大学生从小生活在祖辈、父母、老师的“保护”之下，一帆风顺，极少受到挫折，对社会了解甚少，对自己缺乏正确的估计，心理承受能力较弱，又由于处于青春期，情绪容易波动。而就业的竞争是激烈的，毕业生从相对宁静的校园跨进纷繁的社会，通常会因受到不同程度的冲击而失去心理平衡。

学习成绩好、动手能力强的毕业生有时未必能在竞争中取胜，甚至一败涂地，究其原因，就是缺乏良好的心理素质，对竞争的心理准备不足，这样的例子在现实生活中屡见不鲜。因此，大学生必须正确地认识社会，正确地认识自我，做好求职前的心理准备，把握机遇，迎接挑战，从容不迫地处理择业过程中遇到的各种问题，以最佳的竞技状态参与择业的角逐。

一、正确认识社会

21世纪的中国，科学技术日新月异，市场经济会以更快的步伐迈向成熟，每一位处于择业阶段的年轻人，将面临更加激烈的生存竞争，同时也将面临比他们的父辈多得多的机会。市场经济的运行机制使更多的毕业生能够在公平的竞争中接受选择，展现才华。机遇与挑战并存，是当今时代的特征。

对于大学生而言，认识社会并不是新课题，通过政治课的学习，通过参加社会实践和社会服务等途径，对社会已经有了初步的了解，但要正确地认识社会，还有一定难度。这主要是由两方面原因造成的：一是社会本身十分复杂；二是学生年纪轻、阅历浅，社会心理不够成熟，通常只会用比较简单的思维方式去看待十分复杂的社会问题。从心理学的角度看，大学生认识社会应注意以下几点[1]。

(一)辩证地看待社会就业问题

大学生涉世不深，思想单纯，特别是遇到困难、失败时，通常不能正视社会现实和正确看待社会问题。他们找不到工作时，不从主、客观两方面辩证地分析原因，而是怨天尤人，感叹生不逢时，片面的地认为“学好数理化不如有个好爸爸”，认为没有“关系”的毕业生就业无望。其实，在社会主义国家，先进的社会规范总是占主导地位，是人心所向、舆论所归的。企业要生存关键要靠有真才实学的人才，靠“关系”谋职的现象只是局部的、暂时的。另外，大学毕业生的就业情况也不能一概而论。第一，部分专业的毕业生的就业市场被持续看好。第二，集体企业和非公有制企业吸纳了相当一部分毕业生，这一情况通常被人们所忽略。第三，乡镇企业、私营企业生产和服务第一线、偏远地区急需用人，部分大学毕业生却宁可待业，也不愿前往。

(二)避免认识情绪化

根据心理学原理，认识常与个人的情绪联系在一起。情绪对认识有积极的作用，也有消极的作用。如果认识完全被情绪支配，即认识情绪化，那么就有可能误入歧途，削弱理智的判断力，让情绪模糊了视线，看不清、看不透社会的本质。其具体表现为：如果事遂人愿，则异常兴奋，眼前一片光明；一旦遇到麻烦，就牢骚满腹，顿觉前程渺茫。大学生应客观、理智地对待社会生活，不要被个人情绪所左右。

(三)避免消极的人生态度

因为社会纷繁、人海茫茫，就认为一切都深不可测，因而就不去认识社会、关心社会，凡事持事不关己、高高挂起的态度，把自己和社会截然分开，用局外人的眼光去看待社会，这是一种消极的人生态度，是不可取的。应当看到，个人与社会是密不可分的，社会发展了，个人的境遇也会好起来；社会状况不佳，个人的发展将受到制约。当今社会是催人奋进的社会，大学生应关心时事，关心社会的发展，确立正确的人生价值观。

中国有句老话：“知己知彼，百战不殆。”大学生在就业前应对社会

---

①朱选朝．大学生就业创业[M]．上海：上海交通大学出版社，2018.

欢迎什么样的人、不欢迎什么样的人有所了解，以便用社会需求的标准来严格要求自己，使自己在激烈的人才竞争中站稳脚跟。

二、正确认识自己

专家们认为，认识自我是职业选择的关键。英国心理学家苏波认为，自我概念即形成相对稳定而明晰的自我认识，是职业指导中关键的一环。在求职择业的过程中，如果对自己的主观评价与社会对自己的客观评价趋于一致，就容易成功；如果主观评价偏高，通常会导致碰壁、失败；如果主观评价偏低，信心不足，犹豫不决，很可能会坐失良机。因此，认识自我是成功地走向社会的必要条件。求职者应了解自己的气质性格、能力等个性心理特征和兴趣、动机、价值观等个性倾向性，以便确定切合实际的求职目标。

（一）自我剖析

古人云："吾日三省吾身。"要经常对自己的心理、行为进行剖析，使自我评价日益接近客观实际。自负者要经常作自我批评，通过不懈的努力，弥补自身的不足；自卑者要看到自己的长处，增强信心。

（二）通过"旁观者"来认识自己

当局者迷，旁观者清。借助"旁观者"来认识自己，是正确认识自己的重要途径。

1.通过与"旁观者"比较来认识自己

有比较才有鉴别，事实上，人们对自己的认识过程通常都经历了与别人的比较过程。在学校里，与"旁观者"比较，不能仅看重分数，更应注重实际能力。通过比较，可以认识自己的长处和不足，认清自己在相比较的人群中所处的位置，以便扬长避短。一个求职择业的人如果不注意与共同竞争者相比较，就很难判断自己成功的概率。

2.通过"旁观者"的态度来认识自己

心理学家柯里说："人与人之间可以互相作为镜子，都能照出他面前的人的形象。"当然，"旁观者"的态度不一定能全面评价一个人，但大多数人的态度总是能说明某些问题的。

（三）进行专门咨询

可向职业指导教师和班主任等咨询，也可征询同学、家长和熟悉自己的人的意见。长期学习、工作、生活在一起的人对自己的言行看在眼里，对自己的评价通常更公正、更客观。

正确认识自己，既不要妄自菲薄，也不要夜郎自大。有的人过高地估计自己的能力，大事干不了，小事又不愿做，牢骚满腹，感叹怀才不遇，终日无所事事，通常难逃竹篮打水、驼子摔跤的命运；有的人面对人才市场败阵而归的"前车之鉴"陷入自卑的深渊而不能自拔，听天由命，消极沉沦；有的人对自己缺乏足够的认识，面对众多的择业机会，无所适从，犹如瓜地里挑瓜，越挑眼睛越花，结果与机会擦肩而过。正确的态度应该是认清自己的优势与兴趣所在，找一份与之相适应的工作，并且努力把它干好。

三、做好心理准备

（一）永远充满自信

"世上无难事，只怕有心人。"这个"心"就是自信心。自信是一个健全的人必须具备的心理素质，它是前进的动力、成功的保证。用艾默生的话说，自信是成功的第一秘诀。自信就是力量，奋斗才会成功。古今中外，凡是事业上有所成就的人，尽管各自的出身、经历、思想、性格、兴趣、处境等不同，但他们对自己的才能、事业和追求都充满必胜的信心。自信的人对生活充满信心和勇气，能积极适应环境，以艰苦卓绝的奋斗改变自己的命运，实现自己的人生价值。可以说，自信是成功者共同的秘诀。那么，怎样才能使自己在择业过程中保持自信呢？

1. 相信自己的能力

要相信自己的能力，每个人都有相当大的潜在能力。据有关专家研究，绝大多数人所表现出来的能力只占他所拥有的潜在能力的2%～5%。当一个人面临择业，忧心忡忡、担心会失败的时候，多半是由于胆怯或懒惰作祟，而不是真的不行。条件可能并不过硬，但别人也不见得比你强。每个人都有自己的特点和优势，抓住自己的优势，发展自己的优势，就有可能在择业竞争中占据主动地位。

2. 要积蓄自信的资本

自信不是盲目的自负和自傲，要以扎实的基础、良好的素质做资本，以雄厚的实力做后盾。大学毕业生应根据社会的需要调整自己的知识结构，不断充实和提高自己，假如具备了真才实学，就自然会对自己的选择充满信心。

3.敢于“推销”自己

有的大学毕业生缺乏自主择业的意识。一味地消极等待，等待学校的安排，等待家人的安置，这种依赖思想使他们失去了许多就业机会。毕业生要充分发挥主观能动性，调动一切有利因素，广开就业门路。要坚信“天生我材必有用”“社会需要我，用人单位需要我”，排除害羞、胆怯心理，挺直腰杆，勇敢地走向人才市场，积极主动地“推销”自己。生活就是一连串的推销，我们推销商品，推销一项计划，同时也“推销”了自己。当然，自信不是主观臆断，而是以真才实学为基础的。人只有拥有自信，才能体现出聪明才智和坚韧不拔，才能发挥创造能力和应变能力，才会在有路的地方走得更快，在无路的地方也能踏遍坎坷，闯出一条路来。

4.充分发挥女生的就业优势

男、女生求职择业各具优势，各有侧重。科学研究结果表明，女性在智力上并不比男性差。心理学家霍布森找出6种智力因子，发现女性在6种智力因子中都优于男性。由于大脑的构造不同，男性较为豁达、粗犷，女性比较细心、灵巧；男性体魄健壮，爆发力强，女性耐力强，擅长持久运动。从整体上看，男性倾向于力量、体力、风险等方面的工作，而细腻、安静、温和的工作更适合于女性。具体地讲，在纺织、服装、电子、工艺美术、仪器仪表、饮食服务、商业销售、旅游、微机操作、精密小件加工与修理、财会统计、公共关系、化验、保管、医务、教育、文秘、文艺表演等职业岗位上，女性更能发挥自身的各种特长。女生求职时应看到自身的优势和弱点，努力克服抑郁悲观、容易冲动、心胸狭窄、以自我为中心等心理障碍，只要在善于发挥自己优势的领域内求职，就一定能够找到适合自己的位置。

（二）提高承受能力

挫折是指人们在达到目标的过程中遇到障碍甚至失败时产生的紧张状态，情绪或行为反应。择业本身既是一次主、客观相碰撞的过程，又是在择业竞争场上优胜劣汰的过程。因此，择业中遇到挫折是很正常的事情，我们应做好充分的心理准备。

大学生受到挫折后，在心理上、行为上一般会产生两种反应：一种是理智性的反应，另一种则是非理智性的反应。理智性反应在心理学上又称为积极的进取，它包括继续努力、反复尝试、改变行为、调整目标等行为反应。挫折对于理智性的择业者来说，通常是择业成功的先导。非理智性反应在心理学上又被称为消极的适应或防卫，它包括固执、对抗、倒退和妥协等行为。

歌德曾说过：倘不是就着泪水吃面包，是不会懂得人生之味的。挫折并不可怕，可怕的是被挫折所压倒。那些胸襟开阔、性格乐观、充满自信的择业者会认真反思，勇敢地向挫折挑战，百折不挠，直到择业的最后成功；而那些心胸狭窄、忧心忡忡的人通常在挫折面前失去理智，自暴自弃，一蹶不振，甚至精神崩溃。那么，我们应该如何提高心理承受能力，正确对待挫折呢？

1. 正确看待挫折

多少志士仁人，哪一个不是从坎坷与挫折中走过来的？“失败乃成功之母”，一时受挫并不等于永远失败。挫折是一种鞭策，它对失败者并不是淘汰和鄙视，相反能促使失败者振作起来。而对挫折，正确的态度应该是具有面对失败的不屈性，面对厄运的刚毅性和面对困难的勇敢性。有了这“三性”，就能够笑对挫折，勇对挫折，冷对挫折，智对挫折，成为战胜挫折的强者。大学生应树立“宁做蓝天的雄鹰，不做温室的花朵”的思想，把挫折看作是锻炼意志、提高能力的好机会。

2. 调整择业期望值

择业期望值是指要获得的工作岗位在物质上、精神上的需求满足的程度，工资收入、福利待遇如何，能力特长和抱负能否得以施展等。能否就业，个人的才能、机遇等因素固然重要，但择业期望值的高低也将起决定作用。择业期望值过高，其结果不是因超越现实而败北，就是侥幸就业后也会因自身能力的不足、无法胜任工作而处于被动。

在择业的过程中遭受挫折，很有可能是由于自己的择业期望值偏高，这时，需要调整择业期望值，通常可采用“分步达标”和自我调整的方法。所谓“分步达标”，就是自己确定一个总的期望值，再将总的期望值分解成几个阶段性的目标，并逐步付诸实施。在实践过程中，如果发现自己所选择的阶段性期望过高，就把它移到下一阶段，作为下一阶段的目标。自我调整就是把自己对工作岗位的期望按主次分成不同层次，首先满足主要的需求，然后根据实际情况进行必要的调整，直到个人的意愿与社会的需要相互协调、吻合为止。

从中外众多伟大科学家的成长过程中，我们常常可以看到，他们当初职业的起点通常并不那么“理想”。富兰克林曾经是个钉书工人，华罗庚初中毕业后便帮助家里料理小杂货铺，也曾在母校干杂务。可见，较低的职业起点正是许多科学家的职业理想迸发、形成的环境，并不影响职业理想的实现。

“失之东隅，收之桑榆。”择业受挫后，应放下包袱，从主、客观两方面仔细寻找失败的原因，实事求是地剖析自己的长处和不足，通过别的途径来达到目标，或者降低就业起点。东方不亮西方亮，旱路不通水路通。只要持之以恒，定会实现自己的理想。有一位毕业生原来想报考驾驶员，但由于心理因素（恐惧与紧张心理）而没有被录用。一开始，他感到消沉、懊丧，后来通过与老师、朋友们的交谈，认真分析了失败的原因，得到了心理上的调控和平衡，重新认识了自己在就业素质上的长处和不足，从实际出发，调整就业起点，把自身的就业条件和招工需要结合起来，应聘营业员工作，取得了成功。

3.适当进行心理调节

就业遇到挫折后，为了避免情绪低落，要运用控制、激励自己的方法和技巧，进行心理上的调节与控制，尽快摆脱不良情绪，重新树立起信心。不要把自己关在屋里冥思苦想，不妨参加一些有意义的娱乐活动，换换环境，放松一下自己，向亲人和朋友倾诉苦衷，合理宣泄，听取他们的劝导，这样可以得到较快恢复。

4.进行积极的心理暗示

准备一句简洁有力的激励性的语言，如“我一定会成功”，或“事成于谋”等，或在手心上写“我能行”等字样，进行自我激励。许多政治家在重要的演讲前都要对着镜子演练，常常对着浩瀚的天宇吟诵气势磅礴的名句，使自己产生一种超乎寻常的力量。对于落聘，要有“此处不留人，自有留人处”的洒脱感，用自己成功的事例来激励自己，相信自己一定是最好的。这些行之有效的方法和技巧，我们都可以学习和效仿。

还可以把精力转移到有益的活动中去，以调整自己的受挫情绪。

生活好比一面镜子，你对它笑，它也对你笑；你对它哭，它也对你哭。我们应永远微笑着面对生活，走向明天，不在失败中沉沦，而从挫折中奋起。

（三）克服心理障碍

心理障碍是指一切不健康的心理现象或倾向。它是由心理压力和心理承受力相互作用，使人失去了应有的心理平衡的结果。毕业生择业的心理障碍，除了后面将要详细阐述的依赖、等待、自卑、畏缩、郁郁寡欢、过度焦虑、急于求成等创业的心理障碍外，还有以下几个方面。

1. 盲目从众

从众心理的人接受暗示，他们依赖性强，无主见，人云亦云。在现实生活中，事业有成者通常都有很强的创造性和独特的思维能力，他们独具慧眼，不拘常规，大胆探索，发现一般人不能发现的问题，能捕捉到更多的成才机遇。在高校毕业生择业问题上，从众心理表现在愿意到城市、事业单位去工作，不太愿意到边远地区、到基层、到乡镇、私营企业、到艰苦的地方去工作。其实，到城市、事业单位工作并不一定是每个毕业生最佳的职业选择。

某专科学校的一名学生在众多的用人单位中，毅然选择了乡镇企业，让艰苦的环境培养自己，工作3年，取得了突出的成绩，现在已担任某集团公司企管科科长兼财务科长。由此可见，我们应该努力克服从众心理的影响，从社会需要、自身条件以及今后发展等方面考虑自己的职业，不为世俗偏见所左右，果断地选择自己的择业道路。

2. 相互攀比

在择业过程中，这山望着那山高，见异思迁，过多地把注意力集中到他人的就业取向上，自己的既定目标受到他人的干扰，这无异于逼着自己与他人共走独木桥，很难成功。古人云："山不在高，有仙则名；水不在深，有龙则灵。"这里的"仙"和"龙"就是能够发挥自己优势的职业。一旦选准职业后，就不要与他人盲目攀比。

3. 自甘落后

有的同学总觉得择业人群中强手如林，条件比自己优越的比比皆是，于是就自甘落后，不战自败，听天由命。摆脱这种心态要注意3点：首先，要善于发掘自己的长处。有位伟人说过，你所以感到巨人高不可攀，只是因为自己跪着。要相信别人能做的事，自己经过努力也能做到。其次，要大胆地表现自己，多做一些力所能及、把握较大的事，任何成功都会增强自信心。再次，要不断完善自己。勤能补拙，知道自己某方面不足，通过勤奋努力，可填平这方面的缺陷。在市场经济条件下，只有积极地参与择业竞争，才有出路。

4.贪图虚荣

法国哲学家柏格森曾经说过："虚荣心很难说是一种恶行，然而一切恶习都围绕虚荣心而生，都不过是满足虚荣心的手段。"由于虚荣心过强，择业时通常把注意力集中在大城市、社会知名度高、经济效益好的单位。这类人的失败，通常是由于不从发挥自己的优势出发，不考虑自己的竞争能力，不顾及自己的专长爱好。他们择业的目的是让别人羡慕，而不是为自己寻找用武之地。这类人的当务之急是树立正确的就业观。

5.好高骛远

有的学生对自己估计过高，自以为高人一等，非常傲气。孤傲心理是不能客观地自我分析和自我评价的表现。他们在用人单位面前自命不见，瞧不起这个位置，看不起那个岗位，最终导致失败。这类人应重新认识自己，降低择业期望值。

第四节 大学生就业心理问题的调适策略与方法

要让大学生形成健康的就业心理，需要社会、学校、家庭各方面的努力，但内因是关键，对于心智相对成熟、受过高等教育的大学生群体我们必须引导其摆正心态，客观分析自我与现实，积极调整就业心理，有效排除心理问题，保持稳定而积极的心态，达到合理择业、顺利就业和健康成长的目的。

一、自我调适

从微观角度看，自我调适分为2个层面：一是对应届毕业生培养、训练其情绪、认知态度等心理调整的实用技能，侧重于策略的可行性、可操作性和实效性。二是对大学生良好心理素质和综合就业能力的培养，侧重于全面、协调、可持续发展和成为独立、快乐、有尊严的社会公民。笔者认为，学校和教师应从以下几个方面给予指导。

（一）掌握简便易学快速见效的短期策略

1.借助认识自我的工具

常言道：知人为聪，知己为明；知人不易，知己更难。每个大学生要学会客观地评价自我，树立良好的心态，客观和正确地认识自我和自身能力。在求职过程中听取教师、同学的客观评价或求助职业咨询机构做一些职业兴趣、职业倾向方面的测验，以全面了解自己，找到改进自我的方向。

2.掌握调节情绪的策略

心理调适是指毕业生运用心理学的方法，改变或扩大原有的认知结构，以适应新的情况或新的历程。如果常常出现焦虑不安、不满、自卑、自我否定的心态，则可以尝试用以下几种方法舒缓不良情绪。

（1）自我转化法

当就业的不良情绪不易控制时，可以采取迂回的方式，把情感和精力转移到其他活动中去，如参加有兴趣的活动、学习新知识或技能、假日郊游等，减轻或消除不良情绪的影响，以求得心理平衡。

（2）适度宣泄法

择业时遇到挫折而产生焦虑和紧张时，不能一味地把不良情绪藏在心底，应进行适度的宣泄。宣泄情绪比较好的办法是向知心朋友、老师倾诉，以及参加打球、爬山等运动量大的活动。宣泄时一定要注意场合、身份、气氛，注意适度，应该是无破坏性的。

（3）松弛练习法

这是一种通过练习，学会放松身心的方法。放松训练可以帮助大学生迅速减轻或消除各种不良的身心反应，如焦虑、恐惧、紧张、失眠、头疼等。择业时遇到类似的心理反应，可在专业人员的指导下尝试进行放松练习。

（4）自我安慰法

择业时遇到困难和挫折，尽最大努力仍无法改变时，应说服自己适当让步，不必苛求，找一个自己可以接受的理由来保持内心的安宁，承认并接受现实，以求得解脱。

(5)理性情绪法

情绪困扰并不一定由诱发事件直接引起，常常是由经历者对事件的非理性观念引起的，如果变非理性观念为理性观念，就可消除情绪困扰。例如，个别学生认为“大学生就业应该是顺利和理想的”，遇到择业挫折便消沉苦闷、怨天尤人，从而产生不良情绪，引发心理问题。如果转变这些错误的想法，不良情绪就会得到调适。

此外还有转移注意力、瑜伽呼吸法、冥想法、运动疗法、延迟表达、认知重评、积极暗示、理性升华、生物反馈法、行为习惯重塑等舒缓不良情绪的方法。必要时可寻求和借助专业心理咨询和治疗机构的力量。

3.提升处理信息的技能

了解各类就业信息的发布平台，建立主动检索和信息共享的意识，整合各种信息资源，通过运用现代检索专业工具和多重来源相互验证，对信息进行筛查和辨别，保护个人隐私信息不被乱用，杜绝信息泛滥和侵权行为。

4.丰富有效的面试技巧

熟练掌握和运用沟通技巧和商务礼仪，了解不同行业和岗位的特征和职业标准，拓展知识面，交流面试成败经验，关注细节，有的放矢。

5.增强剖析环境的意识

社会环境瞬息万变，要密切关注社会经济运行的形势，对社会需求与职业的内在关联予以高度重视，把握和顺应我国产业结构发展的新趋势，不断拓宽就业意向的范围。

6.调整职业规划的能力

在没有找到理想职业时，可采取“先就业，后择业，再创业”的办法，先选择一个职业，提高自己的社会生存能力、增加工作经验，然后再凭借自己的努力，通过正当的职业流动，逐步实现自我价值。尤其要利用国家政策调整中的好消息，抓住时机，提升职业素养。

(二)建立运作良好、系统全面的长效机制

良好素质的培养不是一朝一夕的事情。不能将所有的工作、目光都集中在高等教育阶段，应当从中学甚至小学就开展就业教育、心理教

育，培养未来就业者的优秀品质。素质教育从小抓起，才是解决大学生就业心理问题的根本之路。

1.提升心理素质

良好的心理品质和健全的人格是成功就业的基础和保障，正确认识社会和评价自我是进行自我调适的基础。一是通过参与各种社会实践活动和心理健康教育，利用专业书籍、报刊、网络、广播等形式学习心理健康知识，掌握调节情绪的技能，培养良好的意志和坚强的性格，提高心理承受能力，保持乐观向上的情绪，完善个性修养，养成良好的行为习惯，避免心理冲突和心理危机。二是培养广泛的兴趣爱好，并在健康的人生观和价值观基础上，结合自我需求、职业特点、发展空间和社会发展，逐步树立正确的就业观念和职业价值观。三是积极参与就业心理辅导和咨询，了解就业形势和政策，学习择业方法和技巧，保持良好的择业心态①。

2.增强就业力

就业力英文原意为：受雇者的就业技能、技巧，通过练习获得的能够完成一定任务的动作系统，属于“方法”的一个范畴，主要指对一种生活或工作方法的熟练和灵活运用。

2005年，美国教育科学和培训部提出就业技能框架包括：沟通能力、计划和组织能力、团队工作能力（团队精神）、自我管理能力、问题处理能力、学习能力、主动性与事业心（进取心）、科技。

2006年底，“就业技能”在美国被公认为是除了“传统技能”以外，面向21世纪最不可缺少的工作技能。就业技能成为全美所有人终身学习和就业必备的非常重要的技能。

国内经常将就业力等同于大学生的就业能力、技能和技巧。就业力不是一个名词的统称，是要根据求职者角色、企业要求进行区分的。

根据求职者角色可以分为：①大学生的就业力。在学校期间就必须完成的就业力训练，通过系统的“初级就业力训练”，提升初次就业的成功率。②普通求职者就业力。结合在校期间的就业力训练和自己已有的工作经验必须完成的就业力训练，通过“就业力提升性质训练”，提升工作的持续性。

①杨建洲. 大学生就业心理问题及对策研究[D]. 南京：东南大学，2016.

根据企业要求可以分为:①刚进入企业时必须具备的就业力,如:拥有和谐的人际关系,倾听和理解、处理抱怨、投诉、对人诚信等;②进入企业一段时间以后必须具备的提升性就业力,如:发展战略眼光、评估业绩、程序教学法、考虑一系列解决问题的方法等。

在理解了就业力的定义后我们来看如何培训学生的就业力。这是大学和大学生都应该关注的焦点。培训学生就业力可以从以下几个方面来进行:①培训课程中强调发展学生的领导、团队工作及沟通技能。②培训课程应更加投入体验课程。例如:为学生提供反思经验的机会,并针对实习、工作本位场域制订严谨的准则和评鉴标准。③培训课程应该促进学生进入情境脉络。例如:学生设计竞争方案。④就业力评鉴宜涵盖学生整体经验。在就业力评鉴时,必须涵盖学生的整体经验,尤其是了解教学方法是否助长就业力特质的发展。同样重要的是,在评鉴时亦宜避免狭隘的焦点,亦即任何就业力评鉴,均需要涵盖所有在学习和教学过程中的“就业力—助长”活动。

如果大学把如何提升学生的就业能力和通过素质训练的方式提升就业能力,作为大学生素质能力开发的一个重点研究方向,那么在不久的将来,大学生的就业能力将会大大提高。

3.培养就业技能

根据实际运用的情况有很多的分类方式,比较适合大学生的分类是:基本学术能力、高层次思维技巧、个人素质这3类就业技能的组合。

(1)基础学术能力

很多企业的初级职位对学术、技术水平要求不会太高,但是基本学术技能仍然是保证高工作业绩必不可少的条件。理想的情况是:大学生们明白这些能力的重要性,并且拥有这些能力,或者非常想要学习这些能力。他们还需要具有非常好的倾听能力,在仔细阅读工作简报以后能高效执行工作指示的能力。当被问及与工作有关信息的时候,应能以口头和书面形式做出适当的反馈,展示记录并重复相关的信息。阅读能力包括:理解已经阅读的各种书面材料,包括图表、曲线图、表格等,并能以各种形式展示给别人看。新员工还需要有能力完成基本的、准确的数学计算。

(2)高层次思维技巧

企业中谁可以批判性思考,成功运用行为逻辑分析,根据实际情况做出有价值的决定,并在执行过程中有效地解决问题,那么他(她)将是企业宝贵的资产。

具备更高层次思维技巧的大学生,将能非常快速地学习和使用技术、仪器、工具和信息系统,同时使用这些高层次思维技巧,更快速地将大学生的“企业适应能力”提高到一个新水平,从而使这个大学生更有价值。企业通常会设法帮助员工寻求价值,或者使其得到更先进的培训,从而扩大拥有高阶思维技巧的员工和只拥有独立的基本学术技能员工之间的差距。

(3)个人素质

如果基本的学术技能和更高层次的思维技巧是如此重要,那么为什么企业还是非常关切个人素质呢?因为在面试和试用期中,企业很难有效、快速准确地判断谁缺乏个人素质。

新入职的大学生应保持良好的个人素质,在处理与他人关系时做到诚实、公开、有信心,表现出尊重自己、尊重同事、尊重上司的态度,无论他人性格的多样性和个体差异,应把自己看成是团队中的一部分,并愿意融入团队;应始终有一个积极的态度,积极主动地学习新知识来完成工作;应对自己的行为负责而不是在出了问题的时候指责他人、推卸责任;能够为自己的工作、生活制定目标和目标实现进程的优先顺序,使时间资源、金钱和其他资源变得可控制和可管理。

4.优化职业生涯规划能力

成功的职业生涯规划不仅需要通过自我反省、社会比较、心理测评等方式对自己的性格特点、兴趣特长等有清楚的了解,还需要对社会现实及发展趋势有清晰的认识,这和就业过程一样,是自我认识、自我体验和自我提升的机会,也是对综合素质的检验。

在这里介绍一种职业兴趣(又称职业倾向)测验理论。霍兰德是美国著名的职业生涯指导专家。他强调:同一类型的人与同一类型的职业互相结合,才能达到适应状态。而“人”的一生,面临着职业的选择、工作的选择、职位的选择,甚至具体项目的选择,这些选择是否能与其类型相匹配,自然也是影响其成功的重要因素。例如,倾向与“人”共事并且在该方面颇具技巧的人能在与他人的交往中获得乐趣，并且喜欢人际交往中的领导、劝说、教导或咨询等事务；对“数据”王国颇感兴趣并具备一定才能的人倾向于与通过词语和符号表达出来的数字和抽象概念打交道；喜欢使用机器、工具、器械的人则属于喜欢“事物”的人，他们喜欢在实际的物理环境中解决问题。喜欢观念的人可以从事抽象的、利用想象的工作。根据霍兰德理论，职业兴趣分为6种类型，每个人都归属于职业兴趣中的一种或几种类型。

（1）社会型（S）

共同特点：喜欢与人交往，不断结交新的朋友，善言谈、愿意教导别人。关心社会问题、渴望发挥自己的社会作用。寻求广泛的人际关系，比较看重社会义务和社会道德。典型职业：喜欢要求与人打交道的工作，能够不断结交新的朋友，从事提供信息、启迪、帮助、培训、开发或治疗等事务，并具备相应能力。典型职业如：教育工作者（教师、教育行政人员）、社会工作者（咨询人员、公关人员）。

（2）进取型（E）

共同特点：追求权力、权威和物质财富，具有领导才能。喜欢竞争、敢冒风险、有野心有抱负。为人务实，习惯以利益、权利、地位、金钱等来衡量做事的价值，做事有较强的目的性。典型职业：喜欢要求具备经营、管理、劝服、监督和领导才能，以实现机构、政治、社会及经济目标的工作，并具备相应的能力。典型职业如：项目经理、销售人员、营销管理人员、政府官员、企业领导法官、律师。

（3）常规型（C）

共同特点：尊重权威和规章制度，喜欢按计划办事，细心，有条理，习惯接受他人的指挥和领导，自己不谋求领导职务。喜欢关注实际和细节情况，通常较为谨慎和保守，缺乏创造性，不喜欢冒险和竞争，富有自我牺牲精神。典型职业：喜欢要求注意细节、精确度，有系统、有条理，具有记录、归档、据特定要求或程序组织数据和文字信息的职业，并具备相应能力。典型职业如：秘书、办公室人员、记事员、会计行政助理、图书馆管理员、出纳员、打字员、投资分析员。

（4）现实型（R）

共同特点：愿意使用工具从事操作性工作，动手能力强，做事手脚灵活,动作协调。偏好于具体任务,不善言辞,做事保守,较为谦虚。缺乏社交能力,通常喜欢独立做事。典型职业:喜欢使用工具机器等需要基本操作技能的工作。对要求具备机械方面才能、体力或从事与物件、机器、工具、运动器材、植物、动物相关的职业有兴趣,并具备相应能力。典型职业如:技术性职业(计算机硬件人员、摄影师、制图员、机械装配工),技能性职业(木匠、厨师、技工、修理工、农民、一般劳动者)。

(5)研究型(I)

共同特点:思想家而非实干家,抽象思维能力强,求知欲强,肯动脑,善思考,不愿动手。喜欢独立的和富有创造性的工作。知识渊博,有学识才能,不善于领导他人。考虑问题理性,做事喜欢精确,喜欢逻辑分析和推理,不断探讨未知的领域。典型职业:喜欢智力的、抽象的、分析的、独立的定向任务和要求,具备智力或分析才能,并将其用于观察、估测、衡量、形成理论,最终解决问题。典型职业如:科学研究人员、教师、工程师、电脑编程人员、医生、系统分析员。

(6)艺术型(A)

共同特点:有创造力,乐于创造新颖、与众不同的成果,渴望表现自己的个性,实现自身的价值。做事理想化,追求完美,不重实际。具有一定的艺术才能和个性。善于表达,怀旧,心态较为复杂。典型职业:喜欢要求具备艺术修养、创造力、表达能力和直觉,并将其用于语言、行为、声音、颜色和形式的审美、思索和感受的工作,具备相应的能力。不善于事务性工作。典型职业如:艺术方面(演员、导演、艺术设计师、雕刻家、建筑师、摄影家、广告制作人),音乐方面(歌唱家、作曲家、乐队指挥),文学方面(小说家、诗人、剧作家)。

根据霍兰德的理论:一个人的职业兴趣会影响到职业的适宜度。当他从事的职业与其兴趣相吻合时,就可能发挥出能力,容易做出成就;反之可能导致其原有才能的浪费,或者必须付出更大的努力才能成功。

5.构建支持系统

大学生应该有效利用学校和社会的各种资源,主动联系和利用专业教师队伍、职能服务机构、勤工助学机构,接受培训和服务;积极参与社会实践,高效利用网络资源(如专业网站、博客),拓展人际交往范围,尤其是社会专业咨询服务机构和各行各业专家学者;合理运用社会媒体资源,拓展信息来源;建立广泛的社会支持系统。

二、辅助系统的服务和支持

大学生就业心理问题成功的自我调适离不开社会、学校等辅助系统对其提供的服务和支持。

(一)学校系统

一是以增强学生综合能力和可持续发展能力为终极目标,深化素质教育和大学专业建设,改革教育模式结构,提高教育质量,避免短期效应和名利心理,避免把学生培育成只会考试的"自主复印机"或只能赚钱的"智能机器人"。

二是建立健全高校就业指导体系,提供就业技能指导和心理咨询,分阶段、分层次开展就业教育和指导,将这项工作贯穿于大学生活的全过程,将职业生涯规划、就业素质意识树立、职业道德提高、择业技巧训练、就业政策宣传、就业服务和咨询贯穿于知识学习和技能培养的过程中,使之有机联系,构成完善的就业指导内容体系,提高就业指导工作的针对性和实效性。

(二)社会系统

一是整个社会要保持平和的心态,淡化大学生群体的特殊性,给予其"普通公民"待遇,避免过分保护、期许或贬抑、挑剔。二是以科学的人才观为指导,建立健全灵活的用人机制和有效的考核机制,树立"人尽其才,才尽其用"的人才观,避免人才高消费等不良现象。三是加强就业市场和就业法规的建设,完善市场机制,提供公开、公正、公平的就业环境,避免权钱交易、人为设限或隐性歧视。四是加快社会就业服务体系建设,建立全国性人才网络和就业系统,搭建优质网络信息平台,并增强服务意识和责任意识,完善服务功能,避免行政化管理趋势。五是各种媒体要忠于职守,客观反映就业现状,坚持正面引导,避免信息虚夸或过度渲染负面事件,建立专业性指导和服务性交流平台,普及专业、就业相关知识和技能。六是各类组织要为大学生社会实践创造条件和机会,搭建共建、共享的社会人才培养平台。

第五节 大学生的健康择业心理的培养

大学生在求职择业中，不可避免地会遇到困难、挫折和冲突，这些挫折和冲突常常会引起各种心理问题，这些问题既不利于身体健康，又影响大学生自身的择业和社会的稳定。因此必须加强毕业生就业服务体系建设，指导大学生进行自我调适，提供必要的社会关怀，以达到培育大学生健康的择业心理的目的。

一、加强毕业生就业的服务体系建设

(一)就业指导全程化

大学生择业观的形成是一个连续、渐进的过程，他们的职业选择随着年龄增长，受到个人兴趣和志向的转变以及就业环境变化的影响，需要较长时间的教育、培养和积累。职业技能的准备和完善也要经历一个较长的准备过程。如果不早做筹划，没有相关的准备，在大学四年中没有形成明确的择业目标和一定的职业技能，到毕业时才做准备，毕业生通常感到茫然不知所措，焦急紧张，心理压力过大，最终难以找到理想的工作。因此，就业指导应从学生一入学就开始，并贯穿大学全过程[①]。

因为各个年级的学生身心特点不大相同，全程化就业指导应该针对不同年级，各有侧重，明确目标，突出重点，分步实施。具体来说，全程化就业指导可以分为相互联系、相互补充的3个阶段。

1.第一阶段

大一重点开展职业生涯设计指导，确立学生的职业理想，指导学生规划四年的大学生活，为培养自己的综合素质和竞争能力打下坚实的思想基础。

经过紧张的高考，跨进大学校园的新生，面临解决最重要的问题是中学环境向大学环境的转变，在面对新的环境、新的生活和学习方法时，通常会感到无所适从，迷茫徘徊，基本上没有目标，随波逐流；或者有具体的学习目标而没有长远的人生目标，目光短浅；即使有长远的人

①席金京，陈文雯. 大学生心理健康教育[M]. 上海：上海交通大学出版社，2018.

生目标，但是与大学学习脱节，甚至南辕北辙。究其原因有两条：一是制定目标的意识不强，跟着感觉走；二是自主性差，缺乏独立制定目标的能力。

因此，在进行职业生涯设计指导之前，要对学生进行职业心理测评；即对其个人的能力特长、气质类型、兴趣爱好、个人价值观等方面进行分析，找出个人的优势和劣势，在此基础上进行职业生涯设计。"职业生涯设计就是指个人和组织相结合，在对一个人职业生涯的主客观条件进行测定、分析、总结研究的基础上，确定其最佳的职业奋斗目标，并为实现这一目标做出行之有效的安排。"大学生只有在充分认识自己、客观分析环境的基础上，科学树立目标，正确选择职业，才能少走弯路，也更易早日获得事业上的成功。

要帮助学生确立职业理想。"职业理想是指人们在一定的世界观、人生观和价值观的指导下，对其未来所从事的职业及事业上获取成就的追求和向往。"一个人一旦确立了职业理想，就必然会为实现这个目标而努力奋斗。可以说，职业理想是一个人的精神支柱和力量源泉。在大学生明确职业理想以后，接着开展大学生涯设计和辅导，引导他们树立目标意识，认真分析主客观条件，科学地制定人生的总目标和不同时期的具体目标，让大学学习和人生的奋斗目标紧密相连。同时让他们初步了解就业形势和就业政策，帮助他们明确专业方向，建立和巩固专业思想，树立社会责任意识，认清人才市场的激烈竞争态势，使他们尽快走出迷茫的误区，找到正确的人生目标和奋斗方向，合理规划大学四年的生活以及将来的出路。大学生涯设计可遵循以下步骤。

第一，自我评估。通过对自身兴趣、特长、性格、气质、学识、技能、交往与活动能力等方面的优势和不足的评估，实现对自我的正确认知，明确"我能做什么"。

第二，环境评估。即分析特定的大学生活环境对生涯发展的影响及自身与环境的关系，理解大学对于自身成长成才的意义及所学专业的培养规格，明确"大学的要求是什么"。

第三，明确志向。根据自己过去的学习生活经历，结合自身的特点和所处的环境，把自己过去尚处于抽象与朦胧状态的理想和价值追求具体化，明确"我要做什么"。志向反映一个人的理想、信念、世界观、人生观和价值观,深刻地影响着一个人的未来发展与成就。"立志"是大学生涯设计的核心环节,贯穿于生涯设计与辅导的全过程。

第四,目标设定。在明确人生志向和大学阶段任务的基础上,制定发展规划,设定发展目标。目标应包括德、智、体、美各个方面,并分解到每个学年。

第五,路径选择。围绕大学发展目标的实现,提出自己在思想修养、业务学习、社会工作、日常生活、实践锻炼、能力培养等方面的具体措施和行动计划。

第六,践行与回馈。在明确目标和措施以后,要求学生自觉为目标的实现努力,并根据生涯发展的实际情况对自己所设定的目标和采取的措施进行评估,做出符合实际的修订和调整。通过开展大学生涯设计,结合学生实际进行有针对性的辅导,帮助学生克服成长和发展障碍,实现正确的定位和定向,对于增强大学生的自觉意识,促进大学生的全面发展,收到了明显的成效。

2.第二阶段

大二、大三侧重于学业指导、心理健康教育指导及综合素质培养等教育,引导学生在加强专业学习的同时,锻炼和提高自己的能力,培养良好的心理素质,实现全面发展。同时引导学生注重创新实践能力培养,拓宽知识面,努力提高自己的"硬件"和"软件",为在激烈的竞争中实现职业理想打下坚实的基础。

(1)建立合理的知识结构

大学生建立合理的知识结构,是发挥自身潜能,适应社会,服务社会的必然要求。现代职业对就业者的知识结构的要求是多方面的,不同的职业有不同的要求,但也有其共性的要求:一是宽厚扎实的基础知识,这是知识结构的根基;二是广博精深的专业知识,这是知识结构的核心;三是程度高、内容新、容量大、实用性强的知识储备。所以,这一阶段的就业指导,应该结合现代职业对人才质量的要求,引导学生努力建立合理的知识结构。建立合理的知识结构,一般可按下列方法进行:首先,根据准备选择的职业目标确定自己知识结构的类型;其次,根据拟建立的知识结构类型将已具备的知识进行分类优化组合;再次,"查缺补漏",决定需要补充的学习内容,进一步使之完善。建立合理的知识结构必须持续不断地付出艰辛的劳动，为以后顺利就业打下良好的基础。

(2)培养较强的实践能力，全面提高综合素质

大学毕业生的求职竞争说到底是知识与能力的竞争，能力则在就业竞争中发挥着主要作用。所以在校大学生应该有意识、有目的地培养、锻炼、发展自己的各种能力。这一阶段的就业指导，就是引导大学生根据现代职业对从业者的能力要求，锻炼提高自身的能力，从而避免求职择业过程中的盲目性。大学毕业生必须具备共同的、基本的能力包括：口头和书面表达能力、动手能力、适应能力、人际交往能力、组织管理能力、创新能力及决策能力。除上述的实际能力之外，外语能力和计算机能力也非常重要。

培养和锻炼自己的实践能力，全面提高综合素质，首先要勤奋学习、积累知识。知识是能力的基础，大学生思维活跃，精力充沛，接受能力强，是学习知识的黄金时期，除了学习老师传授的知识以外，还要不断扩大自己的知识面，大量积累知识。

此外，积极参加社会实践。要参加专业性较强的专业实习、社会实践。当今时代科学技术日新月异，使得用人单位对人才的要求瞬息万变。而高校的专业设置、课程建设相对于社会需求通常有一个滞后期，这就造成学生所学专业知识不能满足社会所需的现象。

对此，有效的弥补方法是让学生到企业单位进行专业实习，通过专业实习，学生可以为适应今后专业性工作打下基础，还可以加深对所学知识的认识和理解，同时更加明确学习的目的，增加学习兴趣，进一步激发学习动力，把专业实践和就业教育结合起来。如中国矿业大学把开展科技创新、校园文化、社会实践等活动作为提高学生综合素质，促进学生全面发展的重要途径。学校通过课堂教育、课外实践、竞赛活动等方式，形成了“大学生课外科技活动与社会实践相结合，第一课堂知识传授与第二课堂活动引导相结合，普及性的科技实践活动与有专业特色的学术活动相结合”的“三结合”活动特色。

学校大力推进大学生创新创业教育，坚持以“挑战杯”课外学术科技作品竞赛为龙头，以大学生创新行动计划和大学生科研训练计划为抓手，以“知行杯”大学生学术科技文化节、大学生科技创新实践基地、

学生科技社团等为载体，搭建了大学生素质教育和创新创业教育平台，营造了浓郁的校园科技文化氛围，培养了学生的科技素养和科学精神。

还要从人际沟通、团队合作、心理素质等方面培养学生的综合素质。可以组织学生参加认识社会、了解国情的社会实践，如让学生担任学校、学院、班级干部，组织参加学生社团，参加青年志愿者活动，参加大学生暑期社会实践等。综合素质的培养一方面靠专业老师和学生工作老师在学生的日常学习生活中潜移默化的引导，另一方面，也可通过组织形式多样的活动和培训来加以强化。如中国矿业大学把开展青年志愿者活动作为提高现代学生思想道德素质和实践能力的重要平台，逐步实现了青年志愿者活动的“规范化、基地化、经常化、岗位化、社会化”。

(3)积极发展个人志趣

随着经济和社会的迅猛发展，一专多能的人才很受社会欢迎，从一而终的职业会越来越少。由于今后的职业生涯存在着很大的变更性，人们不可能死守一个职业从一而终，而且每个人的能力、性格、特长各不相同，各有所长也各有所短，因此要引导大学生围绕志趣，拓展自己的知识面和提高自己的能力，树立全新的学习观念，学会生存、学会学习、学会关心、学会创造，努力修炼自己的综合素质，从而为今后面临的求职竞争和职业选择打好基础。

(4)加强自主创业教育

在就业形势越来越严峻的情况下，要大力培养学生的自主创业意识与能力。首先，学校通过开设创业教育课程，培养学生的创业意识和创业能力。其次，学校通过积极开展创业计划大赛或组织学生创业实践，锻炼学生的创业能力。创业计划大赛和创业实践既可以让学生在实际的操作中锻炼自主创业能力，又可以帮助学生将优秀的创业计划付诸实际。如中国矿业大学通过面向全校开设创造学必修课、实施大学生科研训练计划和大学生创新行动计划、举办大学生学术科技文化节、加强实践教学等途径，探索出了一套培养学生创新意识和创新精神的教学方式和体制，成效显著。

3.第三阶段

大四侧重于求职技巧指导，引导毕业生转变角色，适应社会，实现就业理想。

大学生的知识储备、能力锻炼、素质养成，在前两个阶段已经基本完成。这一阶段就业指导的主要任务是，集中宣传就业政策，分析就业形势，对毕业生提供参军、报考公务员、报考研究生、就业等各方面的政策咨询；全面合理地收集、处理、利用就业信息、模拟就业现场、训练求职技巧；精心组织好各类招聘会，为毕业生创造一个良好的外部环境，从而解决“干什么”的问题。如中国矿业大学每年都举办毕业生就业指导系列讲座，内容包括就业形势、报考公务员、面试技巧等，另外还举办毕业生就业模拟市场，由就业指导老师担当招聘人员，现场指出学生简历及面试中存在的问题，让毕业生及低年级学生积累临战经验。实践证明，这些举措收到了较好的效果。

毕业生完成大学学业，走向社会，奔赴新的工作岗位，这无疑是人生的一大转折。如何尽快适应这一转折，顺利完成从大学生到劳动者的社会角色转换，是摆在每一个大学毕业生面前的现实问题。角色转换的成功与否在人的一生中占有十分重要的位置，它直接影响着事业的成功与失败。学生角色向职业角色转换的实现是一个艰苦而长期的过程，在此过程中要注意以下几个方面。

一是安心本职，甘于吃苦。只有安心本职，甘于吃苦，才能面对现实，克服在角色转换过程中遇到的种种困难，及时进入角色。二是放下架子，虚心学习。一个人在学校学到的东西毕竟是有限的，大部分知识和能力仍需在工作实践中学习、锻炼和提高。大学生只有放下架子，虚心学习，才能学到许多观察问题、分析问题和解决问题的方法和能力，才能逐渐完善自我。三是勇挑重担，乐于奉献。树立良好的第一印象，完成好第一项任务，处理好与领导、同事、同行的关系；一开始就严格要求自己，树立主人翁意识，增强社会责任感和培养无私奉献的精神，任劳任怨，主动适应工作环境。面对机遇要敢于抢抓，面对困难要充满信心，面对挫折要意志坚强，面对批评要正确对待，面对赞扬要化作激励，从而更快适应社会，更好实现角色转换，解决“怎么干”的问题。

在全程化就业指导中，重点要在“四个结合”上下功夫。

第一，坚持就业指导与加强和改进大学生的思想政治教育相结合。通过就业教育，引导学生树立报效祖国、志在四方的理想信念，树立正确的择业观,增强毕业生到基层、到艰苦地方就业的主动性和责任感;通过创业教育,帮助毕业生了解创业政策,训练创业技能,增强创业意识和创业能力;通过毕业教育,帮助学生受到一次终生难忘的世界观、人生观教育。不断加强对大学生人生观、价值观、世界观的教育,是新形势下思想政治教育的核心内容。

对于大学毕业生而言,集中体现为择业观的教育。由于受实用主义、享乐主义的不良影响,部分毕业生不愿到基层、到艰苦的地方就业,以至在供需见面会上,条件优越、待遇较高的单位,应聘者络绎不绝,而一些边远地区、艰苦行业,则无人问津。同时,作为用人单位,都要求毕业生有崇高的职业道德,密切合作的团队精神,勤奋务实、不计得失的奉献精神。显然,仅仅依靠就业指导是无法完成这一任务的。

所以,高校在加强就业指导的同时,必须有针对性地进行思想教育,引导学生把个人理想与祖国的需要结合起来,增强毕业生到基层、到艰苦地方就业的主动性和责任感,使学生认识到无论是在国有企业、集体企业,还是私营企业工作,都是就业。计划经济时代那种“铁饭碗”“当干部”的旧观念应当摒弃,应该从小事做起,从一点一滴做起,树立诚实劳动创造美好生活的思想和观念,确立科学的职业理想和职业价值观。

第二,坚持就业指导与专业教学相结合。首先,就业指导主要不是通过讲座、报告、咨询来进行,而是要通过课堂教学来进行,就业指导课应成为学校课程体系的重要组成部分。其次,专业教学要有就业指导意识。在专业教学中要让学生了解本专业岗位的就业素质要求,并培养和训练学生这些就业素质,这样一来就业指导更有针对性、实用性。

第三,坚持就业指导与加强学风建设、教学改革相结合。对于高校而言,良好的学风是学生成才的基础,也是就业的基础。一个学生能否就业,与其在大学期间的学习情况相关;一所学校毕业生的就业情况如何,与这个学校的学风好坏有必然的联系。所以,就业指导应该结合现代职业对人才质量的要求,以促进学生成才为主线,以学风建设为突破口,引导学生努力建立合理的知识结构。

提高学生的综合素质和能力,增强大学生在职业社会中的竞争能力是高校最终解决学生就业的根本。高校要以社会需求为导向,树立以人为本的办学理念,在人才培养结构和质量上下功夫,要根据市场需求调整和设置专业,要不断优化课程结构,修订和完善教学计划;加强学科建设,改进教学内容、教学方法和教学手段,改革人才培养模式,提高学生的综合素质和创新实践能力。只有这样,才能塑造出能够适应社会变革的人才,才能在竞争中立于不败之地。

第四,坚持就业指导与拓宽就业渠道相结合。就业指导的目的是帮助毕业生正确地认识就业形式,了解就业政策,树立科学的就业观念,掌握求职技巧,其落脚点是帮助毕业生顺利就业。就业指导不能仅仅停留在“指导”上,还应该不断地为毕业生收集就业信息,拓展就业渠道,这是就业指导一个必不可少的环节。如中国矿业大学重视就业市场的开拓,不断延伸其深度和广度。

(二)就业指导全员化

就业指导是一项综合性比较强、涉及领域比较广泛的系统性工作,它需要调动校内外的所有力量,凡涉及和关心大学生就业工作和职业发展的人士都要参与其中。

在校内,要构建学校领导、学校行政部门人员、院系领导、专业教师、德育课教师、班主任、辅导员、学生社团等共同承担就业指导任务的机制。在校外要建立广泛的联系网络,形成各用人单位、专业单位、政府有关部门、各行各业代表组织等与高校同时协调,促进就业指导的局面。

(三)就业指导专业化

随着就业形势的严峻,人们越来越清醒地认识到高校就业指导队伍的整体素质对于整个大学生就业工作起着关键性作用。

就业指导工作是一项专业性很强的工作,它不仅需要就业指导工作队伍专业化,并要求就业指导机构专业化、就业市场专业化。高校要加强就业指导工作队伍建设,一方面要培养一批专业水平较高的专职就业指导队伍,加强对专职就业指导教师的系统培训,使他们掌握就业指导所必需的人才学、社会学、教育学、心理学、人力资源管理等方面的知识,提高就业指导的科学性和实效性。另一方面,要建立一支由人力资源专家、心理专家、职业规划设计管理专家、政府官员等组成的兼职就业指导队伍，能对毕业生进行有针对性的指导。

（四）就业指导信息化

实现就业指导信息化，就是充分利用信息技术，建立方便快捷、周到一流的双向服务的就业信息网络，为学生和用人单位架设空中走廊，使高校毕业生供给与人才市场需求的信息连通，实现有效的"供需见面，双向选择"，提高毕业生就业工作的效率，更好地降低毕业生的就业成本。实现就业指导信息化，不仅高校要积极努力加大财力、物力和人力的投入，开通自己的就业信息网络，而且政府要加强宏观调控，整合规范人才市场和就业市场，为学校、为毕业生提供充足的就业信息服务。

二、指导大学生进行自我调适

解决大学生择业心理问题的根本对策，是帮助大学生学会自我调适。自我调适是指个体运用一定的原理和方法，主要是心理学的原理和方法，促使自己的心理和行为获得积极改变的过程。通过自我调适，大学生能够客观分析自我与现实，排除心理障碍，努力使自己保持一种良好的心态，以利于合理择业、顺利就业和健康成长。

（一）正确认识和评价自我

引导大学生进行自我调适，首先要帮助学生正确认识和评价自我，这是进行自我调适的基础。大学生应当明确自己的专业发展方向是什么，自己的爱好特点是什么，自己的性格气质是什么，自己最适合干什么工作，自己的优势和劣势是什么等。这样才能使自己在择业过程中处于积极主动的位置，扬长避短，确立正确的择业目标。

要正确地认识自我，还必须将自己与社会上其他人做比较，通过他们对自己的态度来认识自己。如果一个人对自己的评价与他所获得的各种比较信息基本一致，那就可以认为他的自我认识评价比较好、比较客观。如果不一致，差距太大甚至相反，那就表明他的自我认识评价不好，不够客观，缺乏自知之明。另外，用心理测验的方法对自己进行评价和认知，但心理测验一定要在专家的指导下使用。

（二）择业自卑感的调适

消除自卑感首先要相信自己，因为自卑主要产生于缺乏自信心。

一个人的自信心并非与生俱来的,而是在不断战胜困难中逐步培养起来的。马克思十分赞赏一句名言:“你所以感到巨人高不可攀,只是因为自己跪着,不信你站起来试一试,你一定能发现,自己并不比别人矮一截。许多事情别人能做到的,你经过努力一定能做到。”

正确评价自己对有自卑感的人来说是至关重要的。正确评价自己的办法就是要正确对待自己的弱点和缺陷,并积极进行补偿。纠正过低的自我评价,多找自己的长处,即使微不足道也不要忽略,这些本来就属于自己的财富对于恢复自信心是十分必要的。另外,积极补偿的方法有:以全力补拙、“扬长避短”等。人都有所长,利用自己的优势以长补短,寻求成功的经验,增强自信,可以有效克服自卑感。

要经常对自己进行积极的心理暗示,比如说:“我会发挥得很好,我一定能成功”等。最后,超然对待失败,不要怕失败,因为失败并不表示自己不如别人,失败更不表示一事无成。相反,从失败中可以总结经验,去适应更好的机会。充满自信心,是成功的前奏。最后,克服自卑的最好方法是行动,勇敢地去闯、去试、去实践。

(三)择业焦虑的调适

克服焦虑的心理首先要有强烈的竞争意识。市场经济就是竞争经济,生活在市场经济中,竞争恐怕要伴随每个人一生。大学生要适应就业制度的深入改革,就要强化竞争意识。要敢想、敢说、敢干,有敢为天下先的精神。

有竞争必定会有风险和失败,要有充分的思想准备,尤其是做好遭受挫折的思想准备,才能成为竞争中的强者。确立了竞争意识,不怕风险和挫折,焦虑的心理必定得到缓解或克服。其次,还应克服择业心切、急于求成的思想。这样做容易使择业失败,失败的体验又会强化沮丧、忧虑的情感。

竞争是当今社会的一大特点,竞争的必然结果就是使就业难度增加,因此在一段时间内找不到合适的工作是正常的事,大学生要为找工作做好打持久战的心理准备。客观地分析自己,合理设计求职目标,尽量减少挫折,增强求职的勇气,也会减轻心理焦虑的程度。再次,学会进行适当的宣泄。人生不如意十之八九,一旦感到过于沮丧、压抑、焦虑时,不能一味地把不良情绪藏在心底,而应主动和家人、朋友、同学倾诉,甚至可以大哭一场,使紧张的情绪得以缓解和消除。另外,可以通过参加一些大运动量的户外活动,如打球、爬山等,宣泄出不良的情绪,也可以直接打电话向专职的心理咨询师求助。

(四)择业嫉妒心理的调适

嫉妒心理的调试首先要靠加强自我修养,提高道德水平来克服。其中最重要的是要做到两点:其一是要真诚待人,其二是要学会爱人。

做人要诚实,这是立身之本,诚实的人既不自欺也不欺人,一生光明磊落,胸怀坦荡。其次,要善于职业生涯的设计。“尺有所短,寸有所长”,任何人都有自身的优势,有自己的闪光点,某个工作岗位也许自己不具有竞争优势,只能说明这个工作岗位不能使自己的长处得到最大的发挥,因此要善于审时度势,转移竞争方向,在其他方面努力做出成绩。第三,拥有远大的眼光和胸襟。凡被嫉妒的人几乎都是同学、朋友和熟人,谁都不会和一个陌生的人去较劲,如果能换个角度想一想,将来所有的大企业家、大政治家、大科学家都是自己的同学、朋友和熟人,那还愁工作和发展机会吗? 想想看他们的发展就是自己明天的机遇和财富。

(五)择业怕苦心理调适

克服怕苦心理,首先要从思想上认识到能吃苦是一个人最基本的能力,不能吃苦就不会有事业的成功。曾有过一些大学生,千方百计挤进外企后,又很快跳槽了,其原因是受不了外企紧张的节奏和工作的高效率。另外应认识到,最艰苦的环境最容易锻炼人,也最易成功。其次,要克服怕苦的心理,应在实践中培养自己艰苦奋斗的作风,磨炼顽强的意志。大学生要在日常的工作学习中有意识地做好吃苦耐劳的思想准备,这对求职成功会大有益处。

三、社会与政府的关怀

为帮助大学生缓解就业的心理压力,社会各个方面都要给予热忱的关注和积极地引导,以提高大学生的心理素质并消除择业心理障碍。

(一)社会方面

社会舆论对引导高校毕业生就业有着不可估量的作用。新闻媒体要把握舆论导向,采取多种形式积极宣传国家的相关政策,准确提供给毕业生就业信息，引导大学毕业生选择合适的地区、行业、岗位，满怀信心地迎接人生新的挑战。

家长、亲朋好友主动关心大学生择业期间的心理状况，积极配合学校，帮助他们树立正确的择业观，缓解不必要的心理压力，促使他们以积极、健康的心态度过求职择业的阶段。要充分考虑毕业生的实际情况，让毕业生有更多的自主选择和决定的环境氛围和机会，不要过多干预毕业生的择业志愿，应鼓励他们到基层、到西部、到国家最需要人才的地方去创业，实现人生的理想和价值。用人单位将小团体的利益与国家利益、毕业生的利益结合起来，以强烈的社会责任感吸纳人才，废止与国家法规、政策相悖的招聘人才的规定，保障毕业生的合法权益。

（二）政府方面

一方面政府出面规范就业市场。这样既可以免去企业、高校和毕业生四处奔波的劳民伤财之苦，更可以对一些企业的不法招聘行为进行有效的控制和打击，保护毕业生的切身利益，免去家长、学校、学生的许多后顾之忧。

同时，政府建立相应的法规制度，保护毕业生的合法权益。如所有的毕业生都有平等参与竞争的权利，企业不得以任何附加条件对部分毕业生进行限制；在求职过程中毕业生与用人单位享有同等的权利与义务，用人单位有对毕业生与有关情况的知情权和选择权，毕业生对企业也同样享有知情权和选择权，一旦签订协议，任何一方违约都应承担同样的责任和处罚；建立高校毕业生劳动就业保障制度；建立毕业生法律援助制度等。

另一方面，政府采取有力的政策措施，吸引毕业生到国家最需要的地方去建功立业。例如，安排合适的工作，提供必要的条件，使他们学有所用，人尽其才，以事业留人；实行支边奖励、提高工资待遇等，以待遇留人；及时为他们排忧解难，以感情留人。相信有国家政策的支持，一定会有更多的高校毕业生到西部、到基层、到祖国最需要的地方去贡献聪明才智。

第十章 大学生心理健康档案的建立

第一节 大学生心理健康档案的建立

一、相关概念界定

（一）档案的概念

档案是指过去和现在的国家机关、社会组织以及个人从事政治、军事、经济、科学、技术、文化等活动直接形成的对国家和社会有保存价值的各种文字、图表、声像等不同形式的历史纪录。

（二）心理档案的概念

心理档案是专业档案的一种类型，它是对个体心理发展状况、心理测试结果、心理咨询记录、自我表达材料等记录的集中保存。

应该注意的是，心理档案是一个动态的档案，而并非是一成不变的。建立心理档案的目的是评估和预测个体的心理行为。目前大学生心理建档的内容主要有：人口学资料、心理测试数据、心理咨询记录等。

二、心理健康档案建立的原则

（一）客观性原则

在心理健康档案的建立过程中要尊重学生的客观心理事实，有科学、严肃的态度。选择客观的心理测评工具，施测时操作程序，如实地报告测评结果。

（二）系统性原则

在心理健康档案的建立过程中树立系统观、整体观，多方面搜集信息，对学生的心理状况进行全面检查和系统分析，以从整体上把握学生的心理特征。把影响学生心理健康的因素尽可能包含进去，使用一致的测评工具，定期获取数据。

(三)动态性原则

心理健康教育工作者要以发展变化的观点看待学生。

(四)多样性原则

根据客观条件和实际需要灵活收集资料,常规收集和随机收集相结合,定量收集和定性收集相结合。

(五)教育性原则

建立心理健康档案时,要有利于提高学校的教育质量、教学水平和管理水平,有利于学生心理的健康发展。在实际操作中把建档和心理健康教育和心理咨询结合起来,给学生提供必要的帮助和指导,还应注意在建档过程中不能给学生留下任何心理创伤。

(六)保密性原则

心理健康教育工作者要对心理健康档案的内容做到绝对保密,不得随意将心理健康教育档案的内容告知他人。只要是学生不愿公开的,不利于学生心理健康发展的和违反心理咨询工作原则的心理健康档案必须保密,不得透露给其他人,学生毕业后心理健康档案应该妥善处理,不作为学生品行评定的依据,不放入人事档案材料。根据学生欲了解的具体心理内容,以适当的方式告知学生,使之消除顾虑。在两种情况下可以突破保密原则:一是有明显的自杀意图者:二是对存在伤害性人格障碍或精神病倾向的人员①。

(七)经济性原则

在心理建档过程中,应力求以最少的人力、物力、财力和时间,获得较好的效果。

三、大学生心理健康档案内容

所谓心理档案的内容,又称心理档案的项目。包括两大方面,一是影响学生心理发展的基本资料,二是反映学生心理健康状况和心理特点的资料。

(一)影响心理发展的基本资料

学生的基本资料主要是提供一些背景材料,以帮助教师深入分析

①吴静.大学生心理健康教育[M].郑州:河南科学技术出版社,2012.

学生心理，正确诊断学生问题产生的原因。通过文献资料的查询，并结合建档过程中天津大学心理研究所几年来的经验，我们总结出，影响学生心理发展的基本资料主要包括以下几个方面。

1. 一般资料

主要包括姓名、性别、出生年月、学号、学院系别、专业、年级、联系方式（电话、邮箱）、籍贯、民族、政治面貌、个人兴趣、爱好特长等。

2. 身体状况

主要了解生理状况对心理的影响。主要包括一般健康状况、身体发育状况、生理缺陷、既往病史等。

3. 家庭情况

主要了解家庭对学生心理发展的影响。主要包括家庭成员结构、父母的职业、受教育程度、经济水平、学费是否贷款、对父母教育方式和家庭气氛的概要评价、亲子关系和谐程度、是否独生子女、本人在家庭中的地位和作用、家中排行、近亲中有无精神病史等。

4. 学习情况

主要包括学生的学习成绩、有无挂科、学习态度、学习习惯、录取专业和自己愿望的符合程度、第一志愿、上大学的目的、担任班干部情况、参加社团情况、社团活动是否与学习相冲突、获奖情况等。

5. 人际关系情况

主要包括师生关系、同伴关系、家庭人际关系和谐程度，以及是否恋爱、与恋人的感情关系状况。

6. 职业兴趣和规划信息

职业兴趣、职业价值观、职业能力、所学专业的职业前景预测等。

7. 对个人生活有影响的重大社会生活事件

如家庭成员的死亡、父母离异、与教师同学关系紧张、恋爱失败、生活条件改变、影响生活的重大挫折等。

（二）反映学生心理健康状况和心理特点的资料

通过文献资料的查询，并结合天津大学心理所几年来的建档经验，我们总结出反映学生心理健康状况和心理特点的资料主要包括以下几个方面。

1.各种心理测验结果

主要包括能力倾向、人格特征、心理健康状况、学习心理分析、职业能力倾向类型等方面的测试结果。

2.心理咨询记录

包括咨询时间、主诉内容、症状表现、观察印象、交谈情况、心理问题的性质、疏导措施及效果评价、反馈信息、接待人员等。

3.学生心理健康状况综合评定材料

心理素质、教育和辅导措施、过程。包括能力状况及教育建议、人格特征分析及培养建议、心理健康状况及辅导过程、学生心理分析及教育对策、职业能力倾向类型分析及指导等。

(三)动态心理资料的收集方式

确定了大学生心理档案的内容后,就要搜集反映这些内容的资料和信息,这是建立心理档案的关键。大学生心理档案信息的收集工作是一项特殊的信息收集工作。在明确心理信息范围的同时,收集的信息必须符合事实,准确可靠,能反映学生心理状况的全貌。收集者必须具备一定的心理学专业知识,并能够正确认识和应用各种方法。大学生动态心理资料的收集主要是通过心理委员、辅导员、专业教师及其他人员来实现的。

1.来自心理委员的学生动态心理资料

心理委员必须经过心理咨询中心的专业培训后方可上岗。培训内容包括心理健康教育概况、心理委员职责、常见心理问题的识别、应急心理问题的识别等。心理委员在保密原则的基础上,负责全班同学的心理问题工作,心理委员敏锐观察并及时记录本班学生心理变化动态。观察记录的内容严格按“常见心理问题”与“应急心理问题”两部分进行。心理委员对“常见心理问题”的汇报实行“零报告”制度,对“应急心理问题”的汇报实行“即时报告”制度,及时把班上发生的应急心理问题向学院心理辅导员汇报。

我们对一些心理委员的工作进行了调查,总结出心理委员具体工作的信息获取方式如下:①统计班级人员的地址、电话、邮箱,并将自己的联系方式告诉每一位同学,建立班级心理咨询邮箱。形成信息反馈机制。②建立班级QQ群,在群里定期上传一些保持心理健康的资料。

③为班级同学宣传可利用的资源。如:朋辈心理咨询中心、大学生心理咨询中心、心理网站等。④在班级内部,设置心情交流日记。⑤定期开展宿舍长会议,了解该宿舍学生心理变化状况。⑥组织心理知识大赛,团体咨询等活动。

同时,在对心理委员工作进行调查的过程中,总结出了心理委员具体工作的反馈内容包括:①上课总坐后排、对学习无所谓、上课总睡觉、无故早退旷课。②考试前,浮躁、焦虑、担心挂科。③学习困难,有挂科。④睡眠不足,晚上熬夜,耽误第二天上课。⑤玩游戏,网络成瘾。⑥性格孤僻,不参加集体活动。⑦人际冲突,与宿舍同学的关系与老师的关系不协调。⑧班上谈恋爱的同学恋爱关系情况,有没有失恋的。⑨由于家庭变故、贫困、失恋、环境变化等引发的焦虑、抑郁、自卑等。

辅导员需要对心理委员所报告的信息进行初步甄别,并在保密性原则基础之上,对本院心理委员提供的书面汇报材料进行谨慎管理,对心理委员报告的情况进行分析和初步干预,密切关注一些重点学生的情况。如发现问题严重的学生及时上报学校心理咨询中心,遇到紧急问题及时上报并进行相应的应急处理。

2.来自辅导员的学生动态心理资料

辅导员需要对心理委员所报告的信息进行初步甄别,并在保密性原则基础之上,对本院心理委员提供的书面汇报材料进行谨慎管理,对心理委员报告的情况进行分析和初步干预,密切关注一些重点学生的情况。如发现问题严重的学生及时上报学校心理咨询中心,遇到紧急问题及时上报并进行相应的应急处理。

辅导员收集大学生心理健康信息的方法包括:①观察法。观察法是按照研究目的,有计划、有系统地直接观察学生个体的行为表现,对所观察的事实加以记录和客观的解释,以了解学生心理和行为特征的一种方法。其优点是被观察者不易发觉自己已成为研究对象,因而其行为表现比较自然真实。②自述法。自述法是通过学生书面形式的自我描述来了解学生生活经历及内心世界的一种方法。日记、周记、内心独白都是自述法的具体表现形式。自述法有助于了解学生的生活史及有关背景信息,更重要的是了解学生的情绪、情感、期望、价值观,窥察学生的内心世界。③会谈法。会谈法是心理辅导的基本方法,也是搜集学生心理信息最常用的方法。可以通过观察学生的非语言行为获得许多重要的附加信息。

辅导员对学生进行初步干预时,了解的信息包括以下几种。

第一,家庭情况。如家庭成员结构、父母的职业、受教育程度、经济水平、学费是否贷款、对父母教育方式和家庭气氛概要评价、亲子关系和谐程度、是否为独生子女、本人在家庭中的地位和作用、家中排行、近亲中有无精神方面病史问题等。第二,学习情况。主要包括学生的学习成绩、有无挂科、学习态度、学习习惯、录取专业和自己的愿望的符合程度、第一志愿、上大学的目的、担任班干部情况、参加社团情况、社团活动是否与学习相冲突、获奖情况等。第三,人际关系情况。主要包括宿舍关系、师生关系、同伴关系、家庭人际关系和谐程度,以及是否恋爱、感情状况等。第四,职业兴趣和规划信息。职业兴趣、职业价值观、职业能力、所学专业的职业前景预测等。第五,对学生个人生活有影响的重大社会生活事件。如家庭成员的死亡、父母离异、与教师同学关系紧张、恋爱失败、生活条件改变、影响生活的重大挫折等。

3.来自心理学专业教师的学生动态心理资料

专业教师获取学生心理资料的方式主要包括动态档案管理、制定个性化的治疗方案等方面。心理档案不仅要以心理咨询中心的心理测试反馈为基础,还要结合学生的日常表现及谈心情况,对特殊学生要进行更加深入的了解与跟踪观察。心理健康档案要根据学生情况的变化不断进行更新和完善,这样才能全面把握学生心理健康状况,做好学生心理问题工作。

专业教师收集大学生心理健康的信息方法包括:①会谈法。心理辅导的基本方法,也是搜集心理信息最常用的方法。还可以通过观察学生的非语言行为获得许多重要的附加信息。②测量法。包括各种自陈问卷,是搜集学生信息、评估学生心理特质、增进学生自我了解的重要方法。

专业教师收集的学生动态心理资料包括:①各种心理测验结果。了解学生心理状况,如抑郁、焦虑、自卑等。②学生心理咨询记录。记录内容包括咨询时间、主诉内容、观察印象、交谈情况、心理问题的性质、疏导措施及效果评价、反馈信息、接待人员等。③学生心理健康状况综合评定材料。教育和辅导措施、过程，包括能力状况及教育建议、人格特征分析及培养建议、学习心理分析及教育对策、职业能力倾向类型分析及指导等。④统计及预警信息。上述信息的分析报告、学生心理素质的发展报告（校、院、系、班）、心理偏常态的个体预警等。

对一些心理疾患比较严重者，如已经产生幻觉、经常性失眠等，单纯的开导已不能解决问题，这时，专业教师要求助于医生进行药物治疗。

4.来自其他人员的学生心理档案资料

学生心理档案的资料还可以通过除了心理委员、辅导员、专业教师以外的人员获取。比如：从学生处、教务处收集新生的实际报到人数、各系各专业班级分布情况、全院新生名册，主要包括姓名、性别、出生年月、学院、系别、专业、年级、学号、联系方式、籍贯、民族、政治面貌、个人兴趣、爱好特长等。还可以通过寝室的室友，了解学生身体状况、既往病史等，进一步了解学生的动态信息。以上心理委员、辅导员、专业教师及相关人员收集的学生心理健康信息反馈给心理档案管理部门，由心理档案管理部门对这些信息进行统一的整合分类。

第二节 大学生心理健康档案建立的意义和可行性分析

社会的发展对大学生的心理素质提出更高的要求，为大学生建立心理档案，把握大学生的心理发展轨迹，为大学生提供有针对性的心理指导，已成为高校心理健康教育工作的重要组成部分。

大学生心理档案既可以让高校心理辅导老师更加全面、客观地了解大学生的心理状况，探索大学生心理问题产生的原因和规律，也可以让大学生们更好地认识自我、调节自我、完善自我，促进自身心理素质的提高。因此，在我国，大学生心理档案的建立与管理正日益引起人们的关注。

近年来，我国广大心理学工作者对大学生心理建档的指导思想、建档理论和方法进行了大量研究，而且为了提高心理建档的效率和心理档案管理的水平，将计算机技术用于大学生心理档案的建立与管理中。

就使用情况来看，虽然计算机心理档案管理系统给大学生心理档案的建立和管理带来了便捷，但是由于目前投入使用的大学生心理档案管理系统或是由心理学专业人士为主，重心理学内容而忽视了管理系统技术上的可行性或是主要由计算机专业人员设计，重技术层面而忽视了专业要求。

心理健康档案建立的目的。心理健康档案，是关于个人的心理活动和心理健康状况有保存价值的各种记录，是了解个人心理健康状况的重要依据，同时心理健康档案是一个动态发展的档案，是大学生心理成长的轨迹。建立心理健康档案的目的：就是为了促进学生心理发展和人格健全，维护学生心理健康，提高学生心理素质。

一、大学生心理档案建立的意义

（一）大学生成长和发展的需要

大学生心理档案的建立是大学生了解自我、改善自我的重要途径之一，大学时期培养学生认识自己、认识他人及承受挫折的能力，是现代社会日益加剧的竞争环境所提出的要求。近年来，发生在大学生中的一些典型案例，也从多个角度和侧面证实了大学生心理健康水平在个体成长和发展过程中有着至关重要的作用。一个大学生能否充分认识到自己的优缺点，培养自信心，提高挫折的承受能力，形成积极的生活态度，形成正确的人生观、价值观和世界观，将直接影响着个人的发展。大学生可以通过心理档案了解自己的心理状态发展轨迹，有助于深刻认识自我，扬长避短，努力形成良好的个性品质[①]。

（二）心理健康教育工作的需要

使用大学生心理档案管理系统建立大学生心理档案，其优点是可以在短时间内建档。从现阶段我国高等院校心理健康教育的实践来看，依靠传统纸笔心理测验的方式已经无法满足新形势的需求，心理档案计算机化可以很好地解决这个问题。另外，对于档案结果的反馈有集中反馈和个别反馈两种，但是无论哪一种情况均要求做到及时和准确，对结果的解释要客观公正。

面对庞大的反馈对象群，网络已成为首选平台，将反馈结果集中存

①吴康妮．大学生心理健康与发展研究[M]．北京：世界图书出版公司，2017.

储在网络服务器，不同层次的心理健康教育工作者可以依据自己被分配的访问权限从任何的远程终端随时调阅与大学生心理健康状况的有关资料，既促进了心理健康教育的科学性，又节省了时间和人力，提高了工作效率，而且通过访问权限的设定可以起到保密作用。

（三）科学地分析心理档案数据的需要

随着我国高等教育从精英化向大众化的发展，大学生的心理档案必然要容纳庞大的数据，借助大学生心理档案管理系统的统计分析模块，或者使用系统将数据导出至某些大型的专业统计软件（如SPSS），可以准确、便捷地处理数据，科学、有效地揭示数据背后的心理意义，不仅可以科学地指导大学生心理健康教育工作的开展，还可以促进高校心理健康教育科研工作的开展。

二、大学心理健康档案建立的可行性分析

（一）国家政策的支持

中共中央国务院2004年第16号文件《关于进一步加强和改进大学生思想政治教育的意见》指出要重视心理健康教育，根据大学生的身心发展特点和教育规律，注重培养大学生良好的心理品质和自尊、自爱、自律、自强的优良品格，增强大学生克服困难、经受考验、承受挫折的能力。要制定大学生心理健康教育计划，确定相应的教育内容、教育方法。要建立健全心理健康教育和咨询的专门机构，配备足够数量的专、兼职心理健康教育教师，积极开展大学生心理健康教育和心理咨询辅导，引导大学生健康成长。

2005年教社政1号文件《教育部、卫生部、共青团中央关于进一步加强和改进大学生心理健康教育的意见》指出高校要面向全体大学生，做好心理辅导和咨询工作。通过个别咨询、团体咨询、电话咨询、网络咨询、书信咨询、班级辅导、心理行为训练等多种形式，为大学生提供及时、有效、高质量的心理健康指导与服务。从文件可以看出，对大学生的心理健康教育应坚持发展性心理教育的模式，而大学生心理档案的建立是对大学生进行发展性心理教育的重要环节。这些政策的提出为大学生心理档案的建立和管理提出更高的要求，同时也提供了可靠的保证。

(二)高校心理健康教育专业人员队伍已经形成规模

大学生心理建档以及大学生心理档案的管理是一项专业性很强的工作,任何的疏忽都有可能造成严重的后果。因此,如果没有心理健康教育专业队伍,大学生心理档案管理系统的使用将成为一大难题。2005年教社政1号文件《教育部、卫生部、共青团中央关于进一步加强和改进大学生心理健康教育的意见》就明确提出要建设一支以专职教师为骨干,专兼结合、专业互补、相对稳定、素质较高的大学生心理健康教育和心理咨询工作队伍。经过几年的努力,各高校普遍建立了大学生心理健康教育中心或大学生心理咨询室,大学生心理辅导的专业化队伍也已经形成规模,为大学生心理档案管理系统的建设提供了可靠的保障。

(三)网络的发展为系统的建设提供了技术支持

网络是人类历史发展中的一个伟大的里程碑,由于网络的发展,人类正进入一个前所未有的信息化社会。中国互联网信息中心的调查报告显示,截至2008年6月底,中国网民数量达到2.53亿,网民规模跃居世界第一位。网络的应用也十分丰富和广泛,而且,随着网络技术的发展,网络的应用越来越多地渗透到社会生活的各个领域,网络版大学生心理档案管理系统就是计算机网络技术与心理学结合的产物。通过计算机网络,大学生可以进行心理测试、心理咨询等,高校心理辅导老师可以对学生进行心理建档、心理档案管理等。当前各高校的计算机硬件设施都很好,电脑的普及率相当高,从而使得大学生心理档案管理系统可以科学、高效地运作。这不仅大大节约了教师的时间和精力,而且可以减少差错,防止资料丢失,保证资料管理的准确规范、安全可靠,进而提高工作效率。所以说,网络的发展,为心理建档和心理档案管理系统的建设提供了更好的平台。

三、完善大学生心理健康档案的必要性

大学生是一个特殊的社会群体。大学生年纪轻轻,却被家庭和社会寄予厚望,这种厚望也许能成为学习的动力,也许让其不堪重负。此外,一些大学生还面临贫困、就业、情感等问题的困扰,心理问题较为严重。

不健康的心理必然会导致不健康的行为。有的学生沉迷于网络，有的学生与老师学校甚至社会对抗。因此，对大学生进行心理疏导实属必要。如果能够加强对大学生心理档案的管理，就容易发现问题和解决问题。

目前很多高校都设有心理咨询室，但大多是学生有了问题自己去找老师。大多数高校仅在新生入校时对学生进行心理测评，之后就将心理档案束之高阁，不再对资料进行更新，测评结果缺乏系统性。这种管理具有粗放性和随意性，使得发现问题和解决问题滞后，很难针对问题采取一些预防措施，做到防患于未然。

很多高校也建立了大学生心理档案，但这些高校建立心理档案的主要目的就是排查出有心理问题的学生，而忽略了绝大多数正常学生的心理需要。大学生心理档案应该是普适的，如果过于重视大学生心理档案的诊断功能，就可能忽视大学生心理档案的预测价值，忽视正常大学生的心理发展，忽视对大学生心理档案全面的、有价值的、有效率的研究和开发。

四、完善大学生心理健康档案的建议

（一）加强相关师资队伍建设

1.扩大师资规模

一定的专职师资规模是加强心理健康管理的保障。在发达国家，学校心理服务人员一般都占一个较高的比例。为了解决学生心理问题，加强学生心理研究，日本国立大学专职心理咨询老师与大学生的比例是1:5000～1:10000，而私立大学则为1:3000～1:5000。

我国高校一般只有1～2名心理健康管理人员，与学生的比例约为1:15000，但是高校为数不少的思想政治辅导员应当成为心理健康管理队伍的强大后备军，根据《教育部关于加强高等学校辅导员班主任队伍建设的意见》中“专职辅导员总体上按1:200的比例配置”的要求，经过近10年的发展，高校辅导员队伍已形成规模，而且他们直接面对学生，容易与学生建立友谊和加强沟通，更有利于了解学生的心理问题。

2.强化专业培训

大学生心理健康管理人员需要具备专业的心理学、教育学、管理学、统计学、档案学等相关知识，掌握心理咨询、统计归档、跟踪服务的技巧和方法，因此强化心理健康档案管理人员的专业知识和技能，才能保证心理健康档案管理的准确性和有效性。在美国，心理辅导人员必须符合美国人事指导协会制定的标准，一般要求学校心理辅导人员具有硕士或者博士学位，要在心理学和教育学两方面都受过专业的训练。

（二）深入挖掘大学生心理档案的应用价值

建立心理健康档案的目的是更好地使用它，而目前许多高校对心理档案的利用仍停留在诊断和筛查有心理障碍的学生层面，而忽略了绝大多数正常学生的心理需要。心理学家认为，心理疾病的形成大致经历心理危机、心理障碍、精神疾病、心理衰退4个阶段。心理危机是心理疾病的肇始，详尽、准确的心理档案资料，能够帮助心理健康工作者及时了解大学生身边发生的危机事件，有助于及早开展心理危机干预，防微杜渐。

除此之外，心理健康档案还有更多的使用价值。如法国，学校心理档案的利用更趋于综合化，把实践的重心放在3个方面：定向、预防、综合。心理健康专家通过建立学生心理档案了解和分析学生的心理状况，以帮助教师和管理者确定未来的教学方向，给家庭提出建议，帮助学生自我评价。德国学校心理档案除用于特殊教育、行为矫治和学业指导外，还在学生的职业指导和定向工作中发挥巨大作用。这些国家的学校心理健康档案管理经过长期摸索，逐渐成熟，为我们提供了颇有价值的参照。

（三）建立成长性心理健康档案

一个人的心理是不断发展变化的，心理问题的产生也经历一个由量变到质变的过程，成长性心理档案将个体不同阶段的心理状态客观真实地反映出来并连贯成一个整体，它包含了个体从幼年到成年各个阶段的资料。在欧美的发达国家，学生心理档案建设已经形成一个系统化的体系，一旦建立，即为终身制，同时材料会不断更新。

目前部分大学通过让学生自我描述成长经历、家庭背景、早期抚养与教育情况以及对个人有重大影响的事件，来了解其心理健康发展状况，如果能从幼儿园、小学到中学就建立系统的成长性心理档案会更全面、更真实。因此,在个体成长的各个阶段开展心理健康教育工作,建立心理档案,使之系统化,成为个体成长性心理档案,就成为亟待解决的问题。

五、心理健康档案对心理健康教育的作用

学生心理健康档案是学生健康成长的轨迹,它既包括他的个人资料,也包括他的家庭以及社会情况;既包括他的过去,也包括他的现在以及对将来的预测。建立成教学生心理健康档案对其心理健康教育有着举足轻重的作用。

(一)有助于教师客观系统地了解学生,因材施教

著名教育家乌申斯基说过:“教育的主要活动是在心理和心理—生理活动现象领域内进行的。”心理健康档案是对学生个体心理生活历程、心理特点、心理健康咨询等情况的较全面的记录,教师通过浏览研究他们的心理健康档案,可以迅速地了解他们,有针对性地进行辅导,因材施教,不仅可以提高学生的心理健康教育的教学质量,而且容易使学生对老师产生亲切感、认同感,缩短心理距离,提高工作效率;反之,若缺乏学生心理健康档案,教师就需花更多的时间重新了解学生,就不能在学生最需要的时间为学生提供更有效的心理辅导。

(二)可以为高校心理健康教育研究提供大量客观的素材

分析大学生心理健康档案,我们不仅可以了解学生的个性心理特征及心理健康状况,而且还可以总结出大学生群体在心理健康方面存在的问题,如人际关系障碍、新环境适应不良、缺乏自信等,以及他们在人格特征、气质类型、智力等级、需要层次等方面的分布特点。这就为高校心理健康研究提供了大量的、客观的第一手材料,有利于高校心理健康教育工作的进一步开展。

(三)有助于大学生进行自我认识,充分发挥潜能、完善个性

心理健康档案记录了大学生不同时期各项心理测试数据及其评价,是学生心理成长的轨迹,学生可以通过心理健康档案了解自己的心理状况,当发现自己有心理问题时,可以及时积极寻求心理辅导和心理咨询,通过一段时间的调整或矫治,仍可以通过心理健康档案来考察效果,因此它能对大学生个人的心理成长、心理潜能开发提供帮助,可使

大学生全面地、正确地认识自我，预防心理疾病，充分发挥自己的潜能，完善自我个性。

（四）为形成心理健康教育合力创造条件

每个大学生都与学校、家庭、社会环境存在着彼此制约互为因果的错综复杂关系。不少家长对孩子的个性特点及心态缺乏了解，不能正确把握孩子各阶段身心发展的特点和正确的教育方式，教育子女时常常文不对题，不能切中要害。心理健康档案建立以后，高校就可以从中获得大量的有关学生的信息。如果把其中所反映出来的问题及其孩子的需要反馈给家长，就能使家长更客观、更全面地了解孩子，并积极、主动地与学校配合，形成学校和家庭教育的合力。

第三节 大学生心理健康档案的管理

对高校大学生心理档案的有效管理直接决定着心理档案发挥作用的大小。大学生心理档案的内容指标包括影响学生心理健康状况的资料和反映学生心理健康状况的资料，这些庞杂的信息不是简单的堆砌，对这些信息进行科学的管理，高效发挥心理档案的动态监测作用，一直是困扰很多高校的问题，本研究结合心理研究所几年来的建档经验，提出了相应的档案管理策略。对心理档案收集的信息进行了分类、分析整合，明确了信息收集过程中相关人员的权限分配问题，形成了主体（学生、教师、管理人员）与系统（心理档案管理系统）之间的动态反馈机制，为学生心理的健康发展提供了动态的监测手段。

一、大学生心理档案管理系统的信息分类

心理档案管理系统输入的信息是评估大学生心理健康状况及对大学生进行预防性心理辅导的重要依据。

因此，信息输入和分类是设计大学生心理档案管理系统的重要步骤。大学生心理档案管理系统采集的信息分类如下：①学生的基本资料。主要包括姓名、性别、出生年月、学号、学院、系别、专业、年级、联系方式、个人兴趣、身体健康状况等。②学习与就业。主要包括学生的学习成绩、有无挂科、学习态度、学习习惯、参加社团情况等。③主要社会

关系信息。家庭成员结构、父母的职业、文化程度、家庭经济状况、宿舍关系、同伴关系、师生关系等。④重大社会生活事件。如家庭成员的死亡、父母离异、与教师同学关系紧张、恋爱失败、影响生活的重大挫折等。⑤心理测量信息。主要包括能力倾向、人格特征(卡特尔十六因素人格测验16PF)等。⑥统计信息。学生心理健康状况综合评定材料、心理状态发展报告等。⑦动态反馈信息。心理咨询记录,心理问题或心理危机干预效果的发展报告。⑧心理危机预警信息。心理偏常态的个体预警,如自杀倾向、重度抑郁或焦虑等。

二、大学生心理档案管理系统的信息权限分配

心理档案信息的保密性和反馈之间的矛盾,可以通过选择适当的信息反馈给适当的主体,即通过不同主体享有不同信息的权限分配来解决。就上述心理档案采集的信息模块而言,学生可以拥有的信息权限是①②③④⑤⑥(严格限于学生本人信息,学生可以在①②③④输入更改自己的信息,只能查阅⑤⑥的信息,而且必须是经过处理、加工并且附有指导说明、能够正确理解的反馈信息)。心理咨询教师享有的信息权限是:①—②—③—④—⑤—⑥—⑦—⑧(心理咨询教师拥有全部信息管理权限,但必须严格保密,受专门制定的心理档案管理条例的约束)。学校管理人员拥有的权限是⑤⑥⑧(校、院等分别设置相应的权限。例如:院级辅导员在选拔学生干部时,可以查阅其能力及个性特征等。校级管理人员只能查阅其相应权限等级下由心理咨询教师提供的学生整体信息统计分析报告和心理健康教育文章,而无权查阅其他个体学生的具体信息)[①]。

三、大学生心理档案管理系统的信息分析整合

对大学生心理健康档案的管理,不仅仅是把这些数据集中起来,更重要的是要使这些数据产生1+1>2的效果,这就离不开对档案的分析整合。大学生心理健康档案系统保存了大量的学生心理测试量表,在管理过程中,把这些量表集中起来并不难做到,但是,应该考虑到,对这些量表进行什么样的“加工”,才能使利用者利用起来更直观、更方便。

①陈驰,明丽霞,张玮瑜. 大学生心理健康与健康档案建设管理研究[M]. 长春:东北师范大学出版社,2016.

所以,在整理的过程中,可以从纵横两方面来考虑,一方面,保证一定时期一个学生各类量表的连续性。另一方面,应该力争使其能够体现在同一类量表中,尽可能保证心理测评工具的一致性,使所得资料具有真实可比性。

四、学生心理档案管理系统的"人—机"互动的信息反馈机制

主体(学生、教师、管理人员)与系统(心理档案管理系统)之间的动态反馈机制即"人-机"互动的信息反馈机制。

"人-机"互动反馈,有2个层面:一是学校(包括心理咨询教师和各级管理人员)与档案信息之间的互动反馈,即心理咨询教师通过全面了解大学生的心理健康状况,评估心理健康教育活动的效果,并有针对性地开展心理讲座,调整教育方式,提高心理健康教育水平。学校其他各级管理人员通过掌握学生的整体信息分析报告,及时调整管理策略提高管理水平,增强学生管理工作的有效性,这是外部反馈。二是大学生自身与心理档案信息之间的互动,就是大学生借助心理档案系统采集整理的关于自己的心理行为信息,增强自我了解,完善自我意识,调控自我行为,从而实现大学生心理素质和能力的提高,这是内部反馈。通过"人-机"互动反馈,能够有效地促使学生心理素质不断提高,实现心理咨询教师的心理健康教育水平和学校管理工作水平的不断提高。

同时,建立有利于心理问题早期发现、早期治疗的分析资料库,引进现代化管理手段(计算机)来处理学生的档案材料。将心理测验的各种量表制成软件,使测验后的数据处理更为方便快捷,提高心理辅导工作的效率,同时,辅导人员可以通过计算机检索系统,迅速查找某一学生的资料,提高心理辅导工作的效率。

五、建立心理健康档案的操作过程

高校在建立大学生心理档案的过程中,缺乏一个系统的、规范的操作过程。这里结合了天津大学心理研究所几年来的建档经验提出了建立大学生心理档案的6个阶段,同时提出了天津大学建立心理档案的可操作性步骤和与方案。

（一）准备阶段（由校级心理咨询中心负责）

准备阶段的主要流程包括：①从学生处、教务处收集新生人数，男女生比例数，各院学生分布情况等资料。②制订工作日程表。③选择合适的心理测试量表。④印制大学生心理测试量表和答题卡。⑤培训被试。心理学专业老师进行新生讲座，普及心理学知识，消除对心理测试存在的盲区和误区。⑥培训主试。讲解测试的要求及需要注意的所有问题和细节。

（二）施测阶段

施测阶段包括：①由主试宣读指导语，强调测试中的注意事项和保密原则。②学生在规定时间内完成测试。③由班级心理委员回收测试量表和答题卡，并及时上交大学生心理咨询中心。

（三）数据处理阶段

数据处理阶段包括：①运用读卡器对测试量表进行光标阅读，将数据导入电脑。②根据心理测试量表的筛查标准，用电脑统计整理出可能存在心理问题的学生名单。

（四）主动干预阶段

对可能存在问题的学生，由心理学专业教师进行干预。干预方法包括：①个别约谈。约谈时间为每人15min，了解大学生心理健康状况。②跟踪服务。对问题比较严重的学生进行连续性咨询。

（五）反馈阶段

形成报告提供给学院相关人员和部门。同时，对筛查出来的个体，视情况的轻重，在遵守保密原则的条件下，将大学生的情况反馈给相关院系的负责人员，共同做好大学生的心理健康辅导工作。

（六）建档、归档阶段

大学生心理档案的形成、管理、使用是一项专业性很强的系统工程，只有各项机制有效运行并不断创新，才能确保心理档案质量和使用价值的提升，才能充分发挥心理档案对于推进高校心理健康教育和学生自我发展等服务功能。

作为教育科研的新领域，学生心理健康档案填补了现代大学生教育一个不应存在的空白。但同时我们也应该清楚地认识到，学生心理健康档案的建设仍是一项长期而艰巨的过程，许多问题还值得我们探讨研究，许多未知因素仍然存在，这就需要我们敢于尝试，不断努力。我们相信，在专业教育工作者的努力下，高校学生心理健康档案建设必定会沿着健康的道路走向完善。

六、心理健康档案的管理与更新

在心理健康档案建立之前，就应规划好心理健康档案的管理工作，主要包括几个方面：明确管理机构和主要负责人。大学的心理健康档案通常应该由学校的心理教育机构负责建立，并且还要由既懂心理学又懂档案管理的专业人员负责管理，否则很容易流于形式，丧失利用价值。制定管理条例，对心理健康档案的管理机构的分工、收集、整理、借阅、保管都要有明确的规定，落实责任。应用先进的管理手段，提高档案的利用效率。

从载体材料看，心理健康档案有两种形式，一种是纸介质的档案，这类档案一般是将每个学生的资料放到一个档案袋里，档案袋按照院系年级、专业学号分门别类存放，由学校的心理健康教育机构派人统一集中管理，严格做好保密工作，不得随意泄露或外借，未经本人同意，任何人不得调阅学生的心理健康档案。当出于科研目的要调用档案时，必须保证当事人的心理和利益不受伤害，学生要查看自己的心理档案时，管理人员要满足其要求，对档案的内容用通俗的语言做出科学的解释。帮助学生正确地认识自我，以便很好地发展自我。另一种形式是电子介质的档案。

心理健康档案应该是一个不断更新的系统，不应是仅靠一两次心理测验结果维持不变，要有新资料不断补充到档案中去。由于学生信息很难在入学时全面准确地一次收集到，这就需要学校心理咨询部门从多渠道收集；心理咨询活动、学生的个人总结和日常的行为观察都是获取信息的途径，通过这种及时的更新澄清模糊的信息，填补缺失的信息，纠正错误的信息，并且善于从档案中发现学生在心理和行为方面的问题，及时加以干预。

七、心理健康档案的使用

有效的心理健康档案的使用，应该是与心理咨询、心理健康课程密切结合起来才能发挥作用的。根据学生心理档案中所提出的教育培养建议,有针对性地做好学生的辅导工作。有条件的学校可以针对每个学生进行个别辅导,但因工作量大,费时长,一般的做法是选择那些问题较多或较严重的学生作为首要的辅导对象,可以就某个问题进行辅导,也可进行多方面或全方位的辅导。

对各班级或年级的学生心理档案进行综合分析研究,找出该班或该年级学生存在的共性问题,为对学生进行团体辅导或学校制定教育措施提供客观依据。利用学生心理档案所提供的信息,开展教学和研究工作。学生心理健康档案的建立和管理是一项系统的专业性工作,只有靠心理咨询老师和学校档案老师的共同努力才能做好,发挥其应有的作用,以便更好地为学生服务,为学校的管理服务。

♡参考文献♡

[1]陈博雅，付朝旭，代霖，等.探讨影响大学生膳食营养状况的因素[J].养生保健指南，2019（12）：349.

[2]陈驰，明丽霞，张玮瑜.大学生心理健康与健康档案建设管理研究[M].长春：东北师范大学出版社，2016.

[3]陈佳.大学生职业生涯规划对择业效能感的影响研究[D].北京：北京师范大学，2010.

[4]陈善喜.大学生健康与疾病防治教程[M].北京：北京理工大学出版社，2018.

[5]陈选华.大学生心理健康教育[M].合肥：中国科学技术大学出版社，2018.

[6]陈玉娟.新编急救护理学[M].西安：西安交通大学出版社，2018.

[7]董晨，张欢，莫兴波.传染病流行病学[M].苏州：苏州大学出版社，2018.

[8]段兴桥.当代大学生和谐人格塑造的德育思考[D].石家庄：河北师范大学，2017.

[9]顾世辉，高婕.大学生生理心理健康[M].西安：西北工业大学出版，2017.12.

[10]桂源海.大学生运动损伤的预防与处理研究[J].体育时空，2015（4）：151–152.

[11]胡建忠.大学生：运动生理与健康[M].长沙：湖南科学技术出版社，2017.

[12]李朝阳.大学生人格特质、学习动机与学习沉浸体验的关系研究[D].哈尔滨：哈尔滨工程大学，2015.

[13]李墨池.现代大学生心理健康教育[M].天津：天津科学技术出版

社,2018.

[14]刘晓燕.当代大学生交往障碍及调适研究[D].山东:中国海洋大学,2010.

[15]刘新民.大学生心理健康的维护与调适[M].3版.合肥:中国科学技术大学出版社,2017.

[16]孟建安.人际交往语言学[M].北京:世界图书出版公司,2019.

[17]曲燕.心理咨询的理论与实务[M].北京:中央编译出版社,2018.

[18]施旺红,王晓松.中国森田疗法实践[M].西安:第四军医大学出版社,2013.

[19]万晟志.大学生亚健康状态与体质类型相关性研究[D].衡阳:南华大学,2014.

[20]汪方,刘小路.应急救护手册[M].上海:上海科学技术出版社,2019.

[21]王金金.学生膳食营养与卫生的现状分析[J].饮食保健,2020,7(29):266.

[22]王新平.基于传染病扩散规律的应急物资优化调度研究[D].南京:东南大学,2010.

[23]蔚百彦,尚向涛,张丽.公民常见灾害急救手册[M].西安:西安交通大学出版社,2016.

[24]吴经纬.大学生健康教育[M].西安:西安电子科技大学出版社,2016.

[25]吴静.大学生心理健康教育[M].郑州:河南科学技术出版社,2012.

[26]吴康妮.大学生心理健康与发展研究[M].北京:世界图书出版公司,2017.

[27]吴忱.大学生人格特质、情绪调节策略与心理健康的关系及干预研究[D].武汉:华中师范大学,2018.

[28]席金京,陈文雯.大学生心理健康教育[M].上海:上海交通大学出版社,2018.

[29]谢红光.体质健康信念对大学生体育锻炼行为意向及行为习惯的影响[D].北京:北京体育大学,2016.

[30]徐凯.大学生健康与安全教育[M].西安:西安电子科技大学出版社,2016.

[31]杨建洲.大学生就业心理问题及对策研究[D].南京:东南大学,2016.

[32]尹文旺.德育在大学生健全人格塑造中的作用研究[D].南昌:南昌大学,2015.

[33]余鹏.ICU住院患者心搏骤停后综合征预后相关因素分析[D].上海:第二军医大学,2011.

[34]张锦海,朱进等.常见传染病防治[M].苏州:苏州大学出版社,2016.

[35]张梅英.大学生心理健康问题及调适探究[M].北京:中国商务出版社,2016.

[36]郑航月,夏小林.大学生心理健康教育[M].重庆:重庆大学出版社,2018.

[37]钟平艳,阳立兵.论大学生人际交往中心理障碍的成因及排除[J].云南社会主义学院学报,2013(3):122-123.

[38]周俊萍,郑梅,荣利萍.多发伤的院前急救及护理[J].心理医生(下半月版),2012(8):176-177.

[39]朱选朝.大学生就业创业[M].上海:上海交通大学出版社,2018.